国家出版基金资助项目

国家出版基金项目
NATIONAL PUBLICATION FOUNDATION

中国针灸大成

Zhongguo Zhenjiu Dacheng

经典卷

Jingdianjuan

Compendium of
**Chinese
Acupuncture**
and Moxibustion

黄帝虾蟆经
日本文政六年《卫生汇编》本

黄帝内经明堂
日本永仁、永德抄卷子本

黄帝明堂灸经
日仿元至大四年燕山活济堂本

西方子明堂灸经
四库全书本

铜人腧穴针灸图经
明正统八年刻本

总主编/石学敏　执行主编/王旭东　陈丽云　尚　力

湖南科学技术出版社
·长沙·

序

是书初成，岁在庚子；壬寅将尽，又创续编。华夏天清，神州日朗，国既昌泰，民亦心安。抚胸额首，朋辈相聚酒酣；笑逐颜开，握手道故纵谈。谈古论今，喜看中医盛况；数典读书，深爱针灸文献。针矣砭矣，历史班班可考；炳焉燊焉，成就历历在目。针灸之术，盖吾一生足迹之所跬步蹒跚；集成先贤，乃吾多年夙愿之所魂牵梦绕。湖南科学技术出版社，欲集历代针灸文献于一编，甚合我意，大快我心。吾素好书，老而弥笃，幸喜年将老而体未衰，又得旭东教授鼎力相助，丽云、尚力诸君共同协力，《大成》之作，蒐材博远，体例创新，备而不烦，详而有体。历代针灸著述，美不胜收；各种理论技法，宛在心目。吾深知翰墨之苦，寻书之难；珍本善本，岂能易得？尤其影校对峙，瑕疵不容，若无奉献精神，哪能至此？吾忝列榜首，只是出谋划策；出版社与诸同道，方为编书栋梁。夫万种医书，内外妇儿皆有；针灸虽小，亦医学宝库一脉。《针经》之《问难》，《甲乙》之《明堂》，皇甫谧、王惟一，《标幽赋》《玉龙经》，书集一百一十四种。论、图、歌、文，连类而相继。文献详备，版亦珍奇，法国朝鲜，日本越南，宋版元刻，明清官坊，见善必求，虽远必访。虽专志我针灸，亦合之国策，活我古籍，壮我中华；弘扬国粹，继承发展。故见是书，已无憾。书适成，可以献国家而备采择，供专家而作查考，遗学子而为深耘。吾固知才疏学浅，难为针灸之不刊之梓，尚需方家润色斧削。盼师长悯我诚恳，实乃真心忱，非何求，赐我良教，点我迷津，开我愚钝，正我讹误，使是书趋善近美，助中医药学飞腾世界医学之巅，则善莫大矣！

中 国 工 程 院 院 士

国 医 大 师 石学敏

《中国针灸大成》总主编

重新认识针灸学

20世纪初，笔者于欧洲巡医，某国际体育大赛前一日，一体育明星腰伤，四壮汉抬一担架，逶迤辗转，访遍当地名医，毫无起色。万般无奈之下，求针灸一试，作死马活马之想。笔者银针一枚，刺入人中，原本动则锥心、嗷嗷呼痛之世界冠军，当即挺立行走，喜极而泣。随行记者瞠目结舌，医疗团队大惊失色——在西方医生的知识储备里，穷尽所有聪明才智，也想不出鼻唇沟和腰部有什么关系，"结构决定功能"的"真理"被人中沟上的一根银针击碎了！

这在中医行业内最平常的针灸技术，却被欧洲人看成"神操作"，恰恰展示了中国传统医学引以为豪的价值观："立象尽意"。以人类的智慧发现外象与内象的联系，以功能（疗效）作为理论的本源。笔者以为，这是针灸学在诊治疾病之外，对于人类认知世界的重大贡献。亦即：针灸学远远不只是诊疗疾病，更是人类发现世界真理的另一个重要途径。

2018年3月28日，*Science Reports* 杂志发表一篇科学报告，证明了笔者上述观点。国内外媒体宣称美国科学家发现了人体内一个未知的器官，而且是人体中面积最大的一个器官。这一发现能够显著地提高现有医学对癌症以及其他诸多疾病的认知。而这一器官体内的密集结缔组织，实际上是充满流体的间质（interstitium）网络，并发挥着"减震器"的作用。科学家首次建议将该间质组织归为一个完整的器官。也就是说它拥有独立的生理作用和构成部分，并执行着特殊任务，如人体中的心脏、肝脏一样。

基于上述发现是对人体普遍联系方式的一种描述，所以研究中医的学者认为经络就是这样一种结构。人体的十四经脉主要是由组织间隙组成，上连神经和血管，下接局部细胞，直接关系着细胞的生死存亡。经络与间质组织一样无处不在，所有细胞都浸润在组织液中，整体的普遍联系就是通过全身运行的"水"来实现的。事实上，中药就是疏通经络来治病的，这与西药直接杀死病变细胞的药理有着根本的不同。可以这样说，证明了经络的存在，也就间接证明了中药药理的科学性，可以理解为什么癌症在侵袭某些人体部位后更容易蔓延。

穷神极变出针砭 万壑春云一冰台
——代前言

笔者认为，中医学者对美国科学家的发现进行相似性印证，或许不那么贴切和完全对应，但是，从整体观念而言，这种发现无疑是西方医学的进步。这也佐证了针灸学知识领域内，古老而晦涩的语言文字里，隐含着朦胧而内涵深远的知识，有待我们深入挖掘研究。

应用现有的科学认知来评价针灸的科学性，我们已经吃尽苦头。"经络研究"进行了几十年，花费无数人力、物力、财力，最终却是一无所获。因为这些研究一直是以西方科学的知识结构、价值观和思维方式来检验古代的成果，犯了本质的错误。"人中"和腰椎、腰肌的关系，任何现代医学知识都是无法证实的，但是我们却硬要在实验室寻找物质基础和有形的联系，终究是没有结果的。古代针刺合谷催产，谁能找到合谷和子宫的关联？若是我们以针灸学的认知为线索，将会获得全新启示，能找到人中与腰部联系通道的人，获得诺贝尔生理学或医学奖将是一件很容易的事。因此，包括中医药学界的学者专家，并未能完全认识到针灸学术的深邃和伟大。我们欠针灸学术一个客观的评价。

不过，尽管科学在不断证实着针灸学的伟大和深奥，但是，在中国传统医学的版图上，无论是古代还是现代，针灸学术的地位，一直处于从属、次要的地位。笔者只有在外国才从事针灸工作，回到中国境内，便重归诊脉开方之途。其中种种隐曲不便展开，但业内视针灸为带有劳作性质的小科的潜意识，却是真实的存在。

再以现存古籍为例，现代中医古籍目录学著作如《中国中医古籍总目》《中医图书联合目录》，收录古籍都在万种以上，但1911年以前的针灸类著作数量却不到200种。郭霭春先生、黄龙祥先生等针灸文献学家都做过类似的统计，如郭先生《现存针灸医籍》129种，黄先生《针灸名著集成》180种（含日本所藏）。且大多是转抄、辑录、类编、汇编、节抄之类，学术含量较高的也就30多种。

如今，"中医走向世界"已成为业内共识，但是，准确的说法应该是"针灸走向世界"，遍布欧美、东南亚，乃至非洲、大洋洲的"TCM"，其实都是针灸诊所。由于用药受到种种限制，中药方剂至今未被世界各国广泛接受。中医对世界人民的贡献，针灸至少占90%以上。因此，全方位审视针灸学的历史地位和医学价值，是中医界必须要做的工作。

此次湖南科学技术出版社策划，针灸学大师石学敏院士领衔，收集现存针灸古籍，编纂一套集成性的针灸文献丛书，为医学界提供相对系统的原生态古典针灸文献，虽然达不到集大成的要求，但至少能满足针灸学者们从事文献研究时看到古籍原貌的愿望，以历史真实的遗存来实现针灸文献的权威性。

历尽坎坷的针灸发展史

从针灸文献的数量和质量上，可以看出针灸学术的地位。其实轻慢针灸技术，这不是现代才有的问题，历史上也曾多次发生类似问题。有高潮也有低谷。

针灸学术最辉煌的时期，莫过于历史的两头：即中医学知识体系的形成阶段和20世纪美国总统尼克松访华至今。

一、高光时刻：春秋战国至两汉

春秋战国到西汉时期，是中医学初步成形的时期，药物和药剂的应用还没有成熟，对药物不良反应的认识也不充分，因此，药物的使用受到极大的限制，即便是医学经典著作，《黄帝内经》中也只有 13 首方剂。而此时的针灸技术相对成熟得多，《灵枢》中针灸理论和技术的内容占比高达 80%，文献记载当时针灸主治的疾病几乎涉及人类的所有病种。从现有文献来看，这一时期应该是针灸技术最为辉煌的时期。

汉代，药物学知识日渐丰富，在《黄帝内经》理论指导下，药物配伍理论也得到长足的发展。东汉末年，医圣张仲景著《伤寒杂病论》，完善了《黄帝内经》六经辨治理论，形成了外感热病诊疗体系。该书也是方剂药物运用比较纯熟的标志。仲景治疗疾病的主要方法是方药、针灸，呈针、药并重的态势。至于魏晋皇甫谧之《针灸甲乙经》，则是对先秦两汉针灸学辉煌盛世的全面总结。

此后，方药的发展突飞猛进，势不可挡。诚如笔者在《中医方剂大辞典》第 2 版 "感言" 中所述："《录验方》《范汪方》《删繁方》《小品方》，追随道家气质；《僧深方》《波罗门》《耆婆药》《经心录》，兼修佛学思想……《抱朴子》《肘后方》，为长寿学先导，传急救学仙方。《肘后备急》，成就诺奖；《巢氏病源》，医道大全。《食经》《产经》《素女经》，《崔公》《徐公》《廪丘公》，录诸医经验，载民间验方，百花齐放，蔚为大观……" 方药学术，一片繁荣，逐渐成为治疗疾病的主流技术。到了唐代，孙思邈、王焘等人在强盛国力和社会文明的催促下，对方药治疗的盛况进行了总结，《千金要方》《外台秘要》等大型方书是方药技术成为医学主流的写照。

二、初受重创：中唐以降

方药兴起，一段时间内与针灸并驾齐驱，针灸技术在初唐时期在学术界还具有较高地位。杨上善整理《黄帝明堂经》，著《黄帝内经太素》，孙思邈推崇针灸，《千金要方》《外台秘要》中也载录了不少针灸学著作，但都是沿袭前人，未见新作。不仅没有创新，而且出现了对针灸非常不利的信号：王焘在《外台秘要》卷三十九中对针刺治病提出了质疑，贬低针刺的疗效，"汤药攻其内，以灸攻其外，则病无所逃。知火艾之功，过半于汤药矣。其针法，古来以为深奥，今人卒不可解。经云：针能杀生人，不能起死人。若欲录之，恐伤性命。今并不录《针经》，唯取灸法"。这里，王焘大肆鼓吹艾灸，严重质疑针刺，明确提出：我的《外台秘要》只收灸学著作《黄帝明堂经》，不收《针经》，因为针刺会死人！《外台秘要》这样一部权威著作，竟然提出这样的观点，对社会的负面影响可想而知！以至于中唐之后很长一段时间内，社会上只见艾灸，少见针刺，针灸学文献只有灸学著作而无针学之书。这种现象甚至波及日本，当时的唐朝，在日本人心目中可是神圣般的国度，唐风所及，日本的灸疗蔚然成风。

三、再度辉煌：两宋金元

宋代确是中国历史上文化最为繁荣的时代，人文科技在政府的高度重视下得到全面发展。笔者认为，北宋医学最醒目的成就，除了世人熟知的校正医书局对中医古籍的保存和整理之外，王惟一铸针灸铜人，宋徽宗撰《圣济经》，成为三项标志性的成果。

其一，宋代官方设立校正医书局，宋以前所有医学著作得到收集整理，其中包括《针灸甲乙经》等珍贵针灸著作。同时，政府组织纂修的大型综合性医学著作《太平圣惠方》《圣济总录》等，也保留了大量珍贵针灸典籍。

其二，北宋太医院医官王惟一在官方支持下，设计并主持铸造针灸铜人孔穴模型两具，撰《铜人腧穴针灸图经》与之呼应。该书与铜人模型完成了宋以前针灸理论及临床技术的全面总结，对我国针灸学的发展具有深远而重大的影响。

其三，宋徽宗亲自撰述《圣济经》，将儒家思想、伦理秩序全面注入医学知识体系，促进整体思想和辨证论治法则在中医学理论和临床运用等全方位的贯彻运用。在中国五千年历史中，除了《黄帝内经》托黄帝之名外，这是唯一由帝王亲自撰稿的医学书籍。

宋代是中国历史上商品经济、文化教育、科学创新高度繁荣的时代。陈寅恪言："华夏民族之文化，历数千载之演进，造极于赵宋之世。"民间的富庶与社会经济的繁荣实远超盛唐。虽然重文轻武的治国方略导致外族侵略而亡国，但是这个历史时期为人类文明创造了无数辉煌而不朽的文化遗产，其中就包括针灸技术的中兴。

两宋时期，针灸学术的传承和发展是多方位的，不仅有针灸铜人之创新，具有《太平圣惠方》《圣济总录》之存古，更有《针灸资生经》之集大成。

时至金元，窦默（汉卿）在针灸领域独树一帜，成为针灸史上一位标志性人物。其所著《标幽赋》《通玄指要赋》等，完成了对针刺手法的系统总结，印证了《黄帝内经》对手法论述的正确性。并且采用歌赋的形式把幽冥隐晦、深奥难懂的针灸理论表达出来，文字精练，叙述准确，对后世医家影响很大。

由于金元时期针灸书散佚较多，虽然大多内容被明清针灸著作所引录，但终究不利于后世对这一历史时期针灸学成就的认知。就现有文献的学术水平来看，当时对针灸腧穴、刺灸法的研究程度，已经达到了历史最高水平，腧穴主治的内容都已定型，可以作为针灸临床的规范和标准，且高度成熟，一直影响到现在。

因此，可以毫不夸张地说，两宋金元时期是中国针灸从中兴走向成熟的时代，创造了针灸学术的又一个盛世景象。

四、惯性沿袭：明代

明代，开国皇帝朱元璋出身草莽，颇为亲民，对前朝文化兼收并蓄，故针灸术在窦汉卿的总结和普及下，成为解除战火之余灾病之得力手段，而在民间盛行。在临床技艺、操作手法等方面则越来越纯熟。

例如，明初泉石心在《金针赋》中提出了烧山火、透天凉等复式补泻手法，以及青龙摆尾、白虎摇头、苍龟探穴、赤凤迎源等飞经走气法。此后又有徐凤、高武等针灸名家闻名于世，并有著作传世。尤其是杨继洲、靳贤所撰《针灸大成》，是继《针灸甲乙经》《针灸资生经》以后又一集大成者，内容最为详尽，具有较高的学术价值和实用价值。该书被翻译成德文、日文等文字，在世界范围内受到推崇。

明代的针灸学术具有鲜明的特色，即临床较多，理论较少；文献辑录较多，理论创新较少。明代雕版印刷技术发达，书坊林立，针灸书得以广泛传播，但也因此造成了大量抄袭，或抄中有改，抄后改编，单项辑录，多项类编等以取巧、取利、窃名为目的的书籍。大部分存世针灸书都是抄来抄去。从文献的意义上来说，确实起到了存续及传播的作用，但是，就学术发展而言，却缺乏发皇古义之推演、融会新知之发挥。

五、惨遭废止：清代

时至清代，统治在政权稳固后，对中华传统文化的传承和践行，较之前朝有过之而无不及。针灸学术在清代前期尚可延续，乾隆年间的《医宗金鉴》集中医药学之大成，其中《刺灸心法要诀》等，系统记录了古代针灸医学的主要内容，是对针灸学术的最后一次官方总结。道光二年（1882），皇帝发布禁令：废止针灸科。任锡庚《太医院志职掌》："针刺火灸，终非奉君之所宜，太医院针灸一科，着永远停止。"这一禁令，将针灸科、祝由科逐出医学门墙。此后，针灸的学术传承被拦腰斩断，伴随着"嘉道中衰"，针灸医生完全没有了社会地位，只是因为疗效和廉价，悄悄地转入民间。

从本书收录的文献来看，情况也确实如此，《医宗金鉴》之后，几乎没有像样的针灸类刻本传世，大多是手录之抄本、辑本、节本，再就是日本的各种传本。清晚期，针灸有再起之象，业界出现了公开出版物，但是，比起明代的普及，清代针灸学术几乎没有发展。针灸医生的社会地位彻底沦为下九流，难登大雅之堂，而正是这些民间针灸医生的存在，才使得传统针灸并没有完全失传。

六、现代复兴：近代以来

晚清至民国时期，针灸学开始复兴，民间的针灸医生崭露头角，医界的名家大力提倡，出版书籍，成立学校，开设专科，编写教材……各种针灸文献如雨后春笋，层出不穷。晚清以前数千年流传下来的针灸古籍只有100多种，而同治以后铅字排版、机器印刷迅速普及，仅几十年时间，到1949年新中国成立前的文献综述已达到400多种。

个人以为，晚清以后的针灸复兴，与西学东渐的时代潮流密切相关，当西方的解剖学、生理学理论，临床诊断、外科手术之类的技术成为社会常态时，针灸操作暴露身体之"不雅"就完全不值一提。加之针灸学术的历史积淀和现实疗效，更因为其简便实用和价格优势，自然成为中西医学家青睐的治疗技术。

综上所述，针灸学术发展并非一帆风顺，而是多灾多难。这与使用药物的中医其他分支有很大区别。金代阎明广注何若愚《流注指微赋》言："古之治疾，特论针石，《素问》先论刺，后论脉；《难经》先论脉，后论刺。刺之与脉，不可偏废。昔之越人起死，华佗愈躄，非有神哉，皆此法也。离圣久远，后学难精，所以针之玄妙，罕闻于世。今时有疾，多求医命药，用针者寡矣。"反复强调前代的针药并用，夸耀名医针技之神奇，而后世的针灸越来越不景气，以至于患者只能"求医命药"，以药为主。其实，金代的针灸学术氛围并不消沉，还是个不错的历史时期，阎明广尚且如此慨叹，可见其他朝代更加严重。究其原因，不外乎以下三个方面。

医生：针灸的操作性很强，需要工匠精神和手工劳作。在中国古代文化传统的"重文轻技"的观念下，凡是能开方治病的，当然不愿动手操作。俗语"君子动口不动手"就是这种观念的世俗化表述。除了出自民间，且为了提高疗效的大医之外，大多数医生多少是有这样的想法。南宋王执中在《针灸资生经》卷二中言："世所谓医者，则但知有药而已，针灸则未尝过而问焉。人或诘之，则曰是外科也，业贵精不贵杂也。否则曰富贵之家，未必肯针灸也。皆自文其过尔。""自文其过"，正是这种心态的真实写照。

患者：畏惧针灸是老百姓的普遍心理。《扁鹊心书·进医书表》："无如叔世衰离，只知耳食，性喜寒凉，畏恶针灸，稍一谈及，俱摇头咋舌，甘死不受。"说是社会上的人只知道道听途说，只要听说施用针灸，死都不肯。除了怕疼怕苦以外，不愿暴露身体，也是畏惧针灸的原因之一。

官府：道光皇帝废止针灸科，理由只有一个，"非奉君之所宜"。也就是中国传统文化中的"忠君""奉亲"，儒家理学强调"身体发肤，受之父母，不敢毁伤"，针要穿肤，灸要烂肉，这都有违圣人之道，对自己尚且如此，更不用说用这种技术来治疗"君""亲"之病。除了"不敢毁伤"外，"男不露脐，女不露皮"，暴露身体也是有违圣训的。所以，不惜用强制手段加以禁绝。

其实，无论是平民百姓，还是士者医官，乃至皇帝朝廷，轻视针灸的根本原因，都是根源于儒家伦理纲常。在"独尊儒术"之前，或者儒术不振之时，针灸术就会昌盛。春秋战国百花齐放，所以是针灸的高光时刻；北宋文化昌盛，包罗万象，儒学并未成为主宰，所以平等对待针灸学术；金元外族主政，儒学偃伏，刀兵之下，医学不继，自然推崇针灸。唯有南宋理学兴起，明代理学当道，孔孟之道统治社会，针灸学就会受到制约。这种情况在清代中期到了无以复加的地步，非禁绝不能平其意。

旧时代的伦理确实对针灸术的发展造成了一定的阻碍，但是正如本文标题所说，这是一门学问，是人类认识世界的丰硕成果，正如魏晋时期皇甫谧在《针灸甲乙经·序》中所总结的，"穷神极变，而针道生焉"。穷神极变并不是绞尽脑汁，而是在"内考五脏六腑，外综经络血气色候，参之天地，验之人物……"种种努力之后，方可达成。此类基于天地本质的生命活动，却不是人力所能阻挡。中国针灸，以其原生态的顽强，一直在延续中为人民服务。

200 多年前，日本人平井庸信在《名家灸选大成》序言中，已经把药物、针刺、艾灸的适应范围说得很清楚了，对针灸在医学领域中的地位，也有中肯的评价："夫医斡旋造化，燮理阴阳，以赞天地之化育也。盖人之有生，惟天是命，而所以不得尽其者，疾病职之由。圣人体天地好生之心，阐明斯道，设立斯职，使人得保终乎天年也，岂其医小道乎哉！其治病之法，则有导引、行气、膏摩、灸熨、刺炳、饮药之数者，而毒药攻其中，针、艾治其外，此三者乃其大者已。《内经》之所载，服饵仅一二，而灸者三四，针刺十居其七。盖上古之人，起居有常，寒暑知避，精神内守，虽有贼风虚邪，无能深入，是以惟治其外，病随已。自兹而降，风化愈薄，适情任欲，病多生于内，六淫亦易中也。故方剂盛行，而针灸若存若亡。然三者各有其用，针之所不宜，灸之所宜；灸之所不宜，药之所宜，岂可偏废乎？非针、艾宜于古，而不宜于今，抑不善用而不用也。在昔本邦针灸之传达备，然贵权豪富，或恶热，或恐疼，惟安甘药补汤，是以针灸之法，寖以陵迟。"而文末所述，是针灸之术在当时日本的态势。鉴于日本社会受伦理纲常的约束较少，所以针灸发展中除了患者畏痛外，实在要比中国简单得多，正因为如此，所以如今我们要跑到日本去寻访针灸古籍。

针灸文献概览

回望历史，中医药古籍琳琅满目，人们常以"汗牛充栋"来形容中医宝库之丰富，但是，针灸文献之数量，只能以凋零、寒酸来形容。如前所述，在现存一万多种中医古籍中，针灸学文献占比还不到百分之二。就本书收载的114种古籍而论，大致有以下几种类型。

一、最有价值的针灸文献

最有价值的针灸文献，指原创，或原创性较高，对推进针灸学术发展作用巨大的著作，如《十一脉灸经》《灵枢》《针灸甲乙经》《针灸资生经》《黄帝明堂经》《铜人腧穴针灸图经》《十四经发挥》《针灸大成》等。

（一）《十一脉灸经》

《十一脉灸经》由马王堆出土帛书《足臂十一脉灸经》《阴阳十一脉灸经》组成，是我国现存最早的经络学和灸学专著，反映了汉代以前医学家对人体生理和疾病的认知状态，与后来发达的中医理论比较，《十一脉灸经》呈现的经脉形态非常原始，还没有形成上下纵横联络成网的经络系统，但是却可以明确看出其与后代经络学说之间的渊源关系，是针灸经络学的祖本，为了解《黄帝内经》成书前的经络形态提供了宝贵的资料。

（二）《黄帝明堂经》

《黄帝明堂经》又名《明堂》《明堂经》，约成书于西汉末至东汉初（公元前138年至公元106年），约在唐以后至宋之初即已亡佚。书虽不存，但却在中国针灸学历史上开创了一个完整的学术体系——腧穴学，是腧穴学乃至针灸学的开山鼻祖。

"明堂"，是上古黄帝居所，也是黄帝观测天象地形和举行重要政治经济文化活动的场所，具有中国文化源头的象征性意义，在远古先民心目中的地位极其崇高。随着文明的发展进步，学术日渐繁荣，人们发现了经络、腧穴，形成对人体生理功能的理性认知，建立了针灸学的基础理论：经络和腧穴。黄帝居于明堂，明堂建有十二宫，黄帝每月轮流居住，与十二经循环相类。黄帝于明堂观察天地时令，又与腧穴流注的时令节律类似。基于明堂功用与经络、腧穴的基本特性的相似性，将记载经络、腧穴特性的书籍命名为《明堂经》。沿袭日久，不断演变，但"明堂"作为腧穴学代名词和腧穴学文献的象征符号，却被历史固定了下来。

《黄帝明堂经》的内容，是将汉以前医学著作中有关腧穴的所有知识，如穴位名称、部位、取穴方法、主治病症、刺法灸法等，加以归纳、梳理、分类、总结，形成了独立的、完整的知识体系。因此，该书是针灸学术发展的标志性成果，也是宋以前最权威的针灸学教科书和腧穴学行业标准。晋皇甫谧编撰综合性针灸著作《针灸甲乙经》，其中腧穴部分多来源于该书。

盛唐时期，政府两次重修该书，形成了两个新的版本，一是甄权的《明堂图》，一是杨上善的《黄帝内经明堂》，又名《黄帝内经明堂类成》。后者较好地保留了《黄帝明堂经》三卷的内容。唐末以后，明堂类著作迅速凋零，几乎荡然无存，所幸本书随鉴真东渡时带至日本，然至唐景福年间（893年前后）亦仅残存一卷，内容为《明堂序》和第一卷全文。目前日本保存多个该残本的抄本，其中永仁抄本、永德抄本为较早期之抄本，藏于日本京都仁和寺，被日本政府定为"国宝"。清末国人黄以周到日本访书时，得永仁抄本，此书得以回归。本书影印校录了仁和寺的两个版本，这两个版本的书影在国内流传不广，故弥足珍贵。

（三）《针经》和《灵枢》

先秦至汉，我国先后流传过多种名为《针经》的著作，如《黄帝针经》九卷、《黄帝针灸经》十二卷、《针经并孔穴虾蟆图》三卷、《杂针经》四卷、《针经》六卷、《偃侧杂针灸经》三卷、《涪翁针经》、《赤乌神针经》……这些著作现在都已经失传了，在现代中医人心目中，凡是说到《针经》，那一定是指《灵枢》。几乎所有的工具书都称《灵枢》为《针经》。如，今人读张仲景《伤寒论·序》"撰用《素问》《九卷》"，注《九卷》为《灵枢》；读孙思邈《千金要方·大医习业》"凡欲为大医，必须谙《甲乙》《素问》《黄帝针经》、明堂流注……"，注《黄帝针经》为《灵枢》……现今已是定规，固化为中医学的思维定式。

回望历史，这里存在一个难解的历史之谜：在现存历史文献中，《灵枢》作为书名，最早出现在王冰注《素问·三部九候论篇第二十》，此时已是中唐，此前再无痕迹。王冰在《素问》两处不同地方引用了同一段文字，一处称"《针经》曰"，另一处却称"《灵枢经》曰"，全元起《新校正》认为这是王冰的意思：《针经》即《灵枢》。北宋校正医书局则据此将《针经》《灵枢》认定为同一本书而名称不同，并大力推崇，到了南宋史崧编订，《灵枢》已与《素问》等同，登上中医经典的顶峰地位。

更加诡异的是，直到宋哲宗元祐八年（1093）高丽献《黄帝针经》，此前中国从未见到《灵枢》或者相同内容书名不同者。1027年王惟一奉敕修成《铜人腧穴针灸图经》，国家级的纂修而未见到此书，道理上说不过去。而高丽献书之后的《圣济总录》，也不认这部伟大的巅峰之作，"凡针灸腧穴，并根据《铜人经》及《黄帝三部针灸经》参定"。高丽献书后，《宋志》著录既有《黄帝灵枢经》九卷，也有《黄帝针经》九卷，恰好证明此前将《灵枢》《针经》视作同一著作是有疑问的。

后世史论著述和史家评述，均对《灵枢》存疑多多。如晁公武《读书志》、李濂《医史》以及周学海等，或认为是冒名之作，或认为是后人补缀，或认为即使存在其价值也不如《甲乙经》甚至《铜人针灸经》，而更多人则认为王冰以前即便有《灵枢》，也不能将其认作《黄帝针经》。亦有人认为是南宋史崧对《灵枢》进行了大量增改然后冒名顶替《针经》……

最典型的例证，莫过于历代文献学家均不重视《灵枢》。明代《针灸大成》卷一的《针道源流》可谓是针灸历史考源之作，其中对 28 种重要针灸著作进行了评述，唯独没有《灵枢》。只是在论述《铜人针灸图》三卷时，称该书穴位："比之《灵枢》本输、骨空等篇，颇亦繁杂也。"说明至少在明代针灸学家心目中，《灵枢》地位并不崇高。

以上存疑，尚需我中医学界深入研究。

（四）《针灸甲乙经》

《针灸甲乙经》成书于三国魏甘露元年（256）至晋太康三年（282）之间，是我国现存最早的针灸学经典著作。作者将前代《素问》《针经》《黄帝明堂经》等针灸经典中的文字加以汇辑类编，首次系统记载人体生理、经络、穴位、针灸法，以及临床应用，成为后世历代针灸著作的祖本。

（五）《铜人腧穴针灸图经》

《铜人腧穴针灸图经》可视为官修腧穴学，属针灸名著之一。

（六）《针灸资生经》

《针灸资生经》系综述性针灸临床著述，内容丰富，资料广博，且有腧穴考证和修正。

（七）《十四经发挥》

《十四经发挥》是经络学重要著作。

（八）《针灸大成》

《针灸大成》是明以前针灸著述之集大成者，也是我国针灸学术史上规模较大较全的重要著作。

二、保留已佚原创书的著作

唐《千金要方》《千金翼方》，保留了大量唐代以前已佚针灸书，如已佚之《甄权针经》，又如《小品方》所引《曹氏灸方》，原书、引书均亡（《小品方》仅剩抄本残卷），但书中内容被《千金要方》载录。尤其是《甄权针经》，作者为初唐针灸的大师级人物，临证实验非常丰富，该书即出自甄氏经验，强调刺法且描述明晰，穴位、刺法与主治精准对应，临床价值和学术价值都非常高。可惜早已亡佚，幸得孙思邈《千金翼方》记述了该书主要内容，这对宋以后针灸学术发展意义非常重大。

《外台秘要》保留了已佚崔知悌《骨蒸病灸方》。

《太平圣惠方》卷九十九保留了早已失传的《甄权针经》和已佚的隋唐间重要腧穴书内容，是宋王惟一《铜人腧穴针灸图经》乃至后世所有《针经》之祖本；卷一百则收录唐代失传之《明堂》，其中包括《岐伯明堂经》《扁鹊明堂经》《华佗明堂》《孙思邈明堂经》《秦承祖明堂》和已失传之北宋医官吴复珪《小儿明堂》，后世所有冠以《黄帝明堂灸经》的各种版本，均是从本书录出后冠名印行，故乃存世《明堂》之祖本。可知该两卷实际上是现存针灸典籍之源头。

《圣济总录》引述了已佚之《崔丞相灸劳法》《普济针灸经》。

《医学纲目》转录了大量金元亡佚的针灸书内容。如，完整保存了元代忽泰《金兰循经取穴图解》一书所附的全部四幅"明堂图"。

以上著作多是综合性医著，亦有针灸专门著作中存有失传古籍的，如《针灸集书》中的《小易赋》，可知前代在蒐集资料、保留遗作方面，建有卓越之功。

三、实用性著作

如前所述，针灸学在其发展过程中遭受颇多摧残，学术发展之路并不顺利，多处于民间实用层面，如《针经摘英》内容简要，言简意赅，是一本简易读本；《扁鹊神应针灸玉龙经》为针灸歌诀；《神应经》临床实用价值较大，颇似临床针灸手册。自明代以后直至晚清，针灸学文献多为循经取穴、临床应用、歌赋韵文等内容，基本上与《针灸大成》大同小异。如《针灸逢源》《针方六集》。另外，辑录、类编、抄录前代文献的著作较多，如《针灸聚英》《针灸素难要旨》等。

再如《徐氏针灸大全》《杨敬斋针灸全书》《勉学堂针灸集成》等，虽然内容都是互相转抄，但是却起到了传播和普及针灸学术的作用。

四、值得研究的针灸文献

上述重要针灸文献都是需要后世深入研究的宝库，如前述《灵枢》的形成发展源流和真相。除此之外，还有一些貌似不重要，其实深藏内涵的文献。

《黄帝虾蟆经》，分9章，借"月中有兔与虾蟆"之古训，记述逐日、逐月、逐年、四时等不同阶段虾蟆和兔在月球上所处位置，与之相应，人体不同穴位、不同经络的血气分布亦不同，由此指出针灸禁刺、禁忌图解、补泻方式等与针灸推拿相关的基础知识。其中有较多费解之处，文字难读，术语生涩。虽列入针灸门类，但是与针灸临床的关系，尚需深入考证和研究。

《子午流注针经》，现代人认为子午流注属古代的时间医学、时间针灸学，但该书内容如何应用到临床，以及其客观评价，亦须深入研究。

《存真环中图》《尊生图要》《人体经穴脏腑图》等彩绘针灸图，可以从古代画师的角度，研究历史氛围下的古代身体观及相关文化。

关于灸学文献

本文标题有"万壑春云一冰台"之句，"冰台"，即艾草。《博物志》："削冰令圆，举而向日，以艾承其影则得火，故艾名冰台。"在相当长的一个历史阶段内，灸学在针灸领域内占据着统治地位。

现存最早的针灸文献《十一脉灸经》，便是以"灸"命名。有学者据此认为灸法早于针法。但这仅仅是灸法、针法两种医疗技术形成过程中的先后次序问题。待到针法成熟，与灸法并行，广泛运用于临床之后，针灸学术史上有过"崇灸、抑针"的历史现象，而此风至晋唐始盛：晋代《小品》，唐代《外台》，均大肆宣传"针能杀人"，贬针经，崇明堂，甚至以"明堂"作为艾灸疗法的专用定语。这一现象存续多年，历史上也留存有相当数量的灸学专著，或仅以"灸"

字命名的著作。最典型的就是《黄帝明堂灸经》，沿袭者如《西方子明堂灸经》，也有临床灸学如《备急灸法》，甚至单穴灸书，如《灸膏肓腧穴法》。此风东传，唐以后日本有专门的灸家和流派，灸学著作众多，如《名家灸选》《灸草考》《灸焫要览》等灸学专著。明清时期，也曾出现过艾灸流行的小高潮，出现了《采艾编》《采艾编翼》《神灸经纶》等著作。

其实，有识之士一直提倡多法并举，根据病人需要而采用不同疗法。约在公元前581年（鲁成公十年），《左传》记载医缓治晋侯疾，称"疾不可为也，在膏之上，肓之下，攻之不可，达之不及"，据杜预注，此处的"攻"即灸，"达"即针。《灵枢·官能》："针所不为，灸之所宜"。可见，一个全面的医生，应该针灸并重，各取所长。如果合理使用，效果很好，如《孟子·离娄·桀纣章》："今之欲王者，尤七年之病，求三年之艾。"

不过，文献记载中的艾灸，尽管有种种神奇疗效的宣传，但却和现代艾灸是完全不同的治疗方法。尽管现代针灸学著作上介绍艾灸有"直接灸""间接灸"两大类，但如今直接灸几乎绝迹，临床全都是温和舒适的间接灸。

古代多用直接灸、化脓灸，用大艾炷直接烧灼皮肤，结果是皮焦肉烂，感染化脓，然后等待灸疮结痂。灸学著作中还要告诫医患双方："灸不三分，是谓徒冤。"——烧得不到位，等于白白受罪。因此，此法无异于酷刑加身。为了减轻患者痛苦，古人只得麻醉患者，让他们服用曼陀罗花和火麻花制成的"睡圣散"，麻翻后再灸。

"睡圣散"之类的麻醉药只能减轻当时疼痛，灸后化脓成疮，依旧难熬，因此，到了清代，终于有人加以变革，产生了"太乙神针"之法，此法类似于后世"间接灸"。这种创新，在崇古尊经的时代，容易遭受攻击，被指离经叛道，于是编造出种种神话故事，或称紫霞洞天之异人秘授，或称得之汉阴丛山之壁神授古方……都是时人假托古圣之名，标榜源远流长，以示正宗之惯用套路。尽管此法经过不断渲染，裹上神秘的面纱，但其本质却很简单：药艾条、间接灸而已。此类书籍有《太乙神针心法》《太乙神针》《太乙离火感应神针》等。

古代的直接灸（化脓灸）过于痛苦，现今已不再用，而是采用艾条、温针，更有为方便而设计出温灸器。即便用直接灸的方法，也不会让艾炷烧到皮肉，而是患者感觉热烫，即撤除正在燃烧的艾炷，另换一炷，生怕烫伤，有医院将烫伤起泡都要算作医疗事故。其实，古代的烧灼皮肉虽然痛苦，但真的能够治疗顽疾，诸如寒痹（风湿性关节炎、类风湿关节炎）、顽固性哮喘等，忍受一两次痛苦，可换取顽疾消除。如何取舍？我以为更应以患者意愿为主。

总之，古今艾灸文献中同样蕴含着无数值得探索的秘密，即便是温和的间接灸，也有无穷无尽的待解之谜。笔者常用艾灸治疗子宫内膜异位症所致顽固痛经，仅用足三里、三阴交两个穴位，较之西医的激素、止痛药更为有效，而现今流行的"冬病夏治"三伏药灸，防治"老寒腿""老寒喘""老寒泻"，更是另有玄机。

本书编纂概述

2016年，石学敏院士领衔，湖南科学技术出版社组织申报，《中国针灸大成》入选"十三五"国家重点图书出版规划项目，2022 年又获国家出版基金资助，自立项始，距今已有 7 年。笔者在石院士领导下，在三所院校数十位师生的大力协助下，为此书工作了整整 6 年。至此雏形初现之时，概述梗概，以志备考。

一、本书的体例和版式

石院士、出版社决定采用影印加校录的体例，颇有远见卓识。但凡古籍整理者，最忌讳的就是这种整理方式，因为读者不仅能看到现代简体汉字标点校录的现代文本和相关校注，更能看到古代珍贵版本的书影，只要整理者功力不足，出现任何错漏，读者立马可以通过对照原书书影而发现。上半部分的书影如同照妖镜，要求录写、断句、标点、校勘不能出一点错误。因此，这种出版形式，对校订者要求极高。出版物面世后，一定会招致方家吹毛求疵，因此具有一定的风险。然而，总主编和出版社明知如此，仍然采用影校对照形式，一是要以此体现本书整理者和出版社编校水平，二是从长远计，错误难免，但是可以通过未来的修订增减，终将成为各种针灸古籍的最佳版本。

本书收录历代针灸古籍共 114 种，上至秦汉，下至清末，基本涵盖中医史上各个朝代的代表性针灸文献，为全面反映古代针灸学的国际传播，还选收了部分日本、朝鲜、越南等国家的针灸古籍。全书兼收并蓄，溯源求本，是历史上最全面的针灸文献大成。

每种古籍由三部分组成：原书书影、简体汉字录写及标点、校勘与注释。在古籍整理领域，这些内容本应分属影印、点校等不同形式的出版方式，本书将其合为一体，于一页之中得窥原貌和整理状况，信息量是普通古籍整理的数倍。

中医古籍中的文字极不规范，通假、古今、繁简、避讳、俗字等异位字比比皆是，较之正统古籍，中医的世俗化、平民化特点则使得刻书、抄书者求简、求便、求速，更是导致文字混杂，诸如：

"文、纹""掖、腋""齐、脐""王、旺""鬲、膈""支、肢""已、以""指、趾""旁、傍""写、泻""大、太""宛、脘""宛、腕""窌、髎""腧、俞、输""虐、疟""契、瘈""累历、瘰疬"……

本书所收古籍中，上述文字互用、代用、混用现象十分严重，如果原字照录，则录写出来的文字必定混乱不堪，影响现代读者阅读；若按照一般古籍校注规范，分别予以注释，则因版面所限，注不胜注。因此，本书录写部分遵循通行原则，在不产生歧义的原则上，予以规范化处理，或在首见处标注，以方便现代学者阅读。

二、本书的版本访求和呈现

为体现本书作者发皇针灸古籍的初心，对版本选择精益求精，千方百计获取珍本善本图书。这在当前一些藏书单位自诩珍秘、秘不示人，或者高价待沽、谋求私利的现状下，珍贵版本的访求难上加难。本书收录的 114 种古籍书影，虽不能尽善尽美，但已经殚精竭虑，尽呈所能，半数以上都是行业内难以见到的古籍。将如此众多珍贵底本展示给读者，凸显了本书的特色。

学术研究到了一定水平，学者最大的心愿便是阅读原书，求索珍本。石院士、出版社倾尽心力，决心以版本取胜，凸显特色。特别是为了方便学者研究，对一些版本的选择独具匠心，如《针灸甲乙经》，校订者在拥有近10种版本的基础上，大胆选用明代蓝格抄本，就是为学界提供珍稀而不普及的资料。

此外，本书首次刊行面世的，有不少是最新发现的孤本或海外珍藏本，有些版本连《中国中医古籍总目》等目录学著作中都未曾收录。现举例如下。

《铜人腧穴针灸图经》三卷：明正统八年（1443）刻本，该版本为明代早期刻本，仅存孤本，藏于法国国家图书馆。而国内现存最早版本为明代天启年间（1621年后）三多斋刻本。

《神农皇帝真传针灸经》与《神农皇帝真传针灸图》合编：著者不详，成书于明代。此二书国内无传本，无著录，仅日本国立公文书馆内阁文库及京都大学图书馆各有一抄本，亦为本书访得。

《十四经穴歌》：未见著录，《中国中医古籍总目》等中医目录学著作亦无著录。本书收载底本为清代精抄本。

《针灸集书》：成书于明正德十年（1515）。书中"小易赋"则是已经失传的珍贵资料。卷下"经络起止腧穴交会图解"，以十四经为单位，介绍循行部位和所属腧穴。此与《针灸资生经》等前代针灸书以身体部位排列腧穴的方式有明显不同。本书国内仅存残本（明刻朝鲜刊本卷下）一册，足本仅有日本国立公文书馆藏江户时期抄本一部，故本书所收实际上就是孤本，弥足珍贵，亦为首发。

《十四经合参》：国内失传，《中医联合目录》《中国中医古籍总目》等目录学著作均未著录，现仅存抄本为当今孤本，藏于日本宫内厅书陵部。此次依照该本影印刊出。

《经络考略》：清抄孤本，《中医联合目录》《中国中医古籍总目》等目录学著作均无著录。原书有多处缺文、缺页、装订错误导致的错简，现均已据相关资料补出或乙正。

《节穴身镜》二卷：张星余撰。张氏生平里籍无考，书成何时亦无考。但该书第一篇序言作者为"娄东李继贞"，李氏乃明万历年间兵部侍郎兼右都御史，其余两篇序言亦多次提及"大中丞李公"，则此书必成于万历崇祯年间无疑。惜世无传承，现仅有孤抄本存世，抄年不详。本书首次整理出版。

《经穴指掌图》：湖南中医药大学图书馆藏有明崇祯十二年（1639）抄本残卷18页。现访得日本国立公文书馆内阁文库藏有明崇祯年华亭施衙啬斋藏板，属全帙。本书即以该版录出并点校刊印。

《凌门传授铜人指穴》：未见文献著录，仅存抄本。本书首次点校。

《治病针法》：是《医学统宗》之一种。《医学统宗》目前国内仅存残本一部。现访得日本京都大学图书馆藏明隆庆三年（1569）刊本，属全帙，今以此本出版。

《针灸法总要》：抄本，越南阮朝明命八年（1827）作品。藏越南国家图书馆。国内无著录，本书首次刊出。

《选针三要集》一卷：日本杉山和一著，约成书于日本明治二十年（1887）。国内仅有1937年东方针灸书局铅印本及《皇汉医学丛书》等排印本。今据富士川家藏本抄本影印。

《针灸捷径》两卷：约成书于明代正统至成化年间（1439—1487）。本书未见于我国古籍著录，亦未见藏本记载。书中有现存最早以病证为纲的针灸图谱，颇具临床价值，亦合乎书名"捷径"之称。此次刊印，以日本宫内厅藏明正德嘉靖间建阳刊本为底本，该藏本为海外孤本，有较高的针灸文献学价值。

《太平圣惠方·针灸》：本书采用宋代刻（配抄）本为底本，该版本极其珍贵，此次是该版本首次以印刷品形式面世。

以上所列书目，或首次面世，或版本宝贵，仅此一项，已无愧于学界，造福读者。

三、针灸文献的学术传承和素质养成

目前中医药领域西化严重，一切上升渠道都要凭借实验研究、临床研究，而文献整理挖掘研究的现状，只能用"惨不忍睹"来形容。俗语有"心不在马"之譬，原本形容不学无术之人，本书编纂之初，文献专业的研究生居然实证了这个俗语：交来的稿子中，所有的"焉"字全都录作"马"字！而且不是个别人！此情此景，看似搞笑，实则心酸。

通过6年多的工作，老师们不断审核，学生们不断修改，目前的书稿，至少在繁体字识读上，参与者的水平与6年前判若两人。实践出真知，实战锻炼人，本书编委会所有成员有共同体会：在当前的学术大环境下，此书并不能带来业绩，然而增长学问，养成素质，却是实验研究和SCI论文中得不到的。

文献、文化研究的学术氛围，目前依然不是很景气。本书编纂一半之时，本人年届退休，因有重大项目在身，必须完成后方可离任，书记因此热情挽留，约谈返聘，然最终还是不了了之，其中因果未明。本书编纂也因此陷入困境。所幸上海中医药大学青睐，礼聘于我，在人力、物力上大力支持，陈丽云、尚力教授亲力亲为，彰显了一流大学重视人才的气度和心胸，也使得本书得以顺利完成。谨此向上海中医药大学致敬、致谢！

成稿之余，颇有感慨，现代人多称"医者仁心"，其实，仅仅靠"仁心"是当不好医生的。明代裴一中在《言医·序》中言："学不贯古今，识不通天人，才不近仙，心不近佛者，宁耕田织布取衣食耳，断不可作医以误世。"本书所收所有古籍，都可以让我们学贯古今，识通天人，有神仙之能，有慈悲之心，成为一名真正的医者。

上海中医药大学科技人文研究院教授

《中国针灸大成》执行主编　　　王旭东

目录

黄帝虾蟆经

著者 佚名　王旭东 校订

日本文政六年《卫生汇编》本

　　《黄帝虾蟆经》一卷，又名《黄帝针灸虾蟆忌》《黄帝虾蟆图》，著者佚名。约成书于东汉至东晋间，是专论针灸禁忌的古文献。书分九章，借"月中有兔与虾蟆"之古训，记述逐日、逐月、逐年、四时等不同阶段虾蟆和兔在月球上所处位置，与之相应，人体不同穴位、不同经络的血气分布亦不同，由此指出针灸禁刺、禁忌图解、补泻方式等与针灸推拿相关的基础知识。原书久佚，仅存日本文政六年（1823）敬业乐群楼《卫生汇编》所收丹波元简于日本宽政八年（1796）抄录于和气奕世家传古卷子本残本。今即以该本为底本影印刊行。

卫生汇编序

余常叹：鲍氏以文生平？清朝定鼎之后，沉潜文史，绝意进取，购求奇帙秘函，随获择其真者、善者、完者，编为知不足斋丛书，上以补苴经史子集之遗佚，而资后学之考镜，下以裒往事异闻所罕有者，旁及风土物产，吏治民俗，纤悉无遗，足以开发新智，寻绎旧闻，则天壤间不可阙之书也。若夫贪多矜博，玉石混淆，真赝冈辨，漫然而录者，余无取焉。《卫生汇编》者，丹波绍翁辑著也。绍翁学问淹洽，英气勃勃，非余不佞所敢当也。盖其乃父桂山先生惊才绝识，覃思医籍，甄别真伪，参考同异，以创吾医考证之学焉。惜乎中年而下世矣。绍翁克继其家学，孜孜矻矻，一双之肘，不离几案者，二十年于斯，其用心亦勤矣。今岁晚秋刊《古今医籍》，世所罕传者，以嘉惠后学，是医之鲍氏也。刻成乞叙于余，余自踉跄学步时即好读书，气豪才粗，今而无成，岂不惭愧乎。虽然桂山余之师友，而绍翁以余为识途之老马，则于人不让贤，于文不辞拙，抗颜自许，以书其卷端。

文政六年癸未十月朔 樗园杉本良撰

卫生汇编序

　　柳畔丹波君绍翁，往岁校刊许氏《内台方议》，时余序之，怂恿以有续刻。既而君集医书若干种，逐部镂版，名曰《卫生汇编》。又使余题其首，余欣然谓曰：夫传书者，莫便于丛书焉。如左氏《学海》，陶氏《说郛》，陈氏《秘笈》，世不乏其家。而至采择之善，校订之确，莫若鲍氏《知不足斋丛书》焉。我医家则有薛氏、吴氏、卢氏、施氏等书，虽然，所萃已非善本，或以臆见，肆加改窜，不徒失其旧，亦不足为后学矜式，乃求若鲍氏其人者，吾未之见也。君先人栎荫先生，以一代医宗，专心聚书，凡天下医书，广求旁搜，鉴而藏之。是以人间罕觏之编，多在插架。今君不敢秘惜，择其善本，可正俗本流传之误者，与其书实可传，而世罕或传之者，更加校订，行诸薄海内外。可谓克缵其业，而述其志，无忝祖先矣。鲍氏积卅余年之久，以刻数百卷之书，其身及耄，犹不有已，则岂天赉之寿，而以褒焉者欤？抑先贤之精灵，有感而报焉者欤？君为人襟怀洒落，凡声色伎巧之可以娱心目者，一无所好，暇时兀坐小斋，唯事批阅。尝考古来医书源流，为《医籍考》八十卷。盖其用力固勤，宜矣。此集所择之善，所校之精也。余因知君之天寿，必同乎鲍氏，而所传之盛，亦当不让乎鲍

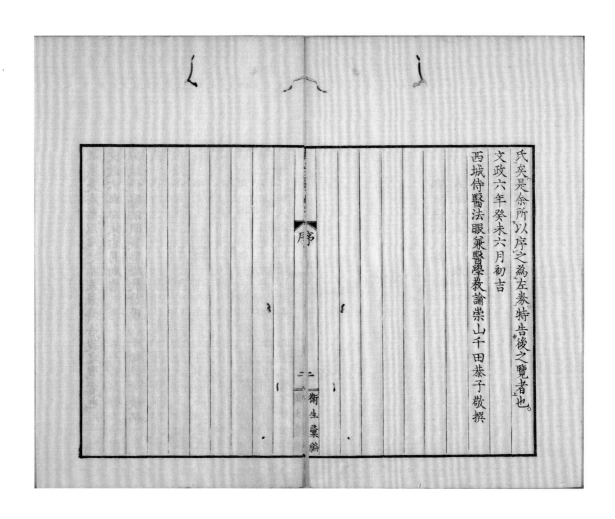

氏矣。是余所以序之为左券，特告后之览者也。

文政六年癸未六月初吉

西城侍医法眼兼医学教谕崇山千田恭子敬撰

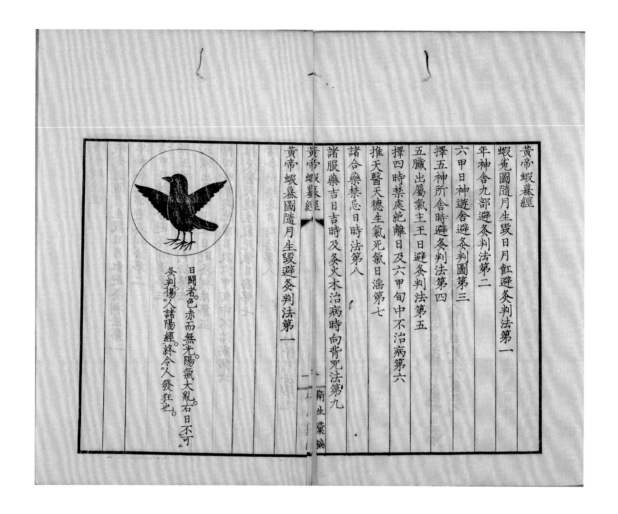

黄帝虾蟆经

黄帝虾蟆图随月生毁避灸判法第一

(图见上)

日斗者，色赤而无光，阳气大乱，上日不可灸判，伤人诸阳经，终令人发狂也。

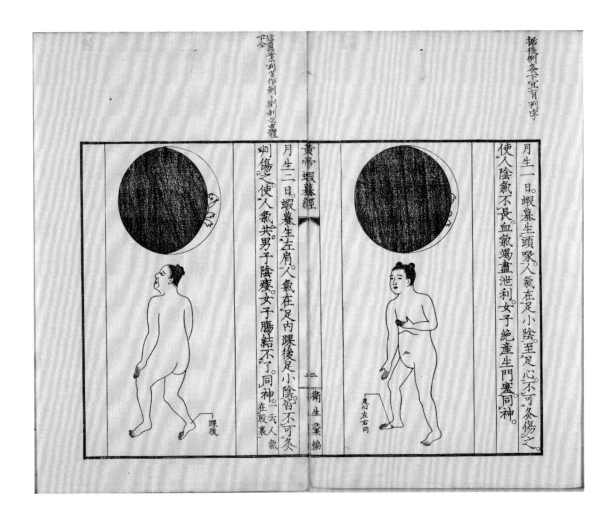

月生一日，虾蟆生头喙，人气在足小阴至足心，不可灸伤之，使人阴气不长，血气竭尽，泄利；女子绝产，生门塞。同神。

（图见上）

月生二日，虾蟆生左肩，人气在足内踝后足小阴，皆不可灸判伤之，使人气共，男子阴痿，女子肠结不了。同神。一云：人气在股里。

（图见上）

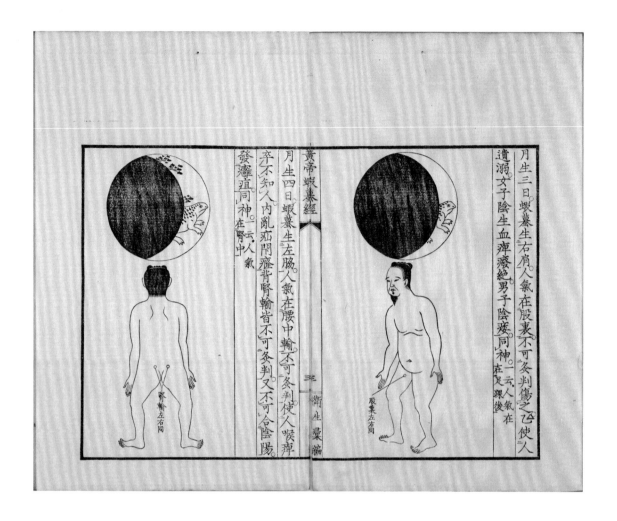

月生三日，虾蟆生右肩，人气在股里，不可灸判伤之，乙使人遗溺，女子阴生血痹废绝，男子阴痿。同神。一云：人气在[1]足踝后。

（图见上）

月生四日，虾蟆生左胁，人气在腰中输，不可灸判，使人喉痹，卒不知人，内乱，疝闭癃，背肾输皆不可灸判。又不可合阴阳，发痈疽。同神。一云：人气在肾中。

（图见上）

---

①在：此下原重"在"字，据体例删。

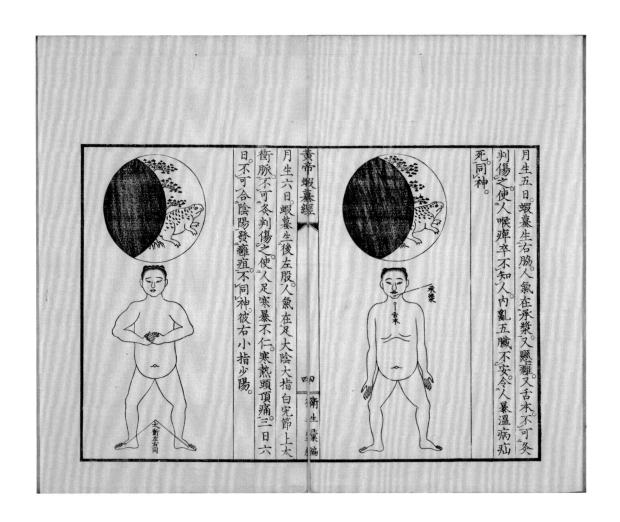

月生五日，虾蟆生右胁，人气在承浆，又悬痈，又舌本，不可灸判伤之，使人喉痹，卒不知人，内乱，五脏不安，令人暴温病疝死。同神。

（图见上）

月生六日，虾蟆生后左股，人气在足太阴大指白完节上太冲脉，不可灸判伤之，使人足寒，暴不仁，寒热，头顶痛。三日六日，不可合阴阳，发痈疽。不同神。彼右小指少阳。

（图见上）

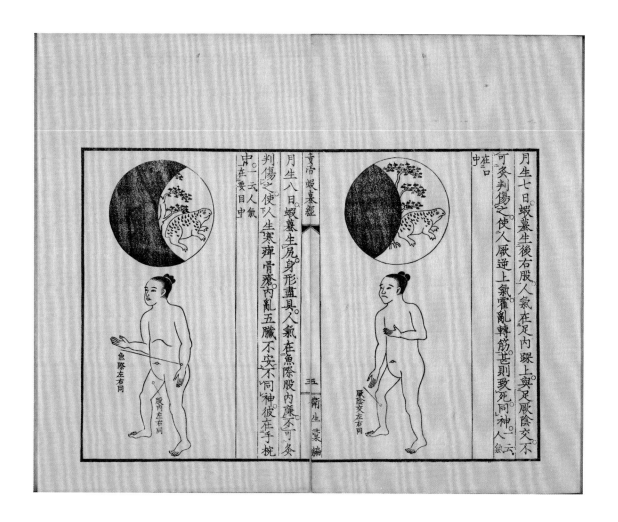

月生七日，虾蟆生后右股，人气在足内踝上，与足厥阴交，不可灸判伤之，使人厥逆上气，霍乱转筋，甚则致死。同神。一云：人气在口中。

（图见上）

月生八日，虾蟆生尻，身形尽具，人气在鱼际、股内廉，不可灸判伤之，使人生寒痹骨疮，内乱，五脏不安。不同神。彼在手腕①中。一云：人气在腰②目中。

（图见上）

①腕：原作"椀"，据文义改。
②腰：原作"要"：据下文"腰目"等句例改。

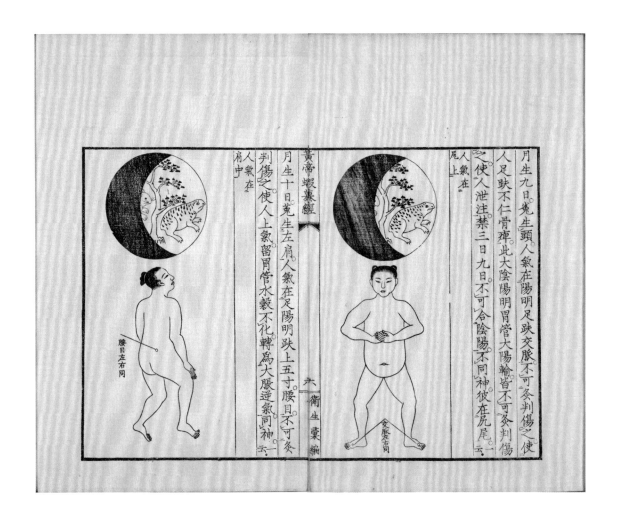

　　月生九日，兔[1]生头，人气在阳明足跗交脉，不可灸判伤之，使人足跗不仁，骨痹。此太阴、阳明、胃管、大肠输，皆不可灸判伤之，使人泄注。禁三日九日，不可合阴阳。不同神。彼在尻尾。一云：人气在尻上。

　　（图见上）

　　月生十日，兔生左肩，人气在足阳明跗上五寸，腰目，不可灸判伤之，使人上气，留胃管，水谷不化，转为大胀逆气。同神。一云：人气在肩中。

　　（图见上）

---

　①兔：原作"菟"，为"兔"之同音借代，以下"菟"等均同，似为炫文避复。现律齐作"兔"，下同，不另出注。

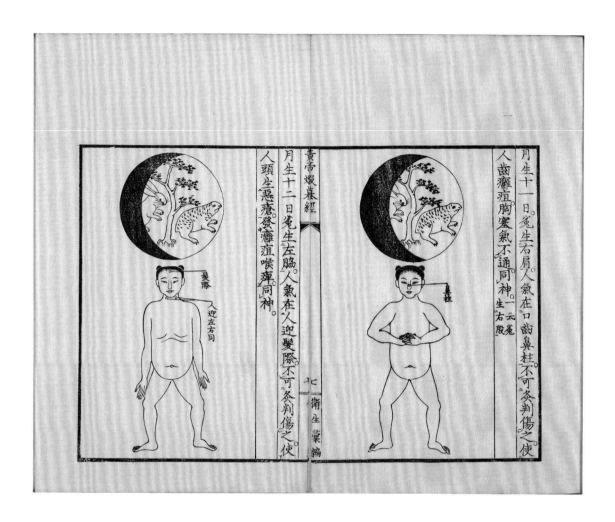

月生十一日，兔生右肩，人气在口齿鼻柱，不可灸判伤之，使人齿痛疽，胸塞气不通。同神。一云：兔生右股。

（图见上）

月生十二日，兔生左胁，人气在人迎、发际，不可灸判伤之，使人头生恶疮，发痛疽、喉痹。同神。

（图见上）

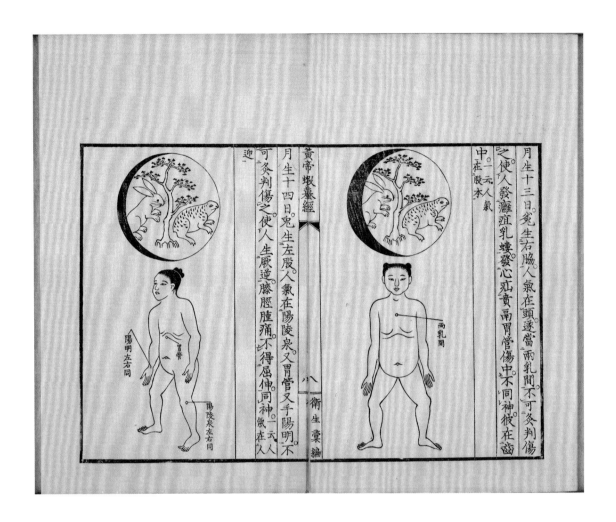

月生十三日，兔生右胁，人气在头，遂当两乳间，不可灸判伤之，使人发痈疽、乳蝼，发心疝、贲㿗，胃管伤中。不同神。彼在齿中。一云：人气在股本。

（图见上）

月生十四日，兔生左股，人气在阳陵泉，又胃管，又手阳明，不可灸判伤之，使人生厥逆，膝胫肿痛，不得屈伸。同神。一云：人气在人迎。

（图见上）

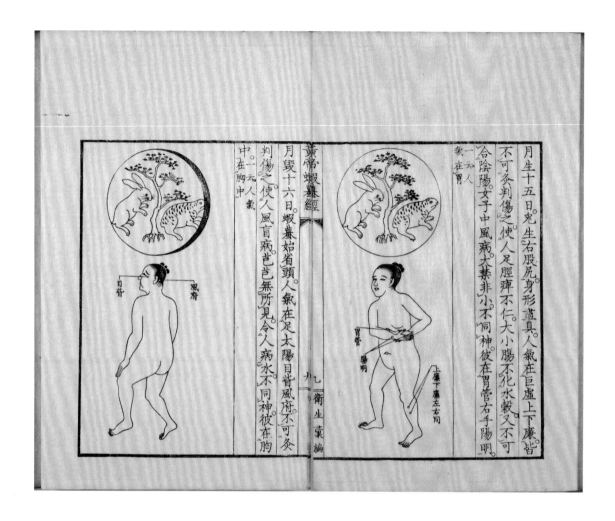

月生十五日，兔生右股尻，身形尽具，人气在巨虚上下廉，皆不可灸判伤之，使人足胫瘴不仁，大小肠不化水谷。又不可合阴阳，女子中风病，大禁非小。不同神。彼在胃管，右手阳明。一云：人气在胃。

（图见上）

月毁十六日，虾蟆始省头，人气在足太阳、目眦、风府，不可灸判伤之，使人风盲病，芭芭无所见，令人病水。不同神。彼在胸中。一云：人气在胸中。

（图见上）

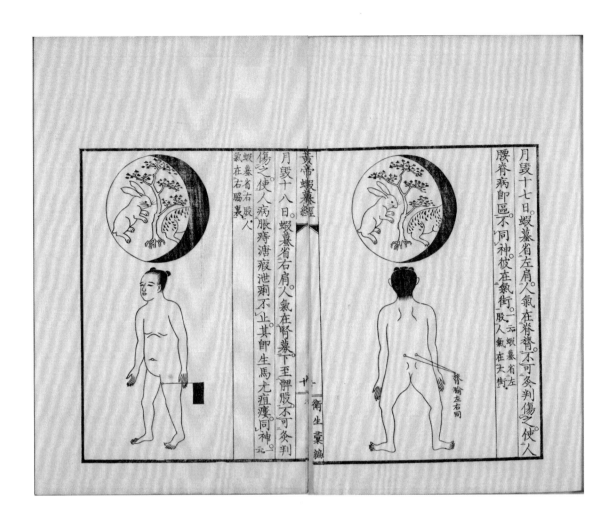

月毁十七日，虾蟆省左肩，人气在脊膂，不可灸判伤之，使人腰脊病，即区[1]。不同神。彼在气街。一云：虾蟆省左股，人气在太街。

（图见上）

月毁十八日，虾蟆省右肩，人气在肾募，下至髀股，不可灸判伤之，使人病胀、痔、溏、瘕、泄痢不止，其即生马尤疽瘘。同神。一云：虾蟆省右股，人气在右胁里。

（图见上）

---

[1] 区：同"佝"。《集韵》："区，音钩，同句，曲也。"

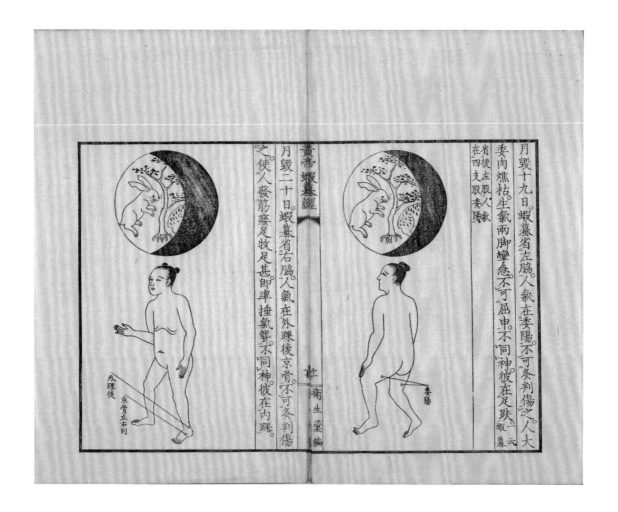

月毁十九日，虾蟆省左胁，人气在委阳，不可灸判伤之，人大委，肉焦枯，生气，两脚挛急，不可屈伸。不同神。彼在足跌。一云：虾蟆省后左股，人气在四肢股委阳。

（图见上）

月毁二十日，虾蟆省右胁，人气在外踝后、京骨，不可灸判伤之，使人发筋痿，足牧足甚，即率捶气聋。不同神。彼在内踝。

（图见上）

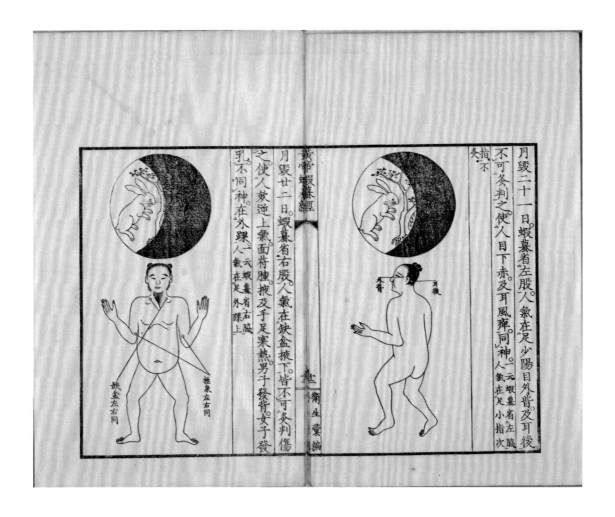

月毁二十一日，虾蟆省左股，人气在足少阳目外眦及耳后，不可灸判之，使人目下赤，及耳风痹。同神。一云：虾蟆省左胁，人气在足小指次指。不灸。

（图见上）

月毁廿二日，虾蟆省右股，人气在缺盆、腋下，皆不可灸判伤之，使人咳逆上气，面苻[1]肿，腋及手足寒热，男子发背，女子发乳。不同神。在外踝。一云：虾蟆省右胁，人气在足外踝上。

（图见上）

---

①苻：同"浮"，同音假借。

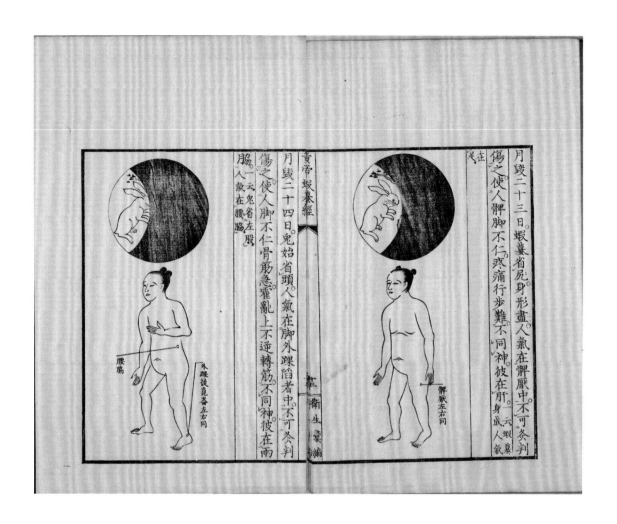

　　月毁二十三日，虾蟆省尻，身形尽，人气在髀厌中，不可灸判伤之，使人髀脚不仁，疼痛，行步难。不同神。彼在肝。一云：虾蟆身成，人气在足。

　　（图见上）

　　月毁二十四日，兔始省头，人气在脚外踝陷者中，不可灸判伤之，使人脚不仁，骨筋急，霍乱，上不逆，转筋。不同神。彼在两胁。一云：兔省左股，人气在腰胁。

　　（图见上）

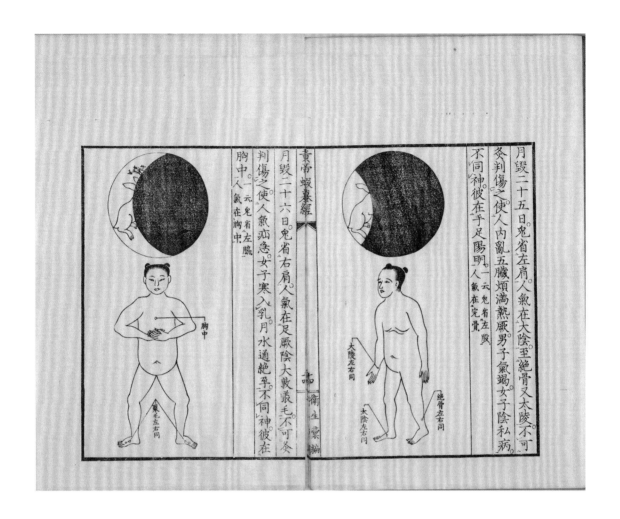

月毁二十五日，兔省左肩，人气在太阴至绝骨，又大陵，不可灸判伤之，使人内乱，五脏烦满，热厥；男子气竭，女子阴私病。不同神。彼在手足阳明。一云：兔省左股，人气在完骨。

（图见上）

月毁二十六日，兔省右肩，人气在足厥阴大敦丛毛，不可灸判伤之，使人气疝急，女子寒入乳，月水通绝孕。不同神。彼在胸中。一云：兔省左胁，人气在胸中。

（图见上）

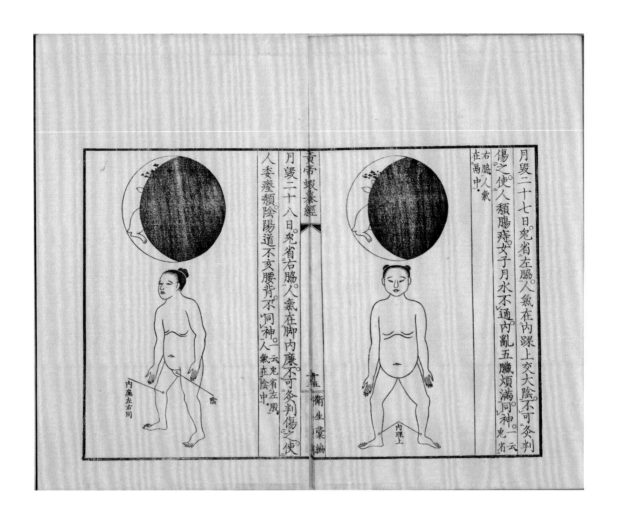

月毁二十七日，兔省左胁，人气在内踝上交太阴，不可灸判伤之，使人颓肠痔，女子月水不通，内乱，五脏烦满。同神。一云：兔省右胁，人气在鬲中。

（图见上）

月毁二十八日，兔省右胁，人气在脚内廉，不可灸判伤之，使人痿、癃、颓，阴阳道不亥腰背。不同神。一云：兔省左股，人气在阴中。

（图见上）

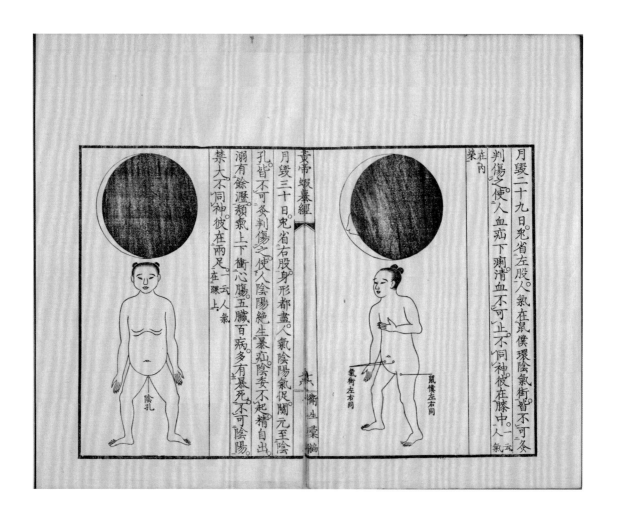

月毁二十九日，兔省左股，人气在鼠仆，环阴气街，皆不可灸判伤之，使人血疝、下痢、清血不可止。不同神。彼在膝中。一云：人气在内荣。

（图见上）

月毁三十日，兔省右股，身形都尽，人气阴阳气促，关元至阴孔，皆不可灸判伤之，使人阴阳绝，生暴疝，阴痿不起，精自出，溺有余沥，颓气上下冲心肠，五脏百病，多有暴死。不可阴阳。禁大。不同神。彼在两足。一云：人气在踝上。

（图见上）

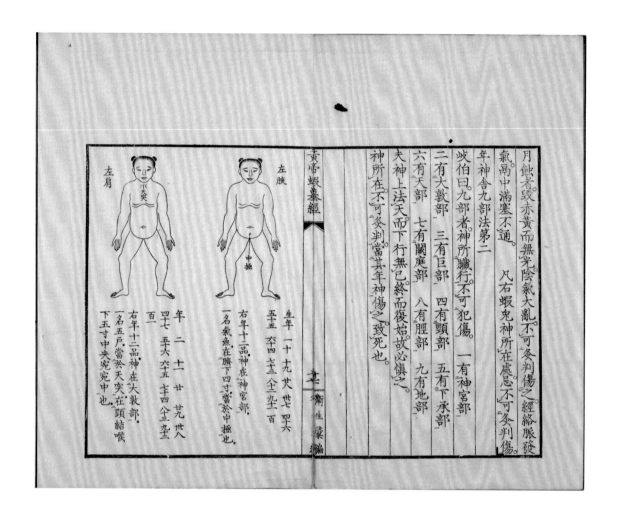

月蚀者，毁赤黄而无光，阴气大乱，不可灸判伤之。经络脉发气，鬲中满塞不通。
凡上虾兔神所在处，忌不可灸判伤。

年神舍九部法第二

岐伯曰：九部者，神所脏[1]行，不可犯伤。

一有神宫部，二有大敦部，三有巨部，四有颈部，五有下承部，六有天部，七有阙庭部，八有胫部，九有地部。

夫神上法天，而下行无已。终而复始，故必慎之。

神所在，不可灸判。当其年神伤之，致死也。

生年：一十、十九、廿八、卅七、四十六、五十五、六十四、七十三、八十二、九十一、百上年十二品，神在神宫部。
一名气鱼，在脐下四寸，当于中极也。
（图见上）

年：二、十一、廿、廿九、卅八、四十七、五十六、六十五、七十四、八十三、九十二、百一上年十二品，神在大敦部。
一名五户，当于天突，在颈结喉下五寸中央宛宛中也。
（图见上）

---

①脏：原作"臟"，《字汇》：臟者，藏也。此处亦可理解为"收藏"之"藏"。

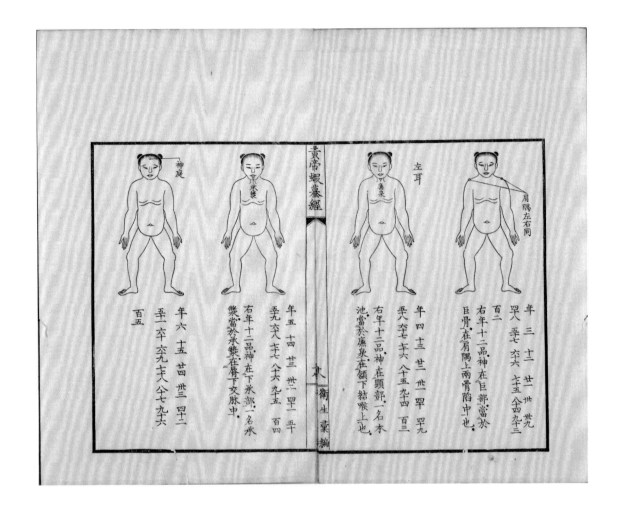

（图见上）

年：三、十二、廿一、卅、卅九、四十八、五十七、六十六、七十五、八十四、九十三、百二

上年十二品，神在巨部，当于巨骨，在肩髃上两骨陷中也。

（图见上）

年：四、十三、廿二、卅一、四十、四十九、五十八、六十七、七十六、八十五、九十四、百三

上年十二品，神在颈部，一名本池，当于廉泉，在颔下结喉上也。

（图见上）

年：五、十四、廿三、卅二、四十一、五十、五十九、六十八、七十七、八十六、九十五、百四

上年十二品，神在下承部，一名承浆，当于承浆，在唇下交脉中。

（图见上）

年：六、十五、廿四、卅三、四十二、五十一、六十、六十九、七十八、八十七、九十六、百五

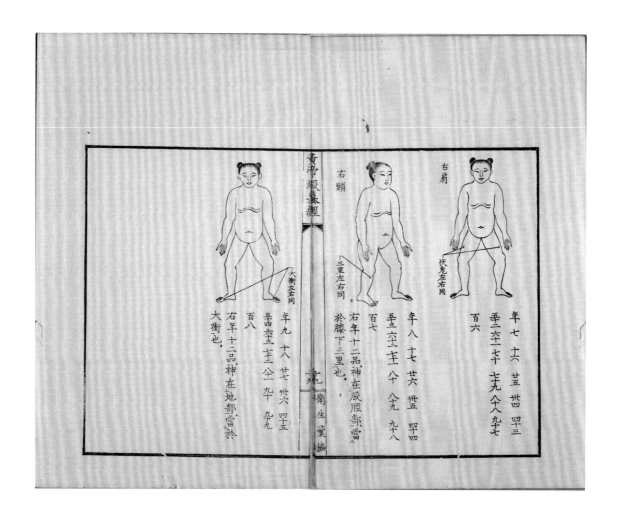

（图见上）

年：七、十六、廿五、卅四、四十三、五十二、六十一、七十、七十九、八十八、九十七、百六

（图见上）

年：八、十七、廿六、卅五、四十四、五十三、六十二、七十一、八十、八十九、九十八、百七

上年十二品，神在股胫部，当于膝下三里也。

（图见上）

年：九、十八、廿七、卅六、四十五、五十四、六十三、七十二、八十一、九十、九十九、百八

上年十二品，神在地部，当于太冲也。

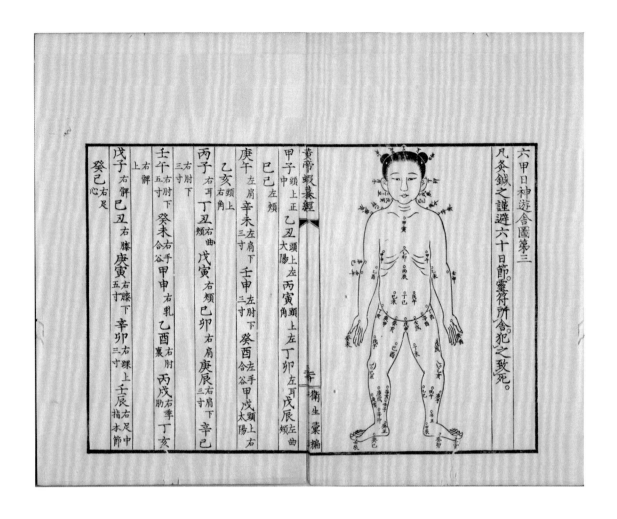

六甲日神游舍图第三

凡灸针之谨，避六十日节，灵符所舍，犯之致死。

（图见上）

甲子头上正中　乙丑头上左太阳　丙寅头上左角　丁卯左耳　戊辰左曲频　己巳左频

庚午左肩　辛未左肩下三寸　壬申左肘下三寸　癸酉左手合谷　甲戌头上右太阳　乙亥头上右角

丙子右耳　丁丑右曲频　戊寅右频　己卯右肩　庚辰右肩下三寸　辛巳右肘下三寸

壬午右肘下五寸　癸未右手合谷　甲申右乳　乙酉右肘里　丙戌右季肋　丁亥右髀上

戊子右髀　己丑右膝　庚寅右膝下五寸　辛卯右踝上三寸　壬辰右足中指本节　癸巳右足心

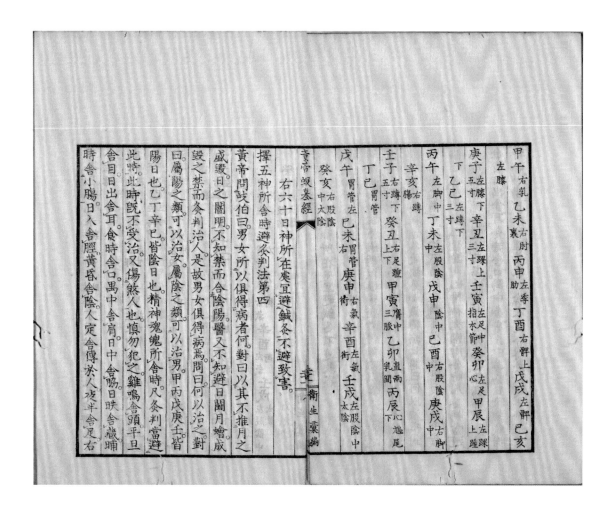

甲午右乳　乙未右肘里　丙申左季肋　丁酉右髀上　戊戌左髀　己亥左膝

庚子左膝下五寸　辛丑左踝上三寸　壬寅左足中指本节　癸卯左足心　甲辰左踝上踵下　乙巳左
腨下三寸

丙午左脚中　丁未左股阴中　戊申阴中　己酉右股阴中　庚戌右脚中　辛亥右腨肠

壬子右腨下五寸　癸丑右足踵上下　甲寅臂中三脉　乙卯直两乳间　丙辰心鸠尾下　丁巳胃管

戊午胃管左　己未胃管右　庚申右气街　辛酉左气街　壬戌左股阴中太阴　癸亥右股阴中太阴

上六十日神所在处，宜避针灸，不避致害。

择五神所舍时避灸判法第四

黄帝问岐伯曰：男女所以俱得病者何？对曰：以其不推月之盛毁，日之暗明，不知禁而合阴阳；医又不知避日斗月蚀，成毁之禁，而灸判治人，是故男女俱得病焉。问曰：何以治之？对曰：属阳之类，可以治女；属阴之类，可以治男。甲丙戊庚壬，皆阳日也；乙丁辛己，皆阴日也。精神魂魄所舍时，凡灸判，当避此时。此时既不受治，又伤煞人也，慎勿犯之。鸡鸣舍头，平旦舍目，日出舍耳，食时舍口，禺中舍肩，日中舍胁，日昳舍脏，晡时舍小肠，日入舍胫，黄昏舍阴，人定舍传于人，夜半舍足。上十二时，神所舍处，慎能禁之。五神在时，人时人神可用。平旦至食时，魂在中府，魄在目眦，神在膀胱，志在太仓，意在阴交；食时至禺中，魂在人中交一本云：在太阴，魄在口左右，神在中府，志在天窗，意在人迎；禺中至日中，魂在气冲，魄在厥阴，神在目眦曲泽，志在阴谷，意在太阴；日昳至晡时，魂在期门，魄在尺泽，神在目中，志在脐中，意在精门一云：神门。判中魂，八年死；判中魄，六年死；判中神，七年死；判中志，四年死；判中意，九年死，判中精，十年死。上五神所在处，不可判灸，禁之。

五脏出属气主王日避灸判无治病第五

肝为青龙，神在丁卯；心为朱雀，神在庚午；脾为勾陈，神在中央戊己；肺为白虎，神在癸酉；肾为玄武，神在甲子。

上五神所属，当避勿判灸。

五脏属五神日

春，肝王，甲乙日无治肝募输，及足厥阴；夏，心王，丙丁日无治心募输，及心主手少阴；四季脾王，戊己日无治脾募输，及足太阴；秋，肺王，庚辛日无治肺募输，及手太阴；冬，肾王，壬癸日无治肾募输，及足少阴。

上四时五脏王日，禁之无治。

五脏四时气主日

春甲子七十二日，青气内藏于肝，外连于筋，禁在目，春无灸

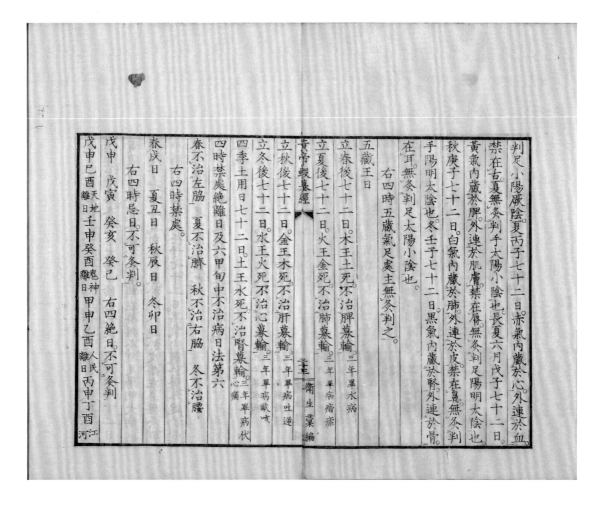

判足少阳厥阴；夏丙子七十二日，赤气内藏于心，外连于血，禁在舌，夏无灸判手太阳少阴也；长夏六月戊子七十二日，黄气内藏于脾，外连于肌肤，禁在唇，无灸判足阳明太阴也；秋庚子七十二日，白气内藏于肺，外连于皮，禁在鼻，无灸判手阳明太阴也；冬壬子七十二日，黑气内藏于肾，外连于骨，禁①在耳，无灸判足太阳少阴也。

上四时五脏气足处主无灸判之。

五脏王日

立春后七十二日，木王土死，不治脾募输。三年毕，水病。

立夏后七十二日，火王金死，不治肺募输。三年毕，病痎疟。

立秋后七十二日，金王木死，不治肝募输。三年毕，病吐逆。

立冬后七十二日，水王火死，不治心募输。三年毕，病呕咳。

四季土用日七十二日，土王水死，不治肾募输。三年毕，病伏心痛。

四时禁处绝离日及六甲旬中不治病日法第六

春不治左胁，夏不治脐，秋不治右胁，冬不治腰。上四时禁处。

春戌日，夏丑日，秋辰日，冬卯日。上四时忌日，不可灸判。

戊申，戊寅，癸亥，癸巳。上四绝日，不可灸判。

戊申　己酉天地离日　壬申　癸酉鬼神离日　甲申　乙酉人民离日　丙申　丁酉江河

①禁：原无，据体例补。

离日　庚申　辛酉禽兽离日

上五离日忌，不可灸判

甲子旬　乙丑日　丁卯日　己巳日　上三日不用治病，凶
甲戌旬　癸未日　上一日不用治病，凶
甲申旬　乙酉日　丁亥日　庚辰日　上三日不用治病，凶
甲午旬　甲午日　庚子日　上二日不用治病，凶
甲辰旬　戊申日　庚戌日　上二日不用治病，凶
甲寅旬　甲寅日　丙辰日　戊午日　上三日不用治病，凶
正月　五月　九月　上三月，无东向治病，凶
二月　六月　十月　上三月，无北向治病，凶
三月　七月　十一月　上三月，无西向治病，凶
四月　八月　十二月　上三月，无南向治病，凶

十二建禁处

建不治足　除不治尻　满不治腹　平不治背　定不治心
执不治手　破不治口　危不治鼻　成不治眉　收不治发
开不治耳　闭不治目

十二建忌时

建禁黄昏　除禁日入　满禁人定　平禁夜半　定禁夜半过
执禁鸡鸣　破禁平旦　危禁日出　成禁辰时　收禁日中
开禁日昳　闭禁晡时

血忌日法

正月丑，二月未，三月寅，四月申，五月卯，六月酉，七月辰，八月戌，九月巳，十月亥，十一月午，十二月子。上十二日，忌血日也。一名致忌，一名禁忌。其日不可灸判，见血忌凶。此日天之厨乎。

凡月一日、五日、六日、七日、八日、十五日、十六日、十八日、廿三日、廿四日、廿七日、廿九日。

凡月六日、十八日、廿四日、廿九日。上此四日不治长病，不可灸判，出血忌。

凡五月辛巳日，不可针灸判服药，出血忌，致死。

凡天阴雾，疾风暴雨，雷鸣地动，四时月节前后三日，晦朔，日月薄蚀，无光明日，大寒大热，血忌反支，□①季五辰五未，自生年，本命日，人气大乱，阴阳分②争。如此之日，皆不可犯之，煞人，忌之。

推天医天德生气涇第七

凡阳月以大吉，加月建，功曹下为天医，传送下为扁鹊。阴月以小吉，加月建，功曹下为天医，传送下为扁鹊。天医常以神后加今日时，功曹下为天医，传送下为天巫，从魁下为天师，常以神后加太岁。功曹下为天医，传送下为地巫，治病向吉。

推行年天医法

行年在子天医在卯　行年在丑天医在戌　行年在寅天医在巳

---

①□：版蚀缺字。本书日本国会图书馆藏本有批注："《医心方》作'天'。"查《医心方》卷二引《虾蟆经》有"天季""天季日"等语，故"天"字似是。

②分：即"纷"，同音借代。

行年在卯天医在子　行年在辰天医在未　行年在巳天医在寅　行年在午天医在酉　行年在未天医在辰
行年在申天医在亥　行年在酉天医在午　行年在戌天医在丑　行年在亥天医在申

推月天医法

正月九月在丙　二月四月在庚　三月五月七月在壬　六月十月在申　十一月八月在卯　十二月在午　又法云：正五九月在子　二六十月在卯　三七十一月在午　四八十二月在酉

推日天医法

甲巳在卯　乙庚在亥　丙辛在酉　丁壬在未　戊癸在巳

推天德法

正月在丁　二月在西南角　三月在甲　五月在西北角　六月在甲乙　七月在癸
八月在东北角　九月在丙　十月在乙　十一月在东南角　十二月在东

推生气死气法

正月生气在子，死气在午　二月生气在丑，死气在未　三月生气在寅，死气在申
四月生气在卯，死气在酉　五月生气在辰，死气在戌　六月生气在巳，死气在亥
七月生气在午，死气在子　八月生气在未，死气在丑　九月生气在申，死气在寅
十月生气在酉，死气在卯　十一月生气在戌，死气在辰　十二月生气在亥，死气在巳

诸合药服药禁忌日时法第八

春戊辰　己巳　戊午　夏丁亥　戊申　己酉　己丑　己未
秋戊子　戊辰　戊申　辛亥　冬己卯　辛酉　己未　己亥
上四时忌日，今古传讳，不合药、服药也。
又：五寅，六戌，辛未。上三日，不可服药也。

又：己巳，丁亥，壬辰，庚戌。是天有五不生日，不可服药、合药。

又：乙丑，丁卯，己巳，癸未，庚戌，乙酉，戊申，丁亥，庚寅，丙辰，戊午，庚子。上十二日，扁鹊不治病，大凶。

又：甲寅，乙卯，庚辰，丙寅，辛巳。上五日不服药，忌灸判，大凶。

又：扁鹊以癸未日死，师旷以辛卯日死，巫医以辛巳日死。上此三日忌，不可服药治病。

又：反支日，戊午日。上此二日不服药，不治病，大忌。

又：日出时，日中时。上此二时不服药、治病，大凶。

诸服药吉日时及灸火木治病时向背咒法第九

甲乙辰巳，丙丁辰巳。上此四日服药吉。

甲乙日，鸡鸣、日入、维时、晡时。上此四时吉。

丙丁日，晡时、日入、人定、夜半。上此四时吉。

戊己日，人定、夜半、禺中、平旦、日出，上此五时吉。

庚辛日，晡时、日入、人定、夜半。上此四时吉。

壬癸日，鸡鸣、维时。上此二时吉。

治诸病向背并咒

病者向生气坐，治其人背天医坐而治之。灸火置扁鹊上作艾。人背天医坐。治其人举手先呼：天医天师，下手治之。

咒曰：天师天医，我守来治百病，我当针灸疾病，不治神明，恶神毒，鬼精毒，风冷毒，饮食毒，百气万毒，速消灭。急急如律令。

咒曰：赫赫同同，日出于东，左王后，西王母，前朱雀，后玄武，广鼓织女，使我灸汝；卢医扁鹊，即今有之，疾病速去。急急如律令。

咒曰：天地开张禁之，越王俱摄金罡，针不当神，判不伤损。疾病速去。急急如律令。

凡治病之时，诵咒三遍，然后灸针之。

辨灸火木法

松木之火以灸，即根深难愈；柏木之火以灸，即多汗；竹木之火以灸，即伤筋，多壮筋绝；橘木之火以灸，即伤皮肌；榆木之火以灸，即伤骨，多壮即骨枯；枳木之火以灸，即陷脉，多壮即脉溃；桑木之火以灸，即伤肉；枣木之火以灸，即伤骨髓，多壮即髓消。

上八木之火以灸，人皆伤血脉、肌肉、骨髓。太上阳燧之火以为灸，上次以碏石之火常用。又槐木之火灸，为疮易瘥。无者，膏油之火益佳。

虾蟆经

上《黄帝虾蟆图》一卷，和气氏奕世所传。丙辰秋，转借自白川侍从，钞而得之。按：隋《经籍志》"黄帝虾蟆忌"一卷，正斯书也。渺茫不经，置而无论，千载遗编，倏发幽光。宜珍惜也。

寬政紀元九年，龙集丁巳仲春，丹波元简廉夫识

《黄帝虾蟆经》轴子一卷，先子借录之列相白河侯。其书虽全然出于假托，而《太平御览》引《抱朴子》曰："黄帝经有虾蟆图，言月生始二日，虾蟆始生，人亦不可针灸其处。"《隋志》又有《明堂虾蟆图》一卷；徐悦《孔穴虾蟆图》三卷。则知晋宋间已行于世。考日中有乌，月中有虾兔，其说来亦尚矣。《史·龟策传》曰："日为德而君于天下，辱于三足之乌；月为刑而相佐，见食于虾蟆。"《淮南子·精神训》曰："日中有踆乌，而月中有蟾蜍。"又，《说林训》曰："月照天下，蚀为詹诸；乌力胜日而服于雖礼。"《参同契》曰："蟾蜍与兔魄，日月气双明。蟾蜍视卦节，兔魄吐生光。"李善《文选·谢庄月赋》注曰："张衡《灵宪》云：月者，阴精之宗。积成为兽像兔形。"《春秋·元命苞》云："月之为言，阙也。两说蟾蜍与兔者，阴阳双居。明阳之制阴，阴之倚阳也。"据此，则其书似出于汉人者矣。旧钞颇多伪舛，然世久失传，无他本可校。今虽明辨其为误写，不敢妄改，唯换轴为册，付诸开雕。览者亦足以知非挽近假托之书也。

文政辛巳季春初五日东都丹波元胤识

黄帝内经明堂

日永仁、永德抄卷子本

[隋唐] 杨上善 撰　王旭东 校订

《黄帝内经明堂》残卷，隋唐间杨上善撰。原书名为《黄帝内经明堂类成》，十三卷，约成书于唐乾封元年至弘道元年间（666—683）。唐以前《明堂》类著作盛行，其中成书于汉代的《黄帝明堂经》三卷地位尊崇，后世所有《明堂》著作皆由此敷演而成。杨上善对此《黄帝明堂经》三卷加以类编、注释、分类，著成《黄帝内经明堂类成》十三卷。此书保存了《黄帝明堂经》三卷的内容，发展了原书理论，开创了循经取穴的取穴理论和方法，全面注释了《黄帝明堂经》，对穴位名称进行了释义和训诂。因此，该书在我国针灸学发展史上具有重要地位。

唐末以后，《明堂》类著作迅速凋零，几乎荡然无存，本书幸随鉴真东渡带至日本，成为日本医师必读之书。然唐末时亦散佚大半，至唐景福年间（893 年前后）仅残存一卷，内容为《明堂序》和第一卷全文。目前日本保存多个该残本的钞本，其中永仁钞本、永德钞本为较早期之钞本，藏于日本京都仁和寺，被日本政府定为"国宝"。清末国人黄以周于日本访书时，得永仁钞本，此书得以回归。国内现存各种版本《黄帝内经明堂》，都是经此回归之永仁本翻刻。

今以仁和寺珍藏之日本国宝永仁本（1293—1279）、永德本（1381—1383）为底本影印刊出，前者序言缺损较多，后者相对完整。这是国内可见《黄帝内经明堂》最早存世文本。

黄帝内经明堂（永仁钞本）

黄帝内经明堂序 [1]

　　臣闻星汉照迥，五潢分其澜澳；荆巫淊水，九派泄其沦波。亦所以发神明之灵化，通乾坤之气象。人之秀异，得自中和，虽四体百节，必有攸系；而五脏六腑，咸存厥司。在于十二经脉，身之纲领。是犹玉绳分暑，而寒暑不衍；金枢揔辔，而晦明是隔。至于神化所财，陶钧之妙，于形，乃细而运之者广；言命，则微而摄之者大。血气为其宗本，经络导其源流，呼吸运其阴阳，营卫通其表里。始终相袭，上下分驰，亦有溪谷荣输，井原经合，虚实相倾，躁静交竞，而昼夜不息，循环无穷。

---

①黄帝内经明堂序：底本版蚀缺损较多，现据日本永德钞本、日本前田育德会尊经阁文库秘藏钞本（北里研究所附属东洋医学总合研究所，1992年影印本）辑出全文。

圣人参天地之功，测形神之理，贯穿秘奥，弘长事业，秋毫不遗，一言罕谬，教兴绝代，仁被群有，旧制此经，分为三卷，诊候交杂，窥察难明，肢体何经，复兴八脉，亦如沮漳沉澧，沔波于江汉；丰滈潦潶，分态于河宗。是以十二经脉，各为一卷；奇经八脉，复为一卷，合为十三卷焉。欲使九野区分，望修门而入郢，五音疏越，变混吹而归齐。且也是古非今，或成累气；殊流合济，无乖胜范。伏禀皇明，以宣后学。有巢在昔，而大壮成其栋宇；网罟犹秘，以明离照其佃渔，今乃成之。圣曰：取诸不远。然而轩丘所访，抑亦多门，《太素》陈其宗旨，《明堂》表其形见，是犹天一

地二亦渐通其妙物焉

黄帝内经明堂卷第一 手太阴

通直郎守太子文学臣 杨上善 奉敕撰注

肺脏肺重三斤三两六叶两耳凡八叶主藏魄肺有小大高下坚脆端正偏倾不同肺小则少饮不病喘喝肺大则善病胸痹喉痹逆气肺高则上气肩息欲咳肺下则居奔迫肺善胁下痛肺坚则不病咳上气肺脆则善病消瘅易伤也肺端正则和利难伤也肺偏倾则胸偏痛白色小理者肺小粗理者肺大巨肩反膺陷喉者肺高合腋张胁者肺下好肩背厚者肺坚肩背薄者肺脆好肩膺者肺端正胁偏疏者肺偏倾也其行金

地二，亦渐通其妙物焉。

黄帝内经明堂卷第一 手太阴

通直郎守太子文学　臣　杨上善　奉敕撰注

肺脏：肺重三斤三两，六叶两耳，凡八叶。主藏魄。肺有小大、高下、坚脆、端正、偏倾不同。肺小则少饮，不病喘喝；肺大则善病胸痹、喉痹、逆气；肺高则上[1]气、肩息、欲咳；肺下则居奔迫肺，善胁下痛；肺坚则不病咳、上气；肺脆则善病消瘅，易伤也；肺端正，则和利难伤也；肺偏倾，则胸偏痛。

白色小理者肺小，粗理者肺大，巨肩反膺陷喉者肺高，合腋张胁者肺下，好肩背厚者肺坚，肩背薄者肺脆，好肩膺者肺端正，胁偏疏[2]者肺偏倾也。

其行金，

---

① 上：底本缺字，据《灵枢·本藏》补，下同。
② 疏：原作"竦"，据《灵枢·本藏》改。

其色白，其时秋，其味辛①，其日庚辛，其志忧，其气天，其音商，其声笑，其荣毛，其主皮毛，其液涕，其窍鼻，其畜马，其谷稻，其星太白，其数九，其变动咳，其恶寒，其克肝，其生肾，其臭腥，其果桃，其菜葱，其脉毛，其经脉手太阴。辛主右手之太阴，壬主左手之太阴，以阴太，故曰太阴。

手太阴之脉，起于中焦，下络大肠，还循胃口，上膈属肺，从肺系横出腋下，下循臑内，行少阴心主之前，下肘中，循臂内上骨下廉，入寸口，上鱼，循鱼际，出大指之端。其支者，从腕后直出次指内廉，出其端。

其脉从手至胸中三尺五寸，管穴十：

中府　天府　侠白　尺泽　孔窍②

---

①味辛：原倒作"辛味"，据《针灸甲乙经》卷一第二乙正。

②窍：此字永仁本、永德本均有旁注小字"寁"（同"最"），此下正文释穴位时，"孔窍"均作"孔最"，故此处当以"最"字为是。

列缺　经渠　太渊　鱼际　少商

中府者，府，聚也。脾肺合气于此穴，故曰中府。肺募也。募，犹盛也。肺之盛气近出此穴也。一名膺中输，膺，胸也；输，委输也。胸气归此穴，故谓之输。在云门下一寸，乳上三肋间动脉应手陷者中，此下空处曰陷。有本云：广狭与瞳子相当。手足太阴之会。刺入三分，留五呼，灸五壮。会，谓合同。此二脉气合于此穴，则知动者二脉也，壮大也。火力壮大，因以名壮之。主肺系急，咳，主，司也。此穴有病，此穴主司，余者仿此。系，繫也，谓肺脏之所系也。咳，逆气也，五脏六腑皆有咳，故咳有十一，而肺为其本。是以肺者合于皮毛，故邪气至，皮毛先受。寒饮先入于胃，肺脉循胃，寒气寻肺脉上注于肺，即为内邪；皮毛受邪，即为外邪。内外之邪，客于肺中，即为肺咳。肺咳日久，即传与大肠。若邪乘春，肝先受之；若乘夏，心先受之；若乘至阴，脾先受之；若乘于冬，肾先受之。故五脏六腑之咳，皆以肺为其本。五脏六腑咳状，如《太素》说之。胸中痛，恶清，胸中满，色色然，色色，恶寒状。有本作邑邑。善呕食，凡呕，有五呕：食呕、血呕、沫呕、胆呕、干呕者之也。胸中热，喘逆，逆气相追逐，多浊唾，不得息，喘，息疾也。喘呼者，多因五脏六腑受贼风虚邪，故身热，不时卧，上为喘呼也。肩背风，汗出面，肺气盛者，则肩背风，汗出面也。腹肿，鬲中，不下食。夫气伤则痛也，形伤则肿也。先痛而后肿者，气伤形也；先肿而后痛者，形伤气也。故风胜则肿也。邪在胃管膈塞，故饮食不下之。喉痹，咽者，通饮食也；喉者，通气路也。仓颉：喉，咽也。与此不同。又，一阴一阳结，谓之喉痹之也。肩息、肺胀，皮肤骨痛，肩息，谓息而肩动也。肺气动，则胀也。寒热，风成者，为寒热。阴病则热，阳病则寒；重寒则热，重热则寒，谓之寒热。寒热候者，骨小皮肤薄，而肉无䐃，其臂奭，然其地色炲然，不与天同色。汗然独异，此其候也。然后臂薄者，其髓不满，故善病寒热。多以三阳为病，发寒热，下为痛肿及痿厥也。烦满。凡阴气少而阳气胜，腠理闭而不汗出，故热而烦满。

天府，肺为上盖，为腑脏之天。肺气归于此穴，故谓之天府。在腋下三寸，臂臑内廉动脉，手太阴脉气所发。臑，在肩下肘上。动之脉，手太阴脉所动也。禁不可灸，使人逆气。此穴之脉迫肺，更无余脉共会。灸之损肺，咳逆气也。刺入四分，留三呼。刺，箴也，谓以针刺之；此知反。箴，音针之。主咳，上气不得息，暴痹，脾风发痹，腹中热，发痹，即热黄病者也。音丁韩反也。内逆，肝肺相搏，鼻口出血。肝肺虽别膈上膈下，肺金克肝之木，木气盛不受，故逆而相搏，所以脉血急，无所行，即鼻口出血也。血者，谷入于胃，其津液注之于脉中，变为赤色，谓之血也。此胃大输。输者，委输送致也。手太阴脉送胃大气致于此穴，故曰大输也。身胀，逆息不得卧，逆气留于腹中，蓄积不行，宛蕴不得，常所使人支胁中满，故喘呼逆息。足阳明者，胃脉也[1]。胃者，六腑之海，其气下行。今阳明逆，不得从其道，故不得卧之。风汗出，身肿，喘喝，多唾，因于暑汗，烦则喘喝。又阴争于内，阳扰于外，魄汗未藏，四逆而赴，赴则动肺，使人喘喝。胃中销谷，谷销即上下作肠胃充郭，故缓，缓则气逆，故多唾也。恍惚善忘，嗜卧不觉。血并于下，其并于上，故乱而善忘。夫卫气

---

① 胃脉也：此上原重"胃脉"二字，据《素问·阳明脉解篇》删。

侠白　（眉批）伯白肺色也此穴在臂侠肺两厢故名侠白在天府下去

肘五寸动脉手太阴别　动脉谓手太阴
脉动此穴也　别者有正别之
别即经别也有别走者即十五络也　诸脉类
此也　刺入四

分灸五壮主心痛欬乾欧烦满入于

尺泽　（眉批）水出井泉流注行已便入于海十
二经脉出四肢已流注而行至此

主心膨膨痛肘痛喉痹欬逆上气舌乾
胁痛心烦满肩背寒　（小字）膨膨满胀貌也　心乱少气

者，昼行于阳，夜行于阴，故阳气尽则卧，阴气尽则寤。人有肠胃大者，卫气行，留经久，皮肤涩，分肉难解，故行迟，留于阴也。又，其气不精，故嗜卧不觉之也。

侠白，白，肺色也。此穴在臂，侠肺两厢，故名侠白。在天府下，去肘五寸动脉，手太阴别。动脉，谓手太阴脉动此穴也。别者，有正别之别，即经别也；有别走者，即十五络也。诸脉类此也。刺入四分，灸五壮。主心痛，咳，干呕，烦满。

入于尺泽，水出井泉，流注行已，便入于海。十二经脉，出四肢已，流注而行，至此入五脏海泽，谓陵泽水钟处也。尺，谓从此向腕[1]有尺也。一尺之中，脉注此处，留动而下，与水义同，故名。尺泽，手三阴脉亦至此肘中作泽，一名作海，称皆以水名脉也。流行至此肘中，留动处之也。为合水也，十二经，水之脉，从外而来，内合脏腑之海，故为合之也。在肘中约上动脉，有本云：在肘屈大横纹中也。刺入三分，留三呼，灸三壮。主心膨膨痛，肘痛，喉痹，咳逆上气，舌干，胁痛，心烦满，肩背寒，膨膨，满胀貌也。心乱，少气

---

①腕：原作"椀"，同音借代，今律正。

不足以息，凡人呼吸吐纳，谷气出三入一，故半日不食气海减，故遂少气不足以息，因一阳所发，终病少气之也。肠胀，喘，夫胀者，气在腑脏之外，胸胁腹郭之中，非脏腑胀，胸胁及腹，故得称胀。亦有脾肺等胀者，即得脾肺等自膜胀者也。振栗，瘈疭，手不伸，瘈，急牵，吉曳反。疭，缓不收，子用反。脱肉，唾浊，脱肉，肉销瘦之也。气隔，善呕，鼓颔，不得汗，烦急，身痛，气隔，谓呼吸之时胸中气障塞也。目䀮纵目睑垂纵，衄，左窒刺右，右窒刺左。此鼻出血，为衄。凡伤肺者，肺气不守，胃气不清，精气不为使，真脏坏决，脉傍绝，五脏满泄，不衄则呕，窒塞之也。两胁下痛，泄上下出，泄上下出者，谓吐且痢也。胸满短气，不得汗，热气蒸，少液也。补手太阴，以出其汗，肺以主气，手太阴者，肺脉也，今肺虚，故补手太阴，则气足汗出也。癫疾，手臂不得上头。癫者，颠也；颠者，顶也。谓彼阳气尽集头顶，下阴皆虚，下虚上贲，邪阳相搏，遂为颠仆，故曰癫疾。是则厥①成癫为疾也。秦丞祖此穴下有交脉尺二穴，不同也。

---

① 厥：此字底本不清，据永德本补。

孔最，孔者，空穴也。手太阴脉，诸脉中胜此之空穴，居此脉之郄，故曰孔最之也。手太阴郄，在腕上七寸。郄者，郄曲也。谓太阴之脉至此曲折也。腕，掌后之节也。专金，金九，水之父母，西方金位，数当于九，故曰专金金九，金生水，故曰父母也。有本为二七也。刺入三分，灸五壮，可以出汗。头痛振寒，臂厥，热汗不出。风从外入，寒气客于皮肤，阴气盛，阳气虚，故振寒。厥，逆气之也。

列缺，列，行列也。此别走络，分别太经，所以称缺之。列之缺经之上，故曰列缺之也。手太阴络，去腕上一寸半，别走阳明者。谓于脏经别处此脉，横络皮肤，走向腑经，即十五络一之数也。余五脏络皆准此之也。刺入三分，留三呼，灸五壮。主疟寒甚热，疟有三种，寒疟一，温疟二，瘅疟三。先寒而后热者，寒疟；先热而后寒者，温疟；直热不寒者，瘅疟也。三种以时发者，疟也；不以时发者，寒热也。寒甚热者，夏者因大暑汗出，腠理开发，凄怆之小寒入于腠理皮肤之中，藏之不出，至秋又伤于风，其病则甚。寒为阴气，风为阳气，既先伤寒，故病疟发，先寒后热。总论疟有十二状也。病惊多是小儿癫病之也，限间反。而有见者，并取阳明络。寒热，咳唾沫，掌中热。二阴急为痫厥，二阳急为惊。又，三阳者，至阳也，三阳积并为惊。病起之时，亦如暴风，又如霹雳之也。虚则肘臂肩背寒栗，少气不足以息，夫虚实者，邪气盛则实，精气夺则虚。今虚者，谓手太阴脉虚也。但人有手足九窍五脏等一十六部，并三百六十五节，皆生百病。百病之生，皆有虚实，故十二经脉皆络三百六十五节，节之有病，必被经脉，经脉之病，皆有虚实也。肩，膊上者之也。寒厥，交两手而瞀，为口沫。实则肩背热痛，汗出，暴四肢肿，身湿摇。时寒热，饥则烦，饱则面变，口噤不开，两手逆冷，故交之以望暖，此为臂厥也。凡厥有二种，有寒厥，有热厥。瞀，事也；湿，沾润也；噤，口急也，琴甚反之也。恶风泣出，风之中目，阳气不守于精，是则火气循目，故见风泣出，比有天之疾风，即使有雨也之。善忘，四肢逆厥，善笑。心高满于肺中，急而善忘。又上气不足，下气有余，肠胃实而心肺虚，虚则营卫留于下，久而不已，不得时上，故善忘。气虚则多悲，实则多笑之也。热病先手臂痛，身热溺白，瘛，唇口聚，鼻张，目下汗出如转珠，两乳下三寸坚，胁下满悸。夫热病者，冬伤于寒，寒极为热，故春为热病，是以伤寒者，热病之类也。伤寒，据其得病初也，热病，言其病成形也；伤寒温病，夏至前发也；伤寒暑病，夏至后发。夫风寒暑湿，四种邪气伤于人者，皆因腠理孔开，邪气得入。人在冬日之时，腠理皆闭，纵有寒气，何所伤人。但人冬日若遇大寒，必温室厚褥，重衣热食，因之汗出，腠理开发，复取于凉，大寒之气，入于腠理，循诸经脉，客于脏腑，至春寒极，发为热病，皆因冬日多受于寒，而得此病，故曰伤寒。凡伤寒热病，若有死者，皆六七日，若有愈者，皆十日以上。所以然者，伤寒病发，一日太阳受之，二日阳明受之，三日少阳受之，四日太阴受之，五日少阴受之，六日厥阴受之。如此一日受病，至第七日即太阳病衰，八日阳明，九日少阳，十日太阴，十一日少阴，十二日厥阴病衰。然则三阳三阴次第受病，衰已则愈矣。若第一日阴阳二经俱感于病，至第三日即六经及五脏六腑俱病，营卫不行，五脏不通，必当死矣。不两感者，未满三日，可汗而已，三日[1]以去，可减[2]而已。其病愈已，禁于食肉，及以多食。伤寒热病俱以论者，如《太素经》说。溺白者，热以销膏，故溲膏而白也。手阳明是肺府之脉，入下齿中，上循鼻孔，故热而口聚鼻孔张也。悸，心动，葵季反。

行于**经渠**，水出流注，入渠徐行，血气从井出已，流注至此，徐引而行。经，谓十二经脉也；渠，谓沟渠。谓十二经脉血气流于此穴，故曰经渠也。为经，金也。经，常也。水大流注，不绝为常。血气流注此，徐行不绝为常之也。在寸口陷者中，刺入三分，留三呼，不可灸，伤人神明。口，通气处也。从开口至鱼一寸，五脏六腑之气皆此中过，故曰寸口。手太阴脉等，五脏五神之气大会此穴，则神明在于此穴之中，火又克金，故灸之者，伤神明也。主寒热，胸背急痛，喉中鸣，咳上气喘，掌中热，数欠，汗出，胸中彭彭，甚则交两手瞥。暴瘅内逆，先取天府，

---

①三日：原无，据永德本补。
②减：据《素问·热论》作"泄"。

此府此胃之大输。天府，胃府大输。胃为水谷之海，谷气强盛，故暴痹者，先取天府，后取经渠也。暴，疾也矣。臂内廉痛，喘逆，心痛欲呕。

注于**太渊**，水之流，趋于下为注。十二经脉，流鱼际已，注于此处，故为注也。少商初出为井，可谓小泉，鱼际停澹，此中涌注，故曰太泉之也。为输，土也。水流便有送致聚处，十二经脉流鱼际已，注于此处，故为输之也。在手掌后际者中，刺入二分，留二呼，灸三壮。主痹，逆气，寒厥，急热烦心。诸痹多痛，痹在骨则重，在脉血凝，在筋动不屈伸，在肉不知，在皮即寒，具此五者，痹而不痛。凡痹之类，逢寒即急，逢湿则纵，总而言之，谓风寒湿三气杂至，合而为痹，风气胜者，名为行痹，寒气胜者，以为痛痹，湿气胜者，名为著痹。又病在阳者，命曰风病，在阴者，命曰痹。阴阳俱病，命曰风痹。此痹之大论也。善唾哕噫，哕，气牾也，怨月反。谷入于胃，胃气上注于肺，今有故寒气与新谷气俱还入于胃，新故相乱，真邪相攻，并相逆，复出于胃，故为哕。噫，饱出息也。今寒气客于胃，厥逆从下上散，复出于胃，故为噫之也。胸满叫呼，胃气上痹，逆气心痛，胀满彭彭，臂厥肩膺胸痛，妬乳，目中白眼青，不令婴儿饮，妇人因妬病乳，故曰妬乳也。转筋，即手太阴筋转也，筋，肉之力也。掌中热，乍寒乍热，缺盆中相引痛，数欠，喘不得息，臂内廉痛，上鬲，饮已烦满。病温身热，五日以上汗不出，留针一时取之。未满五日，不可刺。温病未满三日，可汗而已，三日已去，可减而已。此中所说，未满五日不可刺也，有此不同，宜量取也。疟，咳逆攘心，闷不得卧，胸满喘督，背痛，唾血振寒，干噾，狂言，口僻，引而下之。疟，害也，恶也。谓此病之恶，能害于人，故曰疟也。攘，触心令闷，不得卧也，攘除推之也。

流于**鱼际**，水出井，流而动也。脉出指，流而上行，大指本节后，象彼鱼形，故以鱼名之，赤白肉畔，故曰鱼际也。为荥，火也。水溢为荥，为十二经脉从指出已，流溢此处，故名为荥。迴真反，又乌向反。在手大指本节后，内侧散脉。

手之四指，皆有三节，大指唯有二节，大指第二节，即为本节之也。刺入二分，留三呼，灸三壮。主虚热，洒淅起毛恶风，虚而热，故变寒而毛起也。舌上黄，身热争则喘咳，痹走胸膺背，不得息，头痛不堪，汗出而寒，有本作"汗不出"之也。及阳明出血，寒厥及热，烦心少气，不足以息，汗出而寒者，阳胜则热而汗不出，阴盛则寒而汗出。阴湿，腹痛，食饐音噎。肘挛椿满，喉中焦渴。肺心有邪，其气留于两肘，肘者，机关之室，真气之所过，血络之所游，邪气恶血，固不得留，留则伤筋络骨节，机关不得屈伸，故肘拘挛也。痓，上气，痓，强直。巨井反。热病，振栗鼓颔，腹满阴痿，痿，屈不收也。人思想无穷，所愿不得，意淫于外，入房太甚，宗筋弛纵，发为筋痿，及为白淫。宗筋即阴。厥痛，卧若徙居心痛间，动作痛益，色不变，肺心痛，徙，移也，人此处卧，谓为他处，故如徙居也。凡心痛，四脏及胃厥气皆令心痛。心中有神，不得受邪，若心自痛，名真心痛，故旦发夕死，夕发旦死也。咳引尻，溺出，虚也。此膀胱咳。鬲中食饮呕，身热汗出，数唾羡下。人饮食入胃，胃中若热则虫动，虫动则胃缓，胃缓则廉泉开，廉泉开则涎下。肩背寒热脱色，目泣出，皆虚也，补之。唾血时热，泻鱼际，补尺泽。短气心痹，悲怒逆气，恐狂易。狂易者，时歌时笑，脱衣驰走，改易不定，故曰狂易。胃逆霍乱，逆气。霍，急疾也。营卫二气，清浊相干，忽然乱于肠胃，则为霍乱之也。

肺出**少商**，手太阴脉，归于肺，肺主于秋，脉之所起，故谓之少商也。为井，木也。太古人家未有井时，泉源出水之处，则称为井，出水之处也。五脏六腑十二经脉，以上下行，出于四末，故第一穴所出之处譬之为井。五脏之脉是阴，生于阳地，终于阴地，故井出为木，荥流为火，输注为土，经行为金，合入为水。六腑为阳，生于阴地，终于阳地，故井出为金，荥流为水，输注为木，所过为原，原者，三焦总有六腑阳气也。经行为火，合入为土也。五脏之井，皆出于木。木，少阳相主，至水为合也，足厥阴者，玉英之阴，在于中焦，起手太阴也。

在手大指端内侧，去爪甲如韭叶。爪甲有四角，此取内侧上角也。韭叶有大小，正取非大非小，阔二分许，以量中度之人，若大小以意量。刺入一分，留一呼，灸一壮。主疟，寒厥及热，烦心善哕，心满而汗出，刺出血，立已。寒濯濯寒热，手臂不仁，唾沫，濯，洗也。言寒如水洗之甚，故重言之。仁，亲也。病不觉之处，不与身亲，故曰不仁。人数惊恐，筋脉不通，病生不仁。又人病久入深，营卫之行涩，经络时疏不通，皮肤不营，故为不仁。有本为手挛也。唇干引饮，手腕挛指支，肺胀上气，指强难屈伸，曰支也。耳中生风，觉耳中有风气也。咳，喘逆，指痹臂痛，呕吐，饮食不下，彭彭，热病象疟，振栗鼓颔，腹胀睥睨，喉中哏哏。

热病象疟，谓有寒有热，唯不以时作也。睥睨，侧视貌。上迅未反，下五悌反。哏，下垦反，谓咽中气塞也。

黄帝内経明堂巻第一

永仁四年五月十二日書寫畢

同廿三日移點畢

同年六月二日移朱點畢

同六日挍合了

　　　　　　散位丹波朝臣定文圖

文永七年八月二日書寫畢

同十日移點畢

同廿六日移朱點畢

黄帝内经明堂卷第一

①黄帝内经明堂卷第一：本页此下为抄写日期和抄录人员名单，文字不录，书影供研究者参考。

黄帝内经明堂 (永德抄本)

　　此抄本晚于永仁本90年，内容相同，但《黄帝内经明堂序》较为完整。因与永仁本同被日本定为国宝，故贴出书影，不录文字，供研究者参考。

化通乾坤之氣象人之秀而異得目中

難四體百節必有收繫而五藏六府咸

存厥司在於十二經脈身之網領是摘

玉繩分暴而寒暑不偽金框惣舉而臨

明是孤至於神化一歌財陶鈞之妙採承

乃細而達之者廣言命則微而攝之者

大血氣為其宗本經絡導其源流呼吸

運其陰陽營衛通其表裏始終相襲上

下分馳亦有谿谷滎輸井原經合虛實

相傾躁靜交競而晝夜不息循環無窮

聖人參天地之功測形神之理貫穿秘

奥弘長事藥秋豪不遺一言空苧謬教興

絶代仁被窺有舊製此經分為三卷訴

候文雜窺漆難明支體奇經復興八朝

亦如沮漳沅澧汨波於江漢豐潙潛濟

分態於河宗是以十二經脈各為一卷

奇經八脈復為一卷今為十三卷焉欲

使九野遍分竪俗門而入鄭五音疏越

變混咬而歸齊且亡是古非今或成累

氣殊流合濟無乖勝範伏凜皇明以宣

後學有業在昔而大壯成其棟宇綱署

徇秘以明離照其佃漢今乃成之聖曰

取諸不遠然而軒丘一朕訪抑亦多門大

素陳其宗骨明堂表其祇見是循天一

地二亦漸通其物物焉

黃帝內經明堂卷第一

通直郎守太子文學臣楊 上善奉 勅撰注

肺藏肺重三斤三兩六葉兩耳凡八葉

主藏魄肺有小大高下堅脆端正偏傾

不同肺小則少飲不病喘唱肺大則善

病胃痹喉痹逆氣肺高則上氣肩息欬

欬肺下則居賁迫肝善脅下痛肺堅則

不病欬上氣肺脆則善病消痹易傷也

肺端正則和利難傷也肺偏傾則胸偏

痛白色小理者肺小粗理者肺大巨肩

及膺陷喉者肺高令掖張脇者肺下好

肩背厚者肺堅肩背薄者肺脆好肩膺者肺端正好肩脇偏踈者肺偏傾也其行金

其色白其時秋其辛味其日庚辛其志

憂其氣夭其音商其聲哭其榮毛其主

皮毛其液涕其竅鼻其畜馬其穀稻其

昊大白其數九其憂動欬其惡寒其尅

肝其生腎其臭腥其菓桃其菜葱其脉

毛其經脉手太陰辛主右手之太陰壬

主左手之大陰以陰太故曰太陰手大

主之脉起於中脘下胳大膓還循胃口

上萬屬肺從肺系横出掖下：循膓內

行少陰心主之前下肘中循臂内上骨

下廉入寸口上魚循魚際出大指之端

其支者從腕後直出次指内廉出其端

其脈從肩至肘中三尺五寸管穴十

中府　天府　俠白　尺澤　孔最

列缺　經渠　太淵　魚際　少商

中府者　府聚也胖肺二氣聚　肺募也
於此穴故曰中府

盛也肺之盛氣　一名膺中輸

氣婦此故
謂之輸

在雲門下一寸乳上三肋間

動脈應手陷者中

手足太陰之會刺入三分留五呼灸五

壯會謂令同此二脈㐫同出此一脈

壯動者二脈㐫壯太㐫火力壯大回以

名壯主肺系急欬　主司也此穴下病此穴系之

繫也謂肺藏之所繫也欬逆氣也五藏

六府皆有欬故欬有十一而肺為其本

是以肺者令於皮毛氣至皮毛先

受寒飲先入於胃肺脈循胃寒氣尋肺

脈上注於肺即為肺欬皮毛受邪尋肺

欬皆以肺為其本五藏六府欬狀如大素

之日久即傳与大腸若邪乘春肝先受

之若乘夏心先受之若乘至陰脾先受

之若乘於冬腎先受之故五藏六府之

外邪內外之邪侫於肺中即為肺欬

本作　善歠食　沫歠滕歠乾歠者之也胃

色之　凡欬有五欬食欬血欬

說之胃中痛惡清胃中滿色之然

之芭之惡寒狀有

中勢喘逆氣相追逐多濁唾不得息

喘息疾也喘呼者多唾五藏六府受賊

風虛邪故身熱不時卧上為喘呼也

肩背風汗出而肺氣成者則肩背痛

中不下食　夫氣傷則痛也欬傷則腫也

先痛而後腫者氣傷欬也先

腫而後痛者敬傷也氣也敬風勝則腫顑

也邪在胃管膈塞故飲食不下之　喉

痹

嗌者通飲食也嗌者通氣路也蒼頦
之與人之肺與此不同又一陰一陽結謂
喉嗌也

喉

肩息肺脹皮膚骨痛肩息謂肩息
肺氣動
寒氣

風成者爲寒氣陰病則寒重寒則氣
陰病則寒重氣
則脹也

兩肉元傷其背赫然其地色赫然不與

則寒謂之寒氣此二候者腎不從裏重
者其髓不滿故善病寒

天同色汗然擋具此其後也然後臂膊
病蘇寒氣汗爲
雍腫及森厥也
出故氣
肺爲上蓋爲府藏之天師

而煩滿天府氣歸作此穴故謂之天府

煩滿凡陰氣少而陽氣
勝腰理開而不汗

在掖下三寸臂臑内廉動脈手太陰脈
臑在肩下肘上動也

使人達氣共元　　禁不可灸
此穴之脈近肺故達氣也刺
脈上太陰脈取動也

氣一取蘞脹上　刺

入四分留三呼
刺蘞也謂以針刺之　主
此知反箴音針之

脾·風藪瘅腹中鑿·故瘅即墊黄病著

欤·上氣不得息暴瘅·

也·[音]丁內逆肝肺相搏鼻口出血[雜別][肝肺]

膈上膈下·肺·金尅肝之木·二氣威不受·故逆而相搏·取汉脈·血急无所行即鼻·

口出血也·血者·穀入於胃其汁液·注之於脈中·变焉赤色·循之血也此胃·

輸著本輸送致亡手太阴脈·送身

大輸胃大氣致於此穴·故曰太輸也·

衛氣·留於腹中蓄積不行·窝於陰不得常取使人

走骨中滿故喘呼逆息·足陽明者胃脈

也·胃者六府之海·其氣下行·令陽明逆

脹·送息不得卧·

不得從其道

故不得卧·

胃充·郭·故缓々則氣道故多嚏也·

風汗出身腫喘喝多嚏·

憘善忘嗜卧不覺·

日於暑汗煩則喝·又陰爭於内陽擾·

於外魄汗未藏四逆而赴々則動肺使·

人喘嗚胃中銷々則即上下作膈

血乱而并於下氣并於上·悗

陰氣盡則寤人有腸胃大者衛氣行留

者盡行於陰夜行故陽氣盡則卧

经久皮雪满·分肉·难解·故行迟留扵

阴也·又其气不精·故眠不觉之也

者有正别之别·即经别也·有别之
走者·即十五络也·诸脉类此也

侠白〔立刻欲〕使肺迫肺色也·此穴在臂白
在天府下去

肘五寸动脉·平太阴别 动脉谓手太阴
脉·动此穴也·别

分·灸五壮·主心痛·欬乾·欬烦满入扵

尺泽〔音咤〕水出井泉流注·行已便入扵海·十
二经脉出·四肢巳·沉注而行累此·平
入五藏海·泽谓预泽·水锺处也·尺谓後手
此穴向抚有尺也·一尺之中·脉注此处溜
动而下从奏·水义同故·名尺泽手三阴脉
亦至此肘中·作泽一名泽稍皆以水
为脉也·流行至此 在肘中约上动脉本
肘中·当动处之也 为令水也·之脉從外
海故为之也 十二经水
而未内令藏府之也

横文中也 刺入三分·留三呼·灸三壮

主心胸之痛·肘痛·喉痹·欬逆上气·吉乾

肩痛心煩滿·肩背寒·膨々滿·心亂少氣

不足以息·

少氣不足以息目一陽·故半日不食·氣海·城遂

藏之外胷脊腰胯之中排藏府胀胷脊

及腹故得稱胀亦有胆肺脊自得

胆肺脊自·振憬癥瘕平不伸

不收于·胅肉嗜濁

用反·

目嘴繎目臉䐃左窒刺右·窒刺左

敦領不得汗煩急身痛·氣陋謂呼吸之·氣陋善欬

也·瘦之也·

此臭出血扇·肺者肺氣不守胃氣不清精氣不勒使·真藏塊火脈僵絕·五藏滿洩不如·兩胷下痛洩上下出·州欽窒鑒之也·下出者謂勢氣基補 吐生病也·胷滿短氣不得汗·流巴·

手太陰以出其汗 肺以主氣手大陰者·今肺虛故補 肺帳也·

手太陰則氣

癲疾手臂不得上頭癲者

足汗出也

顛者顛頂也謂故陽氣盡集頭頂下陰皆

虛下虛上實耶陽相搏遂為顛代故曰

癲疾足則厥成顛為疾也秦亟租

此穴下有文脉尺二穴不同也

孔最此者空穴居此手太陰脉諸脉中腸

也孔最之空穴也手太陰之郄也故曰孔最

手太陰郄在腕上七寸謂太陰之脉

至此曲折也郄者郄曲也

掌後之節也

專金九水之父母方

全位數當於九金九九金刺入

一生水故曰父母也有本為二七七剌入

三分灸五壯可以出汗頭痛振寒緊欬

欬汗不出 風從外入寒氣客於皮膚陰

氣盛陽氣虛故振寒欬遂氣

之也

列缺此別行烈也此別走腸分別太經乘

此別缺以辨欬之列之欬經之上故曰列

也

之 手太陰胳去腕上一寸半別走陽

也

明者
謂抒藏經別出此脈橫絡皮膚志
向府經即十五胳一之散也餘五
藏胳俱雅

刺入三分留三呼灸五壯主

瘧寒甚熱

瘧有三種寒瘧一溫瘧二癉
瘧先寒而後熱者者寒瘧先
熱而後寒者溫瘧不寒
三種以時發者有瘧也不以時發
也寒甚熱者夏者與大暑汗出腠理開
藏凄滄小寒入於腠理皮膚之中藏之
不出至秋又傷於風其病則盛寒為陰
氣風為陽氣既先傷寒故病瘧發先寒
後熱惣欲瘧多是小兒癲病而有
有十二狀也癇驚之也限閒又

見者并取陽明胳寒熱欬嘔沫掌中熱

二陰急為痼厥二陽急為驚又三陽者
至陽也三脘横并為驚病起之時亦如
暴風又如虛則肘臂肩皆寒慄少氣不
碓癉之也 夫虛實者邪氣盛則實精氣奪
足以急則虛令虛者謂手太陰脹虛也
但人有手足九竅五藏等一十六部并
三百六十五節皆生百之病之之生皆

有虛實故十二經脉皆腦三百六十五

節之之有病必被經之脉之病皆有

虛實也肩髃髀髀

上者之也寒厥交兩手而勢為口沫

實則肩背勢痛汗出暴四支腫身濕搖

胕寒勢飢則煩飽則面窶口噤不開　兩手

送冷故交之以堅燮此為髀厥也九嗽虛廣

有二種有寒厥有勢厥勢事也濕沽閭

也共四總也　惡風泣出

琴甚及之也　風之中目陽氣

火氣懶目故見風泣出共有　不守於精是則

天之疾風卽使有兩亡之　善忘四支

送厥善哭心高滿於肺中怒而善忘天上

肺虛~則營衛留於下久而不已不得時

上故善忘氣虛則多悲實則多哭之也

勢病先手臂痛身勢溺白瘀辰口聚

鼻張目下汗出如轉珠兩乳下三寸堅

脅下滿悷
天勢病皆冬傷於寒~極為
勢故春為濕勢病是以傷寒者

槧病之類也傷寒德其得病動也槧病
言其病成故也傷寒溫病夏至前薆也
傷寒暑病夏至後薆也夫風寒暑溫四
種邪氣傷於人者皆曰腠理開邪氣
得入於人在冬日之時腠理皆閉縱有寒
氣弗約邪傷人但人冬日若遇大寒必溫
脉容於藏府至春寒極薆离薆病皆曰
冬日多受於寒而得此病故曰傷寒也
復取於薄大寒之氣入於腠理偹諸経
傷寒槧病若有死者皆六七日若有愈
著皆十日已上所以然者傷寒病薆一日
太陽受之二日陽明受之三日少陽受
之四日太陰受之五日少陰受之六日
厥陰受之如此一日受病至第七日即
太陽病衰八日陽明九日少陽十日大
陰十一日少陰十二日厥陰病衰然則
三陽三陰次第受病裏已則愈矣若第
一日陰陽二経但戌於病管衛不行五藏
六経及五藏六府俱病榮衛不行五藏
不通必當死矣不兩咸若未滿三日可
汗而已三日以去可瀉病是以病愈已其
集於食肉及以多食傷寒槧病兵以病已
若如大素經說潟白有槧以節膏故漫
患

音而白也手陽明是肺府之脈入下專
中上循鼻孔故鼽而口聚鼻孔張也懍

動鼽
季夏

行於經渠　水出流注入渠徐行血氣從
經謂十二經脈也渠謂溝渠謂十二
經脈血氣流於此穴故曰經渠也為
經金也　氣流注此水大流注不絶為常血

在寸口陷者中刺入三分留三呼不可
灸傷人神明　口通氣慮也從開口至鼻
中過故曰寸口手大陰脈等五藏五神
之氣大會此穴則神明在於此穴之中
大又妊全故灸背
之者傷神明也　主寒鼽胃怒二痛喉中

鳴欬上氣喘掌中熱數欠汗出胃中熱
彭甚則交兩手教而暴瘅內連先取天府
天府胃府大輸胃為
此府此胃之大輸　水穀之海穀氣強盛

故暴痺者先取天府後
取經渠也暴疾也笑
臂内廉痛喘逆

心痛欲歠注於大淵
水之流趨於下為一

滎已注於此處故為注也少滴初出為
井可謂小泉魚際停濘此中溜注故曰
注十二經脈流溪為

大泉為輸土也
水流便有送數聚處十
之也為輸土也二經
脈流魚際已溫於

輸之也
此處故為在于掌後際者中剡入二分

留二呼灸三壯主痺逆氣寒厥急攣頊

心
莨動不屈伸在肉不知在皮即寒急
諸痺咎癇痺在脊則重在脈血凎在

此丘者痺而不痛凡痺之類逢寒急
逢濕則縱惣而言之謂風寒濕三氣雜
至令而為痺風氣勝者以為行痺寒氣
勝者以為痛痺濕氣勝者名為著痺又
病在陽者命曰風病此痺之大論也善
陰陽俱病命曰風痺

噦歲噫氣上注於胃前故相乱真邪相攻
穀氣俱遲入於胃令有欲寒氣與新
并相逆復出於胃故為歲噫飽出息也

今寒氣客於胃厥逆從下上

散復出於胃故為噫……之也　上臂滿散呼

胃氣上疰送氣心痛腹滿彭……臂厥肩

乳故曰轉筋也筋肉之力也掌中熱乍　乳即手太陰筋轉婦人曰妳病

癰胸痛妳乳目中白眼青　　　　不令嬰兒飲

寒乍熱欽盆中相引痛數欠喘不得息

臂內廣痛上高飲已煩滿病溫身熱五

日以上汗不出留鍼一時取之未滿五

日不可刺　溫病未滿三日可汗而已三

有此不同且量取也

得卧胃滿喘勞背痛噫血振寒乾噎狂

言口辟引而下之

得卧也懷除……之也　流於魚際流而動

也脈出指沉而上行大指本節後象筬
奠欣故以奠名之赤白肉畍故曰奠際
也

為榮大也

立源文
水溢為榮謂十二經脈從
指出已流溢此處故名為
榮迴實反在手大指本節後內側散脈
又復向反手大指本節後有二割入
手之四指枯有三節大指雀有二割入
薜大指第二節即為本節之也

二分留三呼灸三壯主虚勢洒淅起毛
惡風
可為故又
寒而毛起也 古上黄身勢掌則喘

欬痺支胃應脊不得息頭痛不堪汗出
有本作汗

而寒不出之也 及陽明出血寒厥及勢

煩心少氣不足以息
則勢切汗
汗出而寒者陽腾
不出陰

勝則寒陰漯腹痛食餾
而汗出
肘寧楷滿喉

中焦渴 肺心有邪其氣留扵兩肘
樓割之宜真氣之所過血路之
所凑邪氣惡血固不得留～則傷筋
胳骨節機關不得屈伸故肘病寧也 痙

上氣　疰　強直　巨闕灸　癰疸振慄鼓頷腹滿陰瘮

癰屈不收也人思想無窮所願不得意

逼於外入房大甚宗筋弛縱發為筋瘮

宗筋即陰　厥痛卧若徒居心痛間動作

痛益色不變肺心痛　徒居也人此虛則

居也凡心痛四藏及胃厥氣皆令心痛

心中有神不得受邪若心自痛名真心

痛故旦發夕死　死

夕發旦死也

欬引尻溺出虛也補之　胱欲人飲

萬中食飲欬身勢汗出數噎　食入

胃中若勢則虫勁則胃緩肩背

寒勢脫色目泣出皆虛也補之噫血時

勢寫奧際補尺澤捏氣心痺悲怒逆氣

恐任易走　任易者特歌時笑脫衣馳胃逆

霍亂逆氣　霍急疾也　忽然乱於腸胃則為霍乱

之
肺出少商也為井木也

手太陰脈歸於肺之主於
秋脈之所起故謂之少商
也古人家末有井時泉源
也水之處也則稱為井特泉源者出

水之處也五藏六府十二經脈以上下行
出於四朱故第一穴所出之處譬之為
井五藏之脈是陰生於陽地終於陰地
故井出為木榮為大輸注為土經行
為金合入為水六府為陽生於陰地終
於陽地故井出為金榮流為水輸注為
木所過為原六者三焦於有六府陽氣
也經行為大令入為土五藏之井皆
出於木　少陽相主至水為足厥
陰者玉英之陰在於中雎起手太陰也

在手大指端內側去爪甲角如韭葉甲
有四角此取內側上角也韭葉有大小
正取非大非小間二分許以量中度之
人若大小　刺入一分留一呼灸一壯主
以意量

瘧寒厥及熱煩心善噦心滿而汗出刺

出血立已寒濯〻寒熱手臂不仁嘔沫

濯洗也言寒如氷洗之甚故重言之仟

親也病不覺之慮不與身觀故曰不仁

人數驚勤脈不通病生不仁天不病

久入深營衛之行濇絡時陳不痛皮

唇不營故爲不仁

有本爲手寧也

風氣也

欬喘逆指痺辱歟吐飲食不下

戈肺脹上氣仲曰攴也耳中生風覺耳

唇乾引飲手挽寧指

彭彭勢病象瘦振慄鼓頷腹脹俾倪喉

中哏哏勢病像瘦謂有寒有勢罷不以

特作也俾倪側視兒上迄未久

下五掃反眼下齦

久謂咽中氣塞也

黄帝内經明堂卷第一

本云
永仁四年正月十二日　書寫畢

同廿三日　移點畢

同年二月二日　移朱點畢

同六日　校合畢

嚴位丹波朝臣長高　刋

本云
文永七年八月二日　書寫畢

同十日　移點畢

同十六日　移朱點畢

同廿日　一校畢

散位丹波朝臣篤基判

^{本云}寛元乙年六月廿二日以相傳本書寫畢

^{本云}建曆三年季春晦日以相傳本於燭下書
同年四月四日酉時於比對朱點畢
同八日申尅墨點并一交

賴季 判

建曆第三年慈寶廿六日授息男三者
受庭訓人賴季

寛元二年四月廿五日授息男光基了記

　　　　　散位丹波朝臣　判

受訓説〻

　　　　権侍醫丹波朝臣光基

文永七年八月廿五日訓説授息男篤基〻

　　　主税頭〻男権侍醫丹波朝臣〻〻　判

受庭訓〻

　　　　篤基　判

永仁第六年仲夏十九日以所讀ノ

秘説授嫡男　長高ニ

員外醫伤丹波朝臣　（印）

受嚴説ノ

權侍醫　長高　（印）

待　永德三年　十月八日　書寫畢

同十五日移點了

同廿二日移朱點畢

同晦日一校ノ

于時永德三年十月八日　書寫畢

于時永德三年　十月八日　書寫畢　權侍醫

東方生風　受嚴說旱

黃帝曰東方生風　受嚴說旱

少陽生風也

少陽之風

風生木　木生酸

發生草木

夫二儀既判則五六

斯位神、居東方在春

生

應永萬十曆十月八日受嚴

應永萬十曆十月八日受嚴說

少陽之
風發生
草木

夫二儀
風發生
草木

既判則
木

酸

不著撰人　于莉英　俞欣雨　校订

黄帝明堂灸经

日仿元至大四年燕山活济堂本

　　《黄帝明堂灸经》三卷，不著撰人。宋代《太平圣惠方》已收载本书，故成书应早于宋太平兴国三年（978）。本书实为"明堂""灸经"学术分野中具有代表性的早期作品。书中首列定穴法、点灸、下火、用火法等灸法基础知识，次载正人形、背人形、侧人形及小儿明堂应验穴图 45 幅，并以图为题，详述循经取穴及其主治各症。全书文字简洁，内容丰富，曾被收录于《针灸四书》。现以日本仿刻元至大四年（1311）燕山活济堂本影印刊出，而元刻则为早期之单行本。

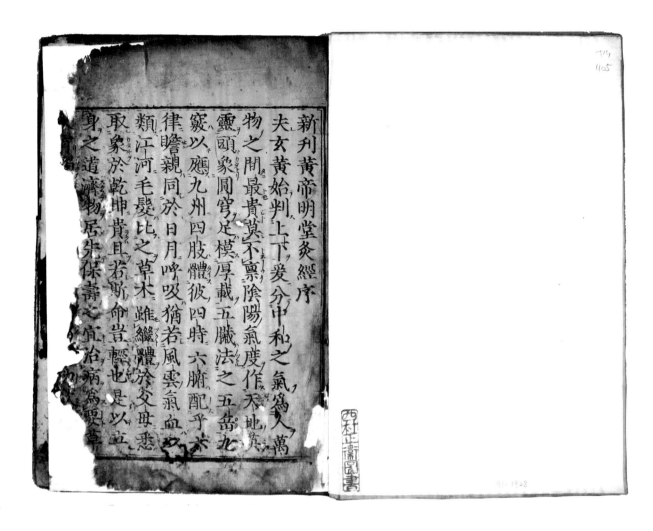

新刊黄帝明堂灸经序

夫玄黄始判，上下爰分，中和之气为人，万物之间最贵，莫不禀阴阳气度，作天地英灵。头象圆穹，足模厚载；五脏法之五岳，九窍以应九州；四肢体彼四时，六腑配乎六律；瞻视[1]同于日月，呼吸犹若风云；气血以[2]类江河，毛发比之草木。虽继体于父母，悉取象于乾坤。贵且若斯，命岂轻也。是以立身之道，济物居先；保寿之宜，治病为要。草木有蠲疴之力，针灸有劫病之功，欲涤邪

---

①视：原作"亲"，据日本庆长古活字本（以下简称"活字本"）改。
②以：底本漫漶字损，据活字本补。下文"木有蠲疴之力，针灸有劫病之功，欲涤邪"十六字同。

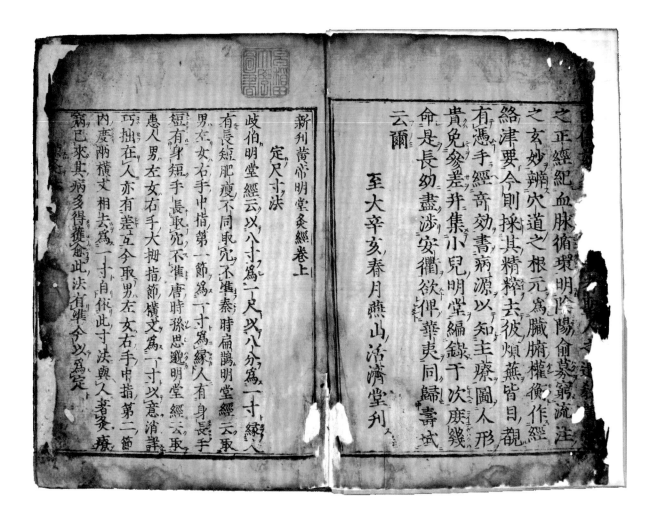

由，信兹益矣。夫明堂者，圣人之遗教，黄帝[1]之正经，纪血脉循环，明阴阳俞募，穷流注之玄妙，辨穴道之根元。为脏腑权衡，作经络津要。今则采其精粹，去彼繁芜，皆目睹有凭，手经奇效，书病源以知主疗，图人形贵免参差。并集小儿明堂，编录于次，庶几命是长幼尽涉安衢，欲俾华夷同归寿域云尔。

至大辛亥春月燕山活济堂刊

新刊黄帝明堂灸经卷上

定尺寸法

《岐伯明堂经》云：以八寸为一尺，以八分为一寸。缘人有长短肥瘦不同，取穴不准。秦时《扁鹊明堂经》云：取男左女右手中指第一节为一寸，为缘人有身长手短，有身短手长，取穴不准。唐时《孙思邈明堂经》云：取患人男左女右，手大拇指节横纹为一寸。以意消详，巧拙在人，亦有差互，今取男左女右手中指第二节，内度两横纹，相去为一寸。自依此寸法，与人着灸疗病以来，其病多得获愈。此法有准，今以为定。

点灸法

---

①由，信兹益矣。夫明堂者，圣人之遗教，黄帝：此十六字底本漫漶，据活字本补。

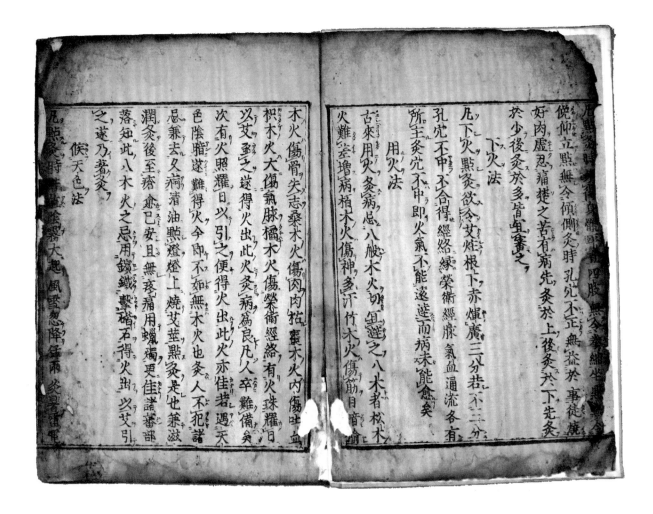

凡点灸时，须得身体平直，四肢无令拳缩，坐点无令俯仰，立点无令倾侧。灸时孔穴不正，无益于事，徒烧好肉，虚忍痛楚之苦。有病先灸于上，后灸于下，先灸于少，后灸于多，皆宜审之。

下火法

凡下火点灸，欲令艾炷根下赤辉广三分，若不三分，孔穴不中，不合得经络。缘荣卫经脉，气血通流，各有所主，灸穴不中，即火气不能远达，而病未能愈矣。

用火法

古来用火灸病，忌八般木火，切宜避之。八木者，松木火难瘥增病，柏木火伤神多汗，竹木火伤筋目暗，榆木火伤骨失志，桑木火伤肉肉枯，枣木火内伤吐血，枳木火大伤气脉，橘木火伤荣卫经络。有火珠耀日，以艾丞之，遂得火出，此火灸病为良，凡人卒难备矣；次有火照耀日，以引之便得火出，此火亦佳。若遇天色阴暗，遂难得火，今即不如无木火也。灸人不犯诸忌，兼去久疴，清油点灯，灯上烧艾茎点灸是也，兼滋润，灸后至疮愈已安，且无疼痛；用蜡烛更佳。诸蕃部落，知此八木火之忌，用镔铁击碪石得火出，以艾引之，遂乃着灸。

候天色法

凡点灸时，若值阴雾大起，风雪忽降，猛雨炎暑，雷电

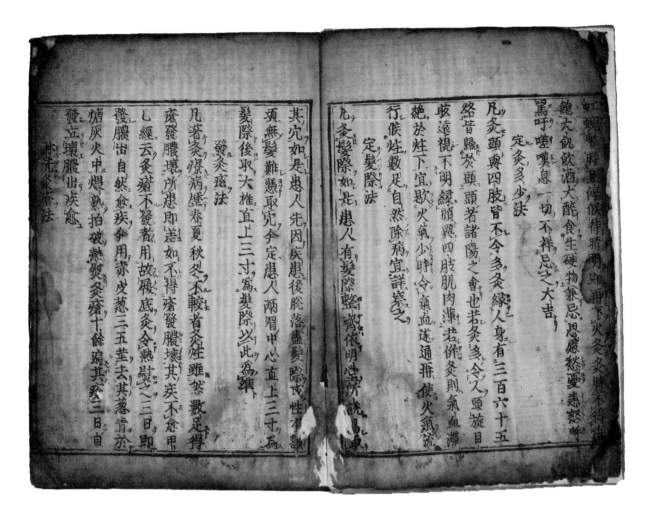

虹霓，暂时且停，候待晴明，即再下火灸。灸时不得伤饱大饥，饮酒大醉，食生硬物。兼忌思虑愁忧，恚怒呼骂，吁嗟叹息，一切不祥，忌之大吉。

定灸多少法

凡灸头与四肢，皆不令多灸，缘人身有三百六十五络，皆归于头，头者，诸阳之会也。若灸多，令人头旋目眩，远视不明，缘头与四肢肌肉薄，若并灸，则气血滞绝于灶下。宜歇火气少时，令气血遂通，再使火气流行，候灶数足，自然除病，宜详察之。

定发际法

凡灸发际，如是患人，有发际整齐，依《明堂》所说，易取其穴；如是患人，先因疾患后脱落尽发际，或性本额项无发，难凭取穴，今定患人两眉中心直上三寸为发际，后取大椎直上三寸为发际，以此为准。

发灸疮法

凡着灸疗病，历春夏秋冬不较者，灸灶虽然数足，得疮发脓坏，所患即瘥。如不得疮发脓坏，其疾不愈。《甲乙经》云：灸疮不发者，用故履底灸令热熨之，三日即发，脓出自然愈疾。今用赤皮葱三五茎，去其葱青，于糗灰火中煨热，拍破热熨灸疮十余遍，其疮三日自发，立坏脓出，疾愈。

淋洗灸疮法

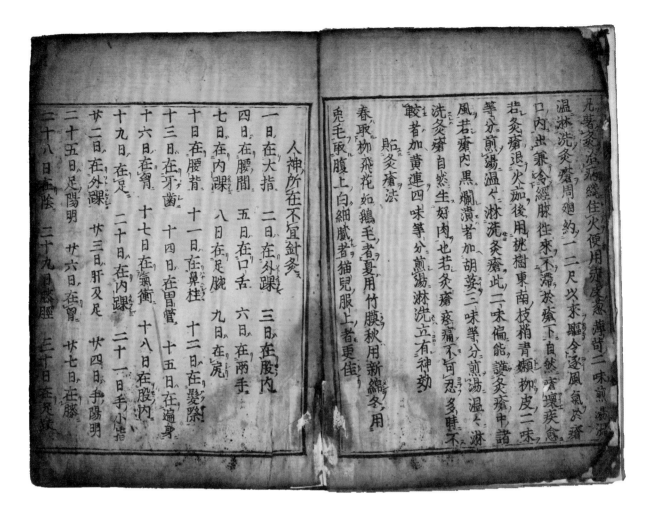

凡着灸治病，才住火，便用赤皮葱、薄荷二味煎汤，温温淋洗灸疮周回约一二尺以来，驱令逐风气于疮口内出，兼令经脉往来不滞于疮下，自然疮坏疾愈。若灸疮退火痂后，用桃树东南枝梢、青嫩柳皮二味，等分煎汤，温温淋洗灸疮，此二味，偏能护灸疮中诸风。若疮内黑烂溃者，加胡荽三味，等分煎汤，温温淋洗，灸疮自然生好肉也。若灸疮疼痛不可忍，多时不较者，加黄连四味，等分煎汤淋洗，立有神效。

贴灸疮法

春取柳飞花如鹅毛者，夏用竹膜，秋用新绵，冬用兔毛，取腹上白细腻者，猫儿服上者更佳。

人神所在不宜针灸

一日在大趾，二日在外踝，三日在股内，四日在腰间，五日在口舌，六日在两手，七日在内踝，八日在足腕，九日在尻，十日在腰背，十一日在鼻柱，十二日在发际，十三日在牙齿，十四日在胃管，十五日在遍身，十六日在胸，十七日在气冲，十八日在股内，十九日在足，二十日在内踝，二十一日手小指，二十二日在外踝，二十三日肝及足，二十四日手阳明，二十五日足阳明，二十六日在胸，二十七日在膝，二十八日在阴，二十九日膝胫，三十日在足跗。

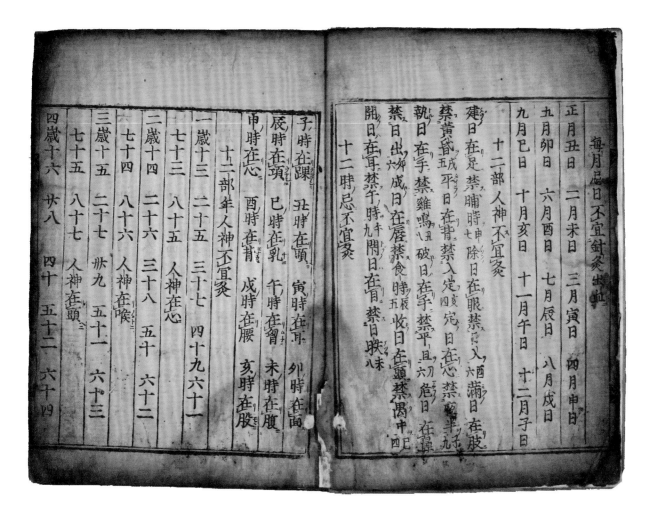

每月忌日不宜针灸出血

正月丑日，二月未日，三月寅日，四月申日，五月卯日，六月酉日，七月辰日，八月戌日，九月巳日，十月亥日，十一月午日，十二月子日。

十二部人神不宜灸

建日在足，禁晡时申七；除日在眼，禁日入酉六；满日在肢，禁黄昏戌五；平日在背，禁人定亥四，定日在心，禁夜半子九；执日在手，禁鸡鸣丑八；破日在口，禁平旦寅六；危日在鼻，禁日出卯六；成日在唇，禁食时辰五；收日在头，禁禺中巳四；开日在耳，禁午时午九；闭日在目，禁日昳未八。

十二时忌不宜灸

子时在踝，丑时在头，寅时在耳，卯时在面，辰时在项，巳时在乳，午时在胸，未时在腹，申时在心，酉时在背，戌时在腰，亥时在股。

十二部年人神不宜灸

一岁：十三、二十五、三十七、四十九、六十一、七十三、八十五。人神在心。

二岁：十四、二十六、三十八、五十、六十二、七十四、八十六。人神在喉。

三岁：十五、二十七、三十九、五十一、六十三、七十五、八十七。人神在头。

四岁：十六、二十八、四十、五十二、六十四、

日仿元至大四年燕山活济堂本

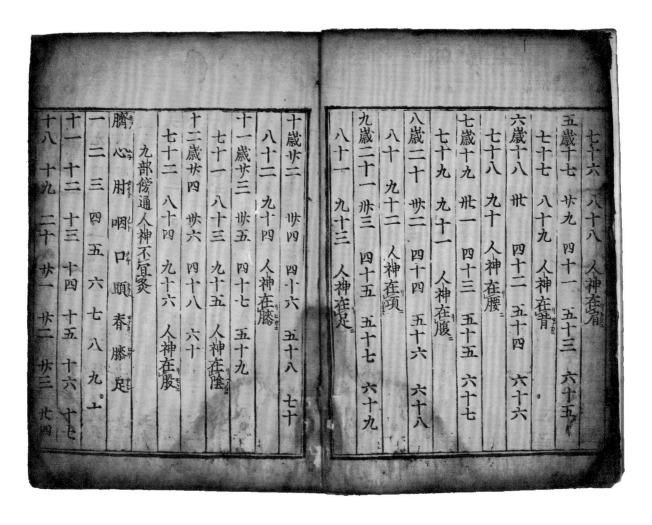

七十六、八十八。人神在肩。

　　五岁：十七、二十九、四十一、五十三、六十五、七十七、八十九。人神在背。

　　六岁：十八、三十、四十二、五十四、六十六、七十八、九十。人神在腰。

　　七岁：十九、三十一、四十三、五十五、六十七、七十九、九十一。人神在腹。

　　八岁：二十、三十二、四十四、五十六、六十八、八十、九十二。人神在项。

　　九岁：二十一、三十三、四十五、五十七、六十九、八十一、九十三。人神在足。

　　十岁：二十二、三十四、四十六、五十八、七十、八十二、九十四。人神在膝。

　　十一岁：二十三、三十五、四十七、五十九、七十一、八十三、九十五。人神在阴。

　　十二岁：二十四、三十六、四十八、六十、七十二、八十四、九十六。人神在股。

九部旁通人神不宜灸

　　脐、心、肘、咽、口、头、脊、膝、足

　　一、二、三、四、五、六、七、八、九、十、十一、十二、十三、十四、十五、十六、十七、十八、十九、二十、二十一、二十二、二十三、二十四

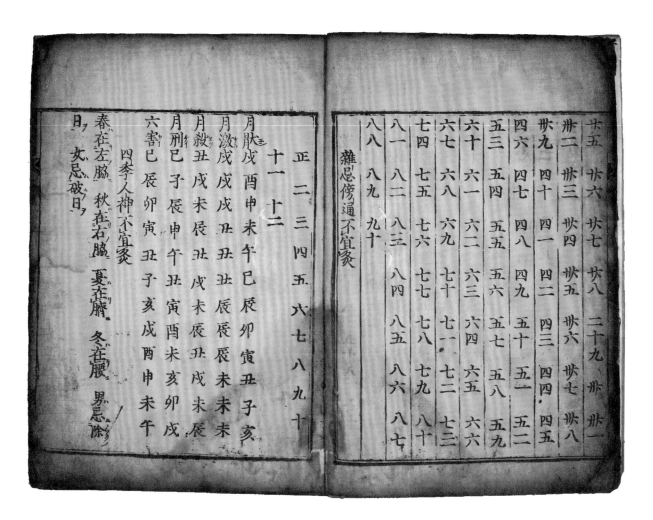

二十五、二十六、二十七、二十八、二十九、三十、三十一、三十二、三十三、三十四、三十五、三十六、三十七、三十八、三十九、四十、四一、四二、四三、四四、四五、四六、四七、四八、四九、五十、五一、五二、五三、五四、五五、五六、五七、五八、五九、六十、六一、六二、六三、六四、六五、六六、六七、六八、六九、七十、七一、七二、七三、七四、七五、七六、七七、七八、七九、八十、八一、八二、八三、八四、八五、八六、八七、八八、八九、九十

杂忌旁通不宜灸

	正	二	三	四	五	六	七	八	九	十	十一	十二
月厌	戌	酉	申	未	午	巳	辰	卯	寅	丑	子	亥
月激	戌	戌	戌	丑	丑	丑	辰	辰	辰	未	未	未
月杀	丑	戌	午	辰	丑	戌	午	辰	丑	戌	午	辰
月刑	巳	子	辰	申	午	丑	寅	酉	未	亥	卯	戌
月害	巳	辰	卯	寅	丑	子	亥	戌	酉	申	未	午

四季人神不宜灸

春在左胁，秋在右胁，夏在脐，冬在腰。男忌除日，女忌破日。

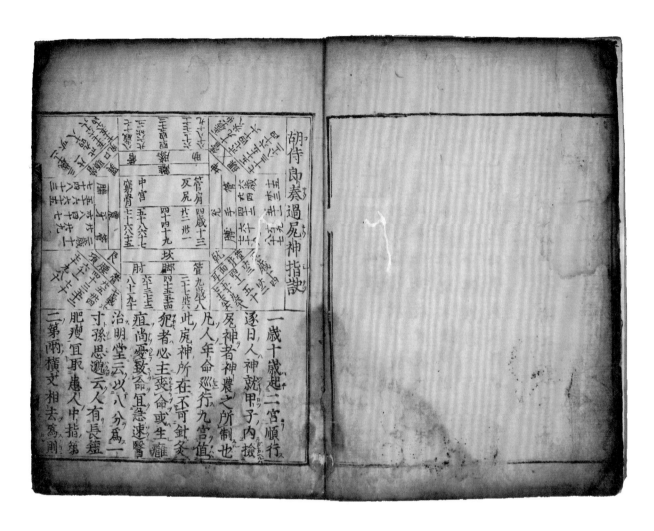

胡侍郎奏过尻神指诀（图见上）

一岁十岁起，二宫顺行，逐日人神，就甲子内检尻神者，神农之所制也。凡人年命巡行九宫，值此尻神所在，不可针灸，犯者必主丧命，或生痈疽，尚忧致命，宜急速医治。《明堂》云：以八分为一寸；孙思邈云：人有长短肥瘦，宜取患人中指第二第两横纹相去为则。

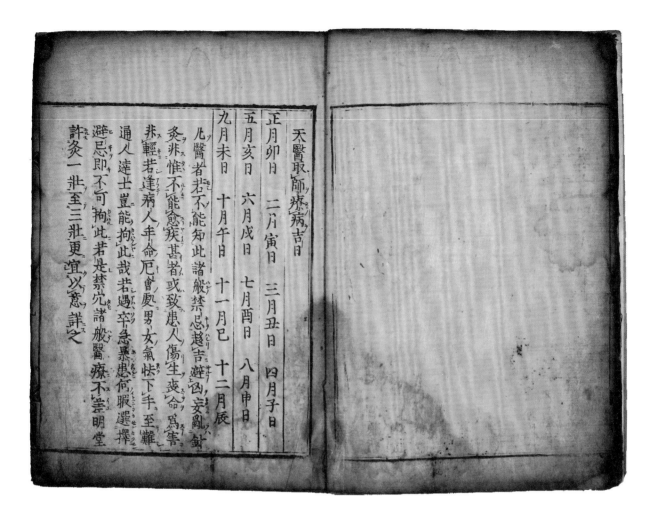

天医取师疗病吉日

正月卯日　二月寅日　三月丑日　四月子日　五月亥日　六月戌日

七月酉日　八月申日　九月未日　十月午日　十一月巳　十二月辰

凡医者，若不能知此诸般禁忌，趋吉避凶，妄乱针灸，非惟不能愈疾，甚者或致患人伤生丧命，为害非轻。若逢病人年命厄会处，男女气怯，下手至难，通人达士，岂能拘此哉！若遇卒急暴患，何暇选择避忌，即不可拘此若是禁穴。诸般医疗不瘥，明堂许灸一壮至三壮，更宜以意详之。

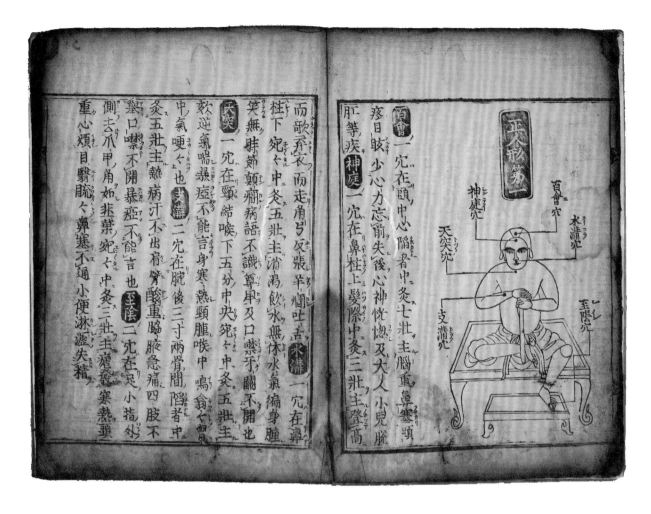

正人形第一

（图见上）

百会一穴，在头中心陷者中。灸七壮。主脑重鼻塞，头疼目眩，少心力，忘前失后，心神恍惚，及大人小儿脱肛等疾。

神庭一穴，在鼻柱上发际中。灸三壮。主登高而歌，弃衣而走，角弓反张，羊痫吐舌。

水沟一穴，在鼻柱下宛宛中。灸五壮。主消渴饮水无休，水气遍身肿，笑无时节，癫痫病，语不识尊卑，及口噤牙关不开也。

天突一穴，在颈结喉下五分中央宛宛中。灸五壮。主咳逆气喘，暴哑不能言，身寒热颈肿，喉中鸣翁翁，胸中气哽哽也。

支沟二穴，在腕后三寸，两骨间陷者中。灸五壮。主热病汗不出，肩臂酸重，胁腋急痛，四肢不举，口噤不开，暴哑不能言也。

至阴二穴，在足小趾外侧，去爪甲角如韭叶宛宛中。灸三壮。主疟发寒热，头重心烦，目翳眵眵，鼻塞不通，小便淋沥失精。

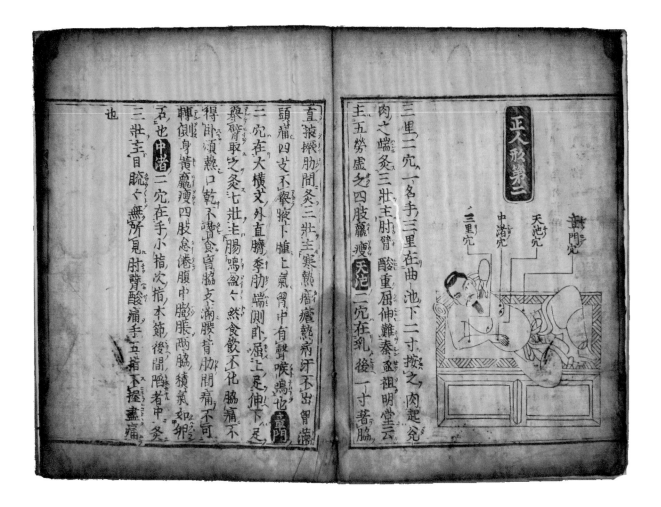

正人形第二

（图见上）

三里二穴，一名手三里，在曲池下二寸，按之肉起，兑肉之端。灸三壮。主肘臂酸重，屈伸难。《秦承祖明堂》云：主五劳虚乏，四肢羸瘦。

天池二穴，在乳后一寸着胁，直腋撅胁间。灸三壮。主寒热疲疟，热病汗不出，胸满头痛，四肢不举，腋下肿，上气，胸中有声，喉鸣也。

章门二穴，在大横纹外，直脐季肋端，侧卧，屈上足，伸下足，举臂取之。灸七壮。主肠鸣盈盈然，食饮不化，胁痛不得卧，烦热口干，不嗜食，胸胁支满，腰背肋间痛，不可转侧，身黄羸瘦，四肢怠倦，腹中膨胀，两胁积气如卵石也。

中渚二穴，在手小指次指本节后间陷者中。灸三壮。主目眦眦无所见，肘臂酸痛，手五指不握尽痛也。

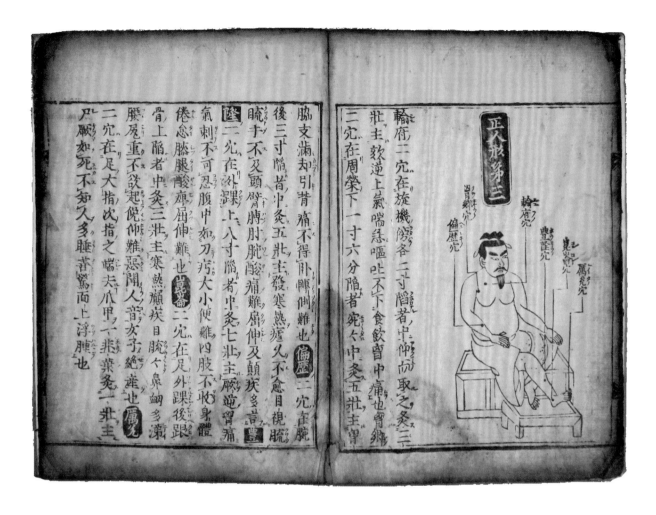

正人形第三

（图见上）

输府二穴，在旋机旁各二寸陷者中，仰而取之。灸三壮。主咳逆上气，喘急，呕吐，不下食饮，胸中痛也。

胸乡二穴，在周荣下一寸六分陷者宛宛中。灸五壮。主胸胁支满，却引背痛，不得卧，转侧难也。

偏历二穴，在腕后三寸陷者中。灸五壮。主发寒热，疟久不愈，目视䀮䀮，手不及头，臂膊肘腕酸痛难屈伸，及癫疾多言。

丰隆二穴，在外踝上八寸陷者中。灸七壮。主厥逆胸痛，气刺不可忍，腹中如刀疗，大小便难，四肢不收，身体倦怠，膝腿酸痹，屈伸难也。

昆仑二穴，在足外踝后跟骨上陷者中。灸三壮。主寒热癫疾，目䀮䀮，鼻衄多涕，腰尻重不欲起，俯仰难，恶闻人音，女子绝产也。

厉兑二穴，在足大趾次趾之端，去爪甲一韭叶。灸一壮。主尸厥如死，不知人，多睡善惊，面上浮肿也。

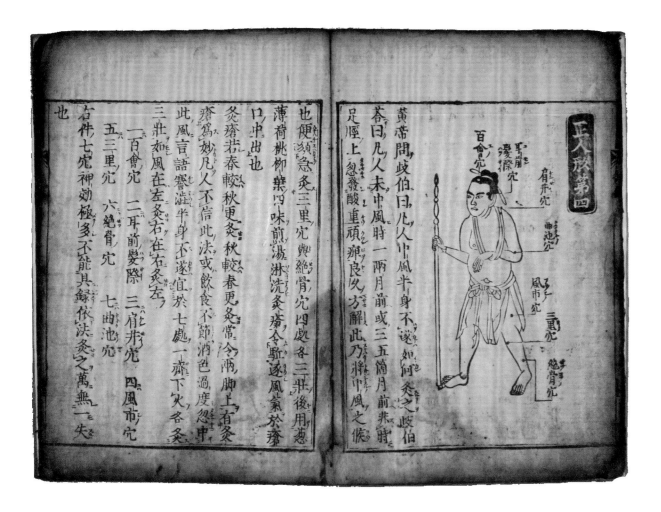

正人形第四

（图见上）

黄帝问岐伯曰：凡人中风，半身不遂，如何灸之？岐伯答曰：凡人未中风时，一两月前，或三五个月前，非时足胫上忽发酸重顽痹，良久方解，此乃将中风之候也。便须急灸三里穴与绝骨穴，四处各三壮。后用葱、薄荷、桃柳叶四味煎汤淋洗，灸疮，令驱逐风气于疮口中出也。

灸疮：若春较秋更灸，秋较春更灸，常令两脚上有灸疮为妙。凡人不信此法，或饮食不节，酒色过度，忽中此风，言语謇涩，半身不遂，宜于七处一齐下火，各灸三壮。如风在左灸右，在右灸左。

一　百会穴　　二　耳前发际　　三　肩井穴　　四　风市穴

五　三里穴　　六　绝骨穴　　　七　曲池穴

上件七穴神效极多，不能具录，依法灸之，万无一失也。

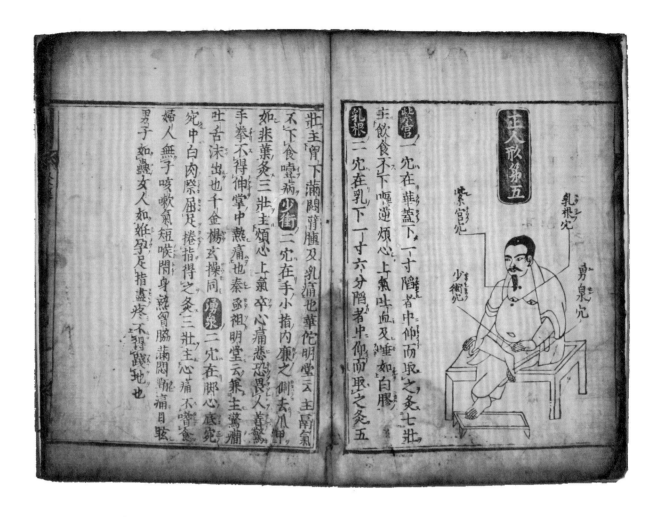

正人形第五

（图见上）

紫宫一穴，在华盖下一寸陷者中，仰而取之。灸七壮。主饮食不下，呕逆烦心，上气吐血，及唾如白胶。

乳根二穴，在乳下一寸六分陷者中，仰而取之。灸五壮。主胸下满闷，臂肿及乳痛也。《华佗明堂》云：主膈气不下食噎病。

少冲二穴，在手小指内廉之侧，去爪甲如韭叶。灸三壮。主烦心上气，卒心痛，悲恐畏人，善惊，手拳不得伸，掌中热痛也。《秦承祖明堂》云：兼主惊痫，吐舌沫出也。《千金》、杨玄操同。

涌泉二穴，在脚心底宛宛中，白肉际，屈足卷趾得之。灸三壮。主心痛，不嗜食，妇人无子，咳嗽气短，喉闭身热，胸胁满闷，颈痛目眩，男子如蛊、女子如妊孕，足趾尽疼不得践地也。

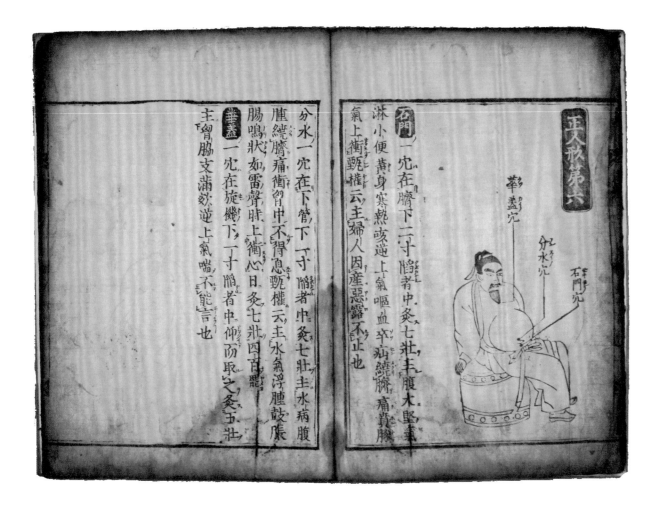

正人形第六

（图见上）

石门一穴，在脐下二寸陷者中。灸七壮。主腹大坚，气淋，小便黄，身寒热，咳逆上气，呕血，卒疝绕脐痛，贲豚气上冲。甄权云：主妇人因产恶露不止也。

分水一穴，在下管下一寸陷者中。灸七壮。主水病腹肿，绕脐痛冲胸中，不得息。甄权云：主水气浮肿，鼓胀肠鸣，状如雷声，时上冲心。日灸七壮，四百[1]罢。

华盖一穴，在旋机[2]下一寸陷者中，仰而取之。灸五壮。主胸胁支满，咳逆上气，喘不能言也。

---

①百：活字本作"日"。
②旋机：即璇玑。

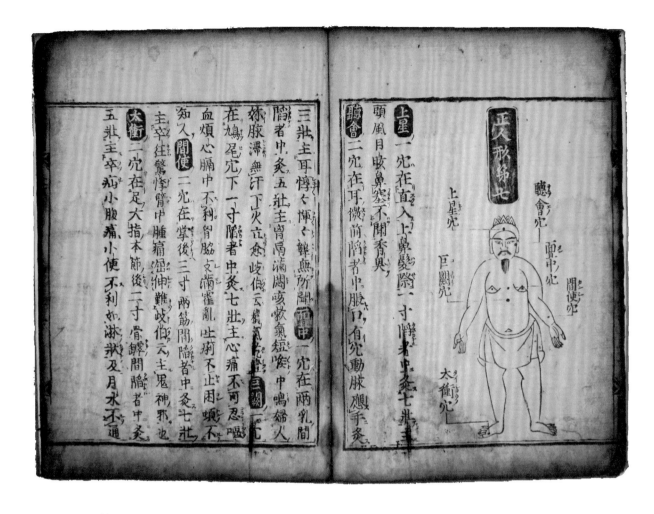

正人形第七

（图见上）

上星一穴，在直入上鼻发际一寸陷者中。灸七壮。主头风目眩，鼻塞不闻香臭。

听会二穴，在耳微前陷者中，张口有穴，动脉应手。灸三壮。主耳惇惇恽恽，聋无所闻。

膻中一穴，在两乳间陷者中。灸五壮。主胸膈满闷，咳嗽气短，喉中鸣，妇人奶脉滞，无汗，下火立愈。岐伯云：积气干噎。

巨阙一穴，在鸠尾穴下一寸陷者中。灸七壮。主心痛不可忍，呕血烦心，膈中不利，胸胁支满，霍乱吐痢不止，困顿不知人。

间使二穴，在掌后三寸两筋间陷者中。灸七壮。主卒狂惊悸，臂中肿痛，屈伸难。岐伯云：主鬼神邪也。

太冲二穴，在足大趾本节后二寸，骨罅间陷者中。灸五壮。主卒疝，小腹痛，小便不利如淋状，及月水不通。

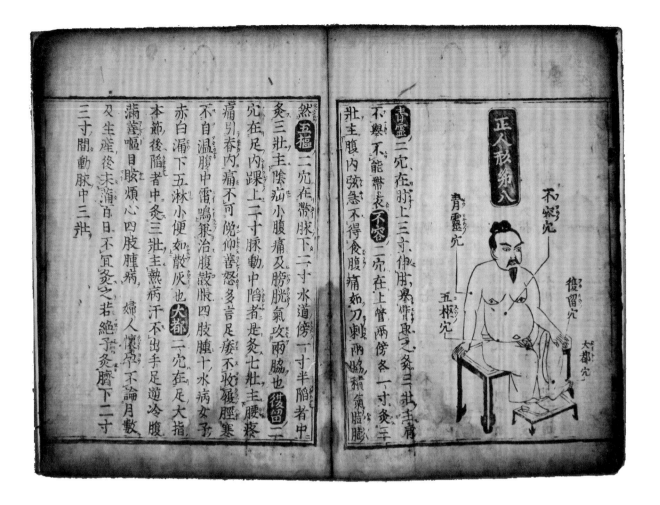

正人形第八

（图见上）

青灵二穴，在肘上三寸，伸肘举臂取之。灸三壮。主肩不举，不能带衣。

不容二穴，在上管两旁各一寸。灸三壮。主腹内弦急，不得食，腹痛如刀刺，两胁积气膨膨然。

五枢二穴，在带脉下二寸，水道旁一寸半陷者中。灸三壮。主阴疝，小腹痛，及膀胱气攻两胁也。

复溜二穴，在足内踝上二寸动脉中陷者是。灸七壮。主腰疼痛引脊内，痛不可俯仰。善怒多言，足痿不收履，胫寒不自温，腹中雷鸣，兼治腹鼓胀，四肢肿，十水病，女子赤白漏下，五淋，小便如散灰也。

大都二穴，在足大趾本节后陷者中。灸三壮。主热病汗不出，手足逆冷，腹满善呕，目眩烦心，四肢肿病。

妇人怀孕，不论月数，及生产后未满百日，不宜灸之。若绝子，灸脐下二寸三寸间动脉中三壮。

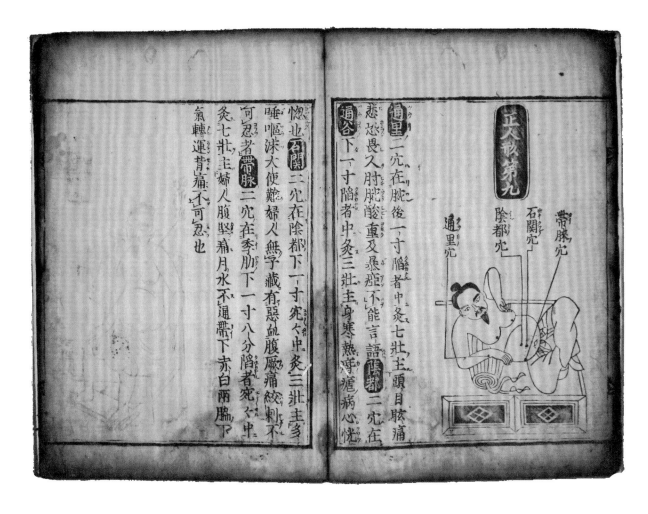

正人形第九

（图见上）

通里二穴，在腕后一寸陷者中。灸七壮。主头目眩痛，悲恐畏人，肘腕酸重，及暴哑不能言语。

阴都二穴，在通谷下一寸陷者中。灸三壮。主身寒热，疟疾，病心恍惚也。

石关二穴，在阴都下一寸宛宛中。灸三壮。主多唾呕沫，大便难，妇人无子，脏有恶血，腹厥痛，绞刺不可忍者。

带脉二穴，在季肋下一寸八分陷者宛宛中。灸七壮。主妇人腹坚痛，月水不通，带下赤白，两胁下气，转运背痛不可忍也。

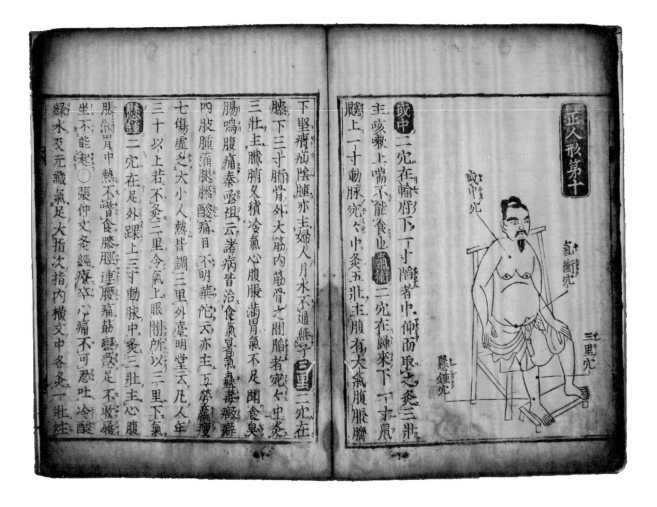

正人形第十

(图见上)

或中二穴，在输府下一寸陷者中，仰而取之。灸三壮。主咳嗽上喘，不能食也。

气冲二穴，在归来下一寸，鼠鼷上一寸动脉宛宛中。灸五壮。主腹有大气，腹胀，脐下坚，癀疝阴肿，亦主妇人月水不通，无子。

三里二穴，在膝下三寸，胻骨外大筋内筋骨之间陷者宛宛中。灸三壮。主脏腑久积冷气，心腹胀满，胃气不足，闻食臭，肠鸣腹痛。秦承祖云：诸病皆治，食气暑气，蛊毒癥癖，四肢肿满，腿膝酸痛，目不明。华佗云：亦主五劳羸瘦，七伤虚乏，大小人热，皆调三里。《外台明堂》云：凡人年三十以上，若不灸三里，令气上眼暗，所以三里下气。

悬钟二穴，在足外踝上三寸动脉中。灸三壮。主心腹胀满，胃中热，不嗜食，膝胫连腰痛，筋挛急，足不收履，坐不能起。

《张文仲灸经》：疗卒心痛，不可忍，吐冷酸绿水及元脏气。足大趾次趾内横纹中各灸一壮，炷

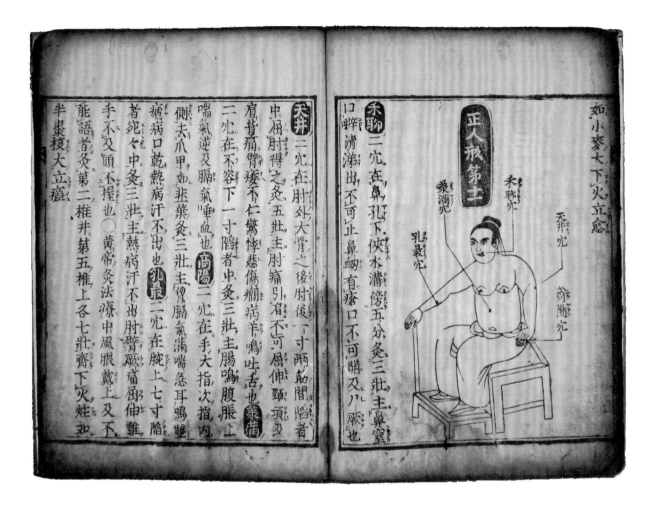

正人形第十一

（图见上）

禾髎二穴，在鼻孔下挟水沟旁五分。灸三壮。主鼻室口噼，清涕出不可止，鼻衄有疮，口不可开，及尸厥也。

天井二穴，在肘外大骨之后、肘后一寸两筋间陷者中，屈肘得之。灸五壮。主肘痛引肩，不可屈伸，颈项及肩背痛，臂痿不仁，惊悸悲伤，痫病羊鸣吐舌也。

承满二穴，在不容下一寸陷者中。灸三壮。主肠鸣腹胀，上喘气逆，及膈气唾血也。

商阳二穴，在手大指次指内侧，去爪甲如韭叶。灸三壮。主胸膈气满喘急，耳鸣聋，疟病口干，热病汗不出也。

孔最二穴，在腕上七寸陷者宛宛中。灸三壮。主热病汗不出，肘臂厥痛，屈伸难，手不及头，不握也。

《黄帝灸法》：疗中风眼戴上及不能语者，灸第二椎并第五椎上，各七壮，齐下火，炷如半枣核大，立瘥。

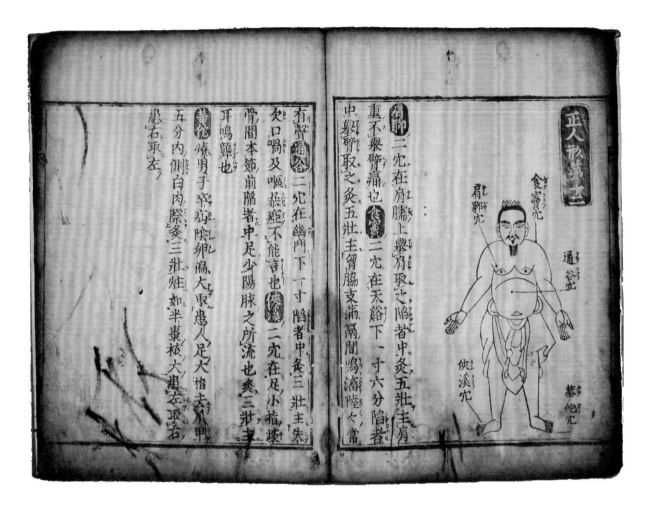

正人形第十二

（图见上）

肩髎二穴，在肩臑上，举肩取之陷者中。灸五壮。主肩重不举，臂痛也。

食窦二穴，在天溪下一寸六分陷者中，举臂取之。灸五壮。主胸胁支满，膈间鸣濯，陆陆常有声。

通谷二穴，在幽门下一寸陷者中。灸三壮。主失欠口喝及呕，暴哑不能言也。

侠溪二穴，在足小趾歧骨间本节前陷者中，足少阳脉之所流也。灸三壮。主耳鸣聋也。

华佗疗男子卒疝，阴卵偏大，取患人足大趾，去爪甲五分内侧白肉际。灸三壮。炷如半枣核大。患左取右，患右取左。

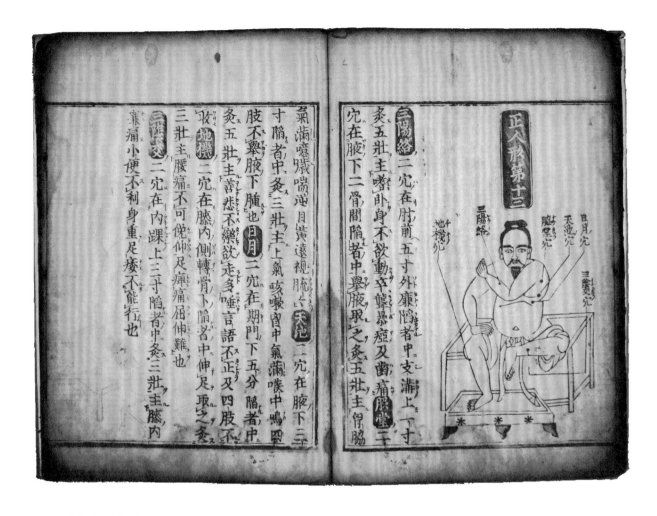

正人形第十三

（图见上）

三阳络二穴，在肘前五寸外廉陷者中，支沟上一寸。灸五壮。主嗜卧，身不欲动，卒聋暴哑，及齿痛。

胁堂二穴，在腋下二骨间陷者中，举腋取之。灸五壮。主胸胁气满，噫哕喘逆，目黄，远视䀮䀮。

天池二穴，在腋下三寸陷者中。灸三壮。主上气咳嗽，胸中气满，喉中鸣，四肢不举，腋下肿也。

日月二穴，在期门下五分陷者中。灸五壮。主善悲不乐，欲走多唾，言语不正，及四肢不收。

地机二穴，在膝内侧转骨下陷者中，伸足取之。灸三壮。主腰痛不可俯仰，足痹痛，屈伸难也。

三阴交二穴，在内踝上三寸陷者中。灸三壮。主膝内廉痛，小便不利，身重足痿，不能行也。

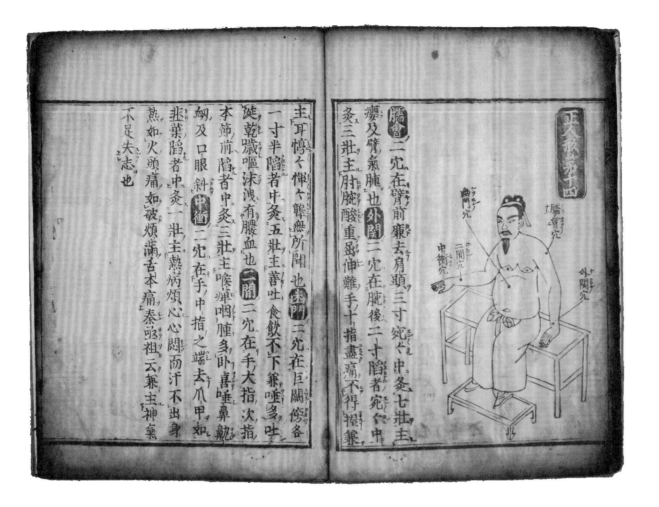

正人形第十四

（图见上）

臑会二穴，在臂前廉去肩头三寸宛宛中。灸七壮。主瘿及臂气肿也。

外关二穴，在腕后二寸陷者宛宛中。灸三壮。主肘腕酸重，屈伸难，手十指尽痛不得握，兼主耳惇惇恽恽，聋无所闻也。

幽门二穴，在巨阙旁各一寸半陷者中。灸五壮。主善吐，食饮不下，兼唾多吐涎，干哕，呕沫，泄有脓血也。

二间二穴，在手大指次指本节前陷者中。灸三壮。主喉痹咽肿，多卧喜唾，鼻衄衄及口眼斜。

中冲二穴，在手中指之端，去爪甲如韭叶陷者中。灸一壮。主热病烦心，心闷而汗不出，身热如火，头痛如破，烦满，舌本痛。秦承祖云：兼主神气不足，失志也。

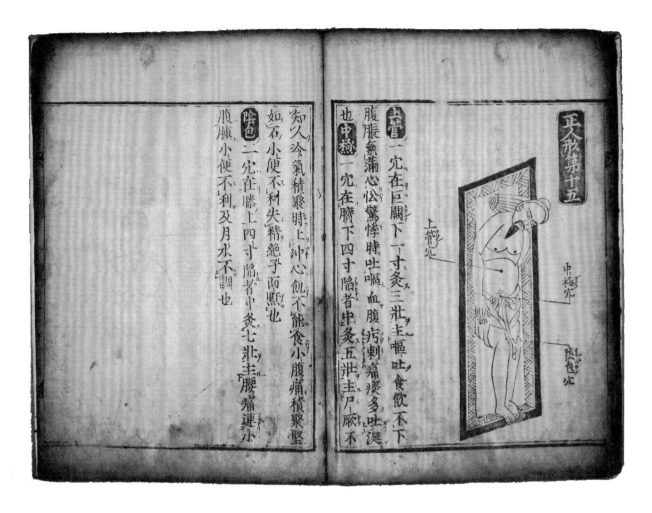

正人形第十五

（图见上）

上管一穴，在巨阙下一寸。灸三壮。主呕吐，食饮不下，腹胀气满，心忪惊悸，时吐呕血，腹疗刺痛，痰多吐涎也。

中极一穴，在脐下四寸陷者中。灸五壮。主尸厥不知人，冷气积聚，时上冲心，饥不能食，小腹痛，积聚坚如石，小便不利，失精绝子，面黔也。

阴包二穴，在膝上四寸陷者中。灸七壮。主腰痛连小腹肿，小便不利，及月水不调也。

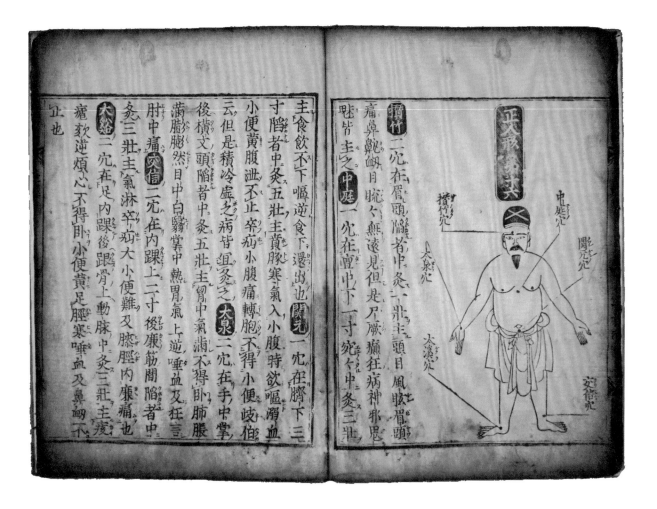

正人形第十六

（图见上）

攒竹二穴，在眉头陷者中。灸一壮。主头目风眩，眉头痛，鼻齄衄，目眮眮无远见，但是尸厥癫狂病，神邪鬼魅，皆主之。

中庭一穴，在膻中下一寸宛宛中。灸三壮。主食饮不下，呕逆，食下还出也。

关元一穴，在脐下三寸陷者中。灸五壮。主贲豚，寒气入小腹，时欲呕，溺血，小便黄，腹泄不止，卒疝，小腹痛，转胞，不得小便。岐伯云：但是积冷虚乏病，皆宜灸之。

大泉[1]二穴，在手中掌后横纹头陷者中。灸五壮。主胸中气满，不得卧，肺胀满膨膨然，目中白翳，掌中热，胃气上逆，唾血及狂言，肘中痛。

交信二穴，在内踝上二寸后廉筋间陷者中。灸三壮。主气淋，卒疝，大小便难，及膝胫内廉痛也。

太溪二穴，在足内踝后跟骨上动脉中。灸三壮。主痎疟咳逆，烦心不得卧，小便黄，足胫寒，唾血及鼻衄不止也。

---

[1]大泉：即太渊。

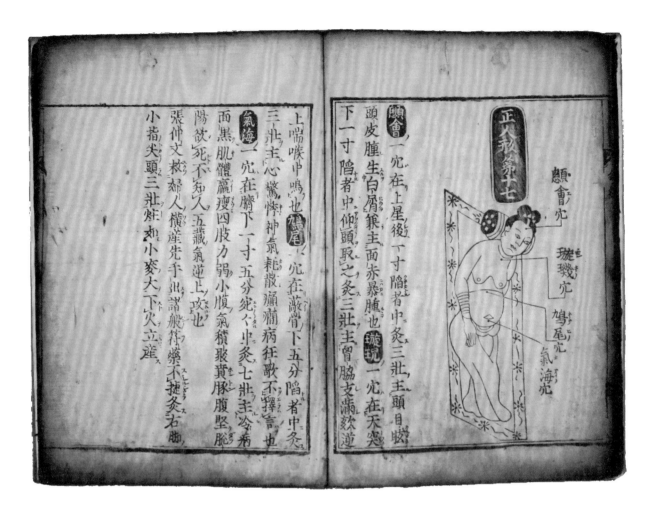

正人形第十七

（图见上）

囟会一穴，在上星后一寸陷者中。灸三壮。主头目眩，头皮肿生白屑，兼主面赤暴肿也。

璇玑一穴，在天突下一寸陷者中，仰头取之。灸三壮。主胸胁支满，咳逆上喘，喉中鸣也。

鸠尾一穴，在蔽骨下五分陷者中。灸三壮。主心惊悸，神气耗散，癫痫，病狂歌不择言也。

气海一穴，在脐下一寸五分宛宛中。灸七壮。主冷病，面黑，肌体羸瘦，四肢力弱，小腹气积聚，贲豚腹坚，脱阳欲死，不知人，五脏气逆上攻也。

张文仲救妇人横产，先手出，诸般符药不捷，灸右脚小趾尖头三壮，炷如小麦大，下火立产。

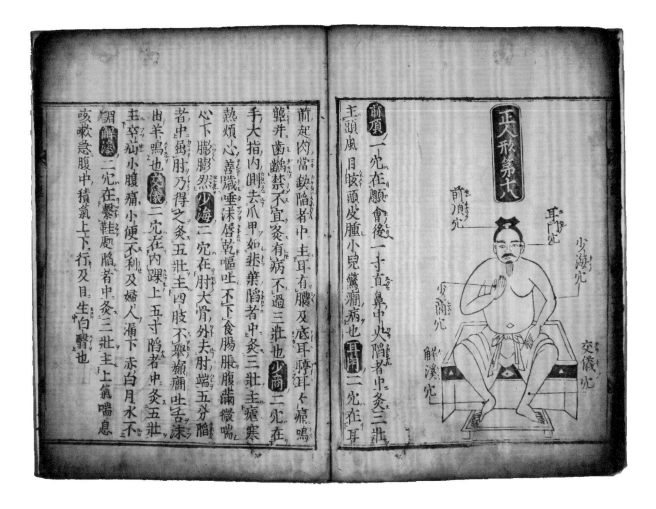

正人形第十八

（图见上）

前顶一穴，在囟会后一寸，直鼻中央陷者中。灸三壮。主头风目眩，头皮肿，小儿惊痫病也。

耳门二穴，在耳前起肉当缺陷者中。主耳有脓，及底耳聍耳，耳痛鸣聋，并齿龋。禁不宜灸，有病不过三壮也。

少商二穴，在手大指内侧，去爪甲如韭叶陷者中。灸三壮。主疟寒热，烦心善哕，唾沫唇干，呕吐不下食，肠胀腹满，微喘，心下膨膨然。

少海二穴，在肘大骨外，去肘端五分陷者中，屈肘乃得之。灸五壮。主四肢不举，癫痫吐舌，沫出羊鸣也。

交仪二穴，在内踝上五寸陷者中。灸五壮。主卒疝，小腹痛，小便不利，及妇人漏下赤白，月水不调。

解溪二穴，在系鞋处陷者中。灸三壮。主上气喘息，咳嗽急，腹中积气上下行，及目生白翳也。

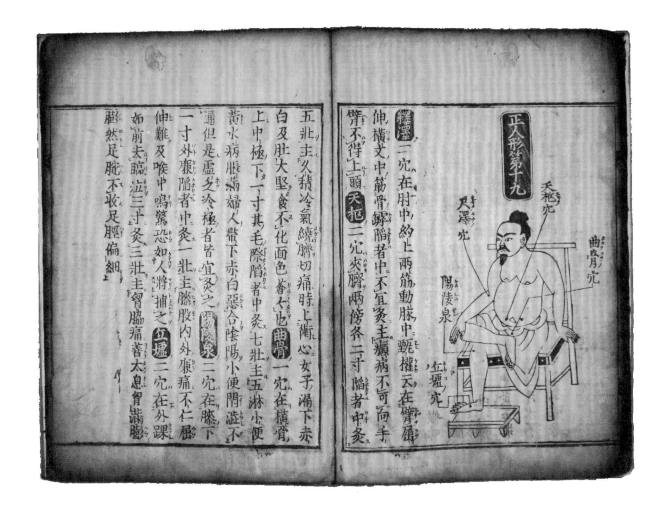

正人形第十九

（图见上）

释泽[1]二穴，在肘中约上两筋动脉中。甄权云：在臂屈伸横纹中，筋骨罅陷者中，不宜灸。主癫病不可向，手臂不得上头。

天枢二穴，夹脐两旁各二寸陷者中。灸五壮。主久积冷气，绕脐切痛，时上冲心，女子漏下赤白，及肚大坚，食不化，面色苍苍也。

曲骨一穴，在横骨上，中极下一寸，其毛际陷者中。灸七壮。主五淋，小便黄，水病胀满，妇人带下赤白，恶合阴阳，小便闭涩不通，但是虚乏冷极者，皆宜灸之。

阳陵泉二穴，在膝下一寸外廉陷者中，灸一壮。主膝股内外廉痛不仁，屈伸难，及喉中鸣，惊恐如人将捕之。

丘墟二穴，在外踝如前，去临泣三寸。灸三壮。主胸胁痛，善太息，胸满膨膨然，足腕不收，足胫偏细。

---

①释泽：即尺泽。

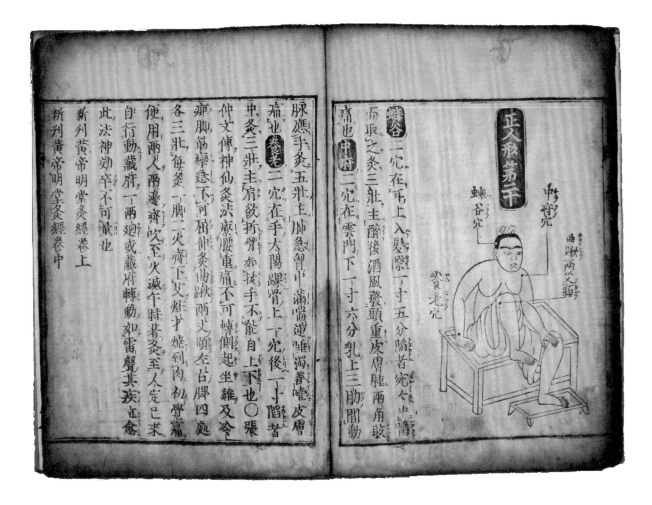

正人形第二十

(图见上)

率谷二穴，在耳上入发际一寸五分陷者宛宛中，嚼而取之。灸三壮。主醉后酒风发，头重，皮肤肿，两角眩痛也。

中府二穴，在云门下一寸六分，乳上三肋间，动脉应手。灸五壮。主肺急，胸中满，喘逆，唾浊，善噎，皮肤痛也。

养老二穴，在手太阳踝骨上一穴，后一寸陷者中。灸三壮。主肩欲折，臂如拔，手不能自上下也。

张文仲传《神仙灸法》：疗腰重痛，不可转侧，起坐难，及冷痹，脚筋挛急不可屈伸。

灸曲䐐两纹头，左右脚四处，各三壮。每灸一脚，二火齐下，艾炷才烧到肉，初觉痛，便用两人两边齐吹至火灭。午时着灸，至人定已来，自行动脏腑一两回，或脏腑转动如雷声，其疾立愈。此法神效，卒不可量也。

新刊黄帝明堂灸经卷上

新刊黄帝明堂灸经卷中

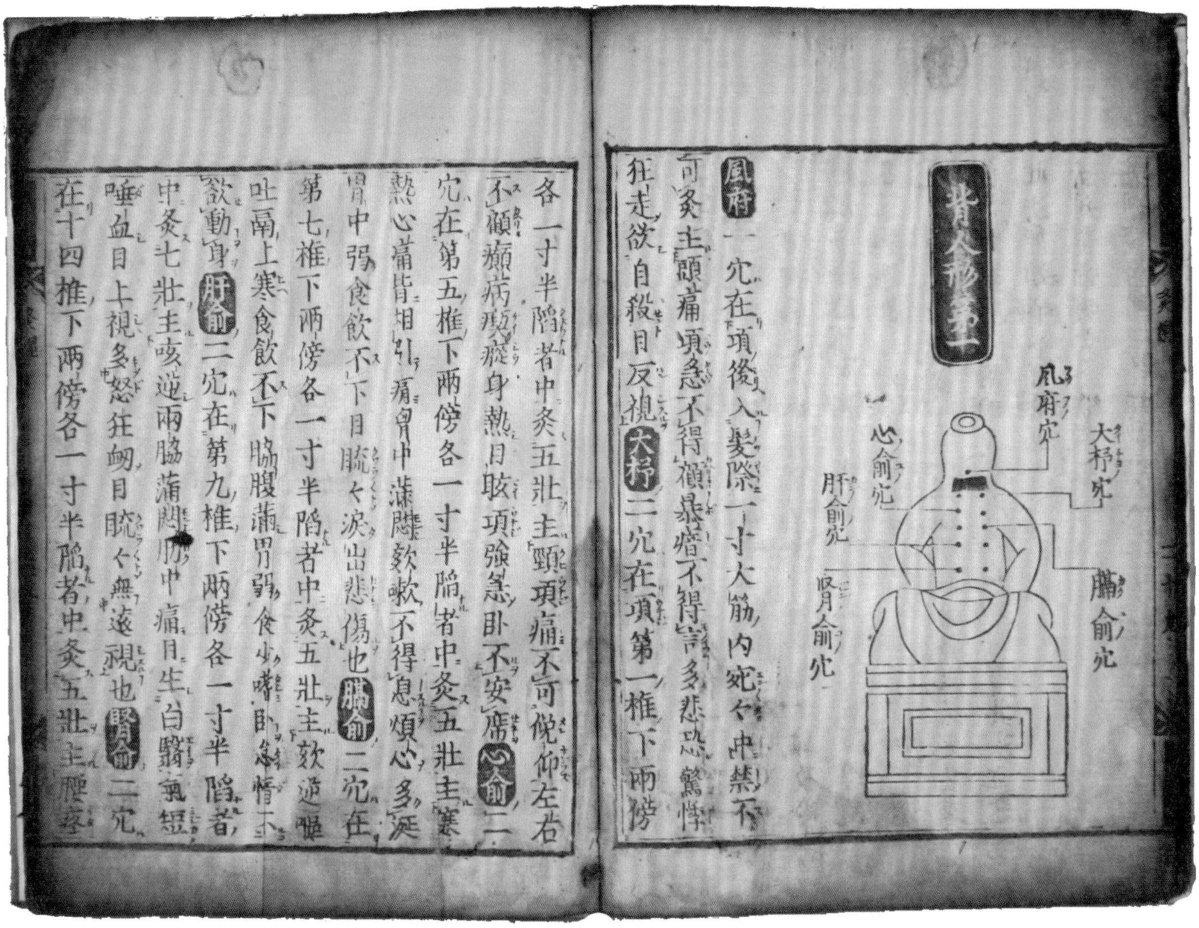

背人形第一

（图见上）

风府一穴，在项后入发际一寸大筋内宛宛中。禁不可灸。主头痛，项急不得顾，暴喑不得言，多悲恐惊悸，狂走欲自杀，目反视。

大杼二穴，在项第一椎下两旁各一寸半陷者中。灸五壮。主颈项痛，不可俯仰，左右不顾，癫病瘈瘲，身热目眩，项强急，卧不安席。

心俞二穴，在第五椎下两旁各一寸半陷者中。灸五壮。主寒热心痛，背相引痛，胸中满闷，咳嗽不得息，烦心，多涎，胃中弱，食饮不下，目䀮䀮泪出，悲伤也。

膈俞二穴，在第七椎下两旁各一寸半陷者中。灸五壮。主咳逆，呕吐，膈上寒，食饮不下，胁腹满，胃弱食少，嗜卧怠惰，不欲动身。

肝俞二穴，在第九椎下两旁各一寸半陷者中。灸七壮。主咳逆，两胁满闷，肋中痛，目生白翳，气短，唾血，目上视，多怒，狂衄，目䀮䀮无远视也。

肾俞二穴，在十四椎下两旁各一寸半陷者中。灸五壮。主腰疼

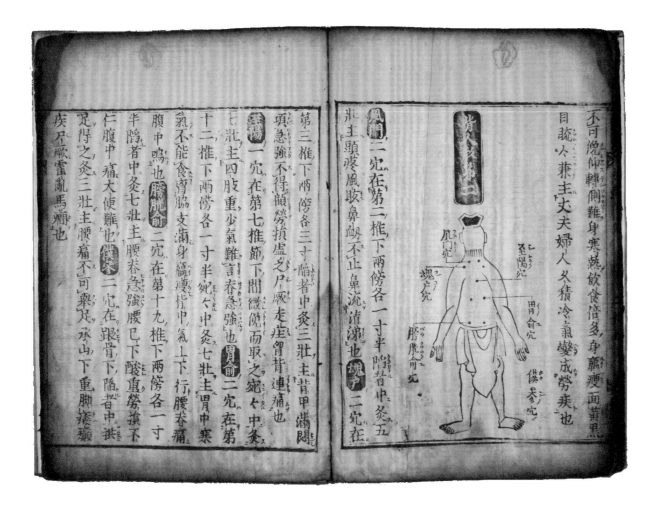

不可俯仰，转侧难，身寒热，饮食倍多，身羸瘦，面黄黑，目眈眈，兼主丈夫妇人久积冷气变成劳疾也。

背人形第二

（图见上）

风门二穴，在第二椎下两旁各一寸半陷者中。灸五壮。主头疼风眩，鼻衄不止，鼻流清涕也。

魂户二穴，在第三椎下两旁各三寸陷者中。灸三壮。主背甲满闷，项急强不得顾，劳损虚乏，尸厥走注，胸背连痛也。

至阳一穴，在第七椎节下间，微俯而取之宛宛中。灸七壮。主四肢重，少气懒言，脊急强也。

胃俞二穴，在第十二椎下两旁各一寸半宛宛中。灸七壮。主胃中寒气不能食，胸胁支满，身羸瘦，背中气上下行，腰脊痛，腹中鸣也。

膀胱俞二穴，在第十九椎下两旁各一寸半陷者中。灸七壮。主腰脊急强，腰以下酸重，劳损不仁，腹中痛，大便难也。

仆参二穴，在跟骨下陷者中，拱足得之。灸三壮。主腰痛不可举足，承山下重，脚痿癫疾，尸厥，霍乱，马痫也。

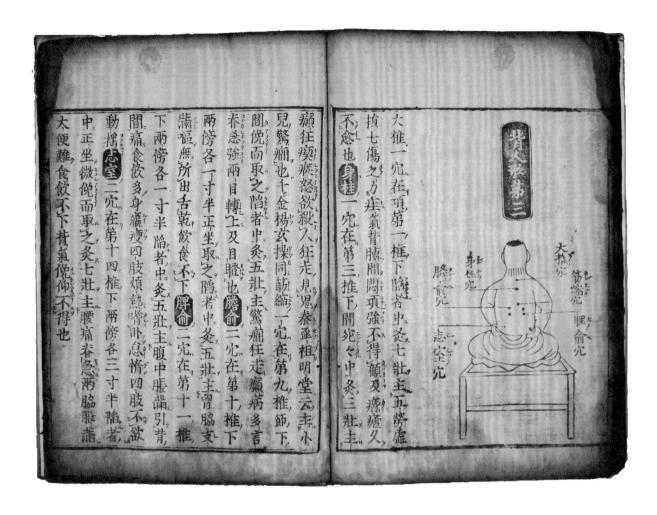

背人形第三

（图见上）

大椎一穴，在项第一椎下陷者中。灸七壮。主五劳虚损，七伤乏力，痈气背膊间闷，项强不得顾，及疬疬久不愈也。

身柱一穴，在第三椎下间宛宛中。灸三壮。主癫狂瘈疭，怒欲杀人，狂走见鬼。秦承祖明堂云：主小儿惊痫也。《千金》、杨玄操同。

筋缩一穴，在第九椎节下间，俯而取之陷者中。灸五壮。主惊痫狂走，癫病多言，脊急强，两目转上及目瞪也。

胆俞二穴，在第十椎下两旁各一寸半，正坐取之陷者中。灸五壮。主胸胁支满，呕无所出，舌干饮食不下。

脾俞二穴，在第十一椎下两旁各一寸半陷者中。灸五壮。主腹中胀满，引背间痛，食饮多，身羸瘦，四肢烦热，嗜卧怠惰，四肢不欲动摇。

志室二穴，在第十四椎下两旁各三寸半陷者中，正坐微俯而取之。灸七壮。主腰痛脊急，两胁胀满，大便难，食饮不下，背气俯仰不得也。

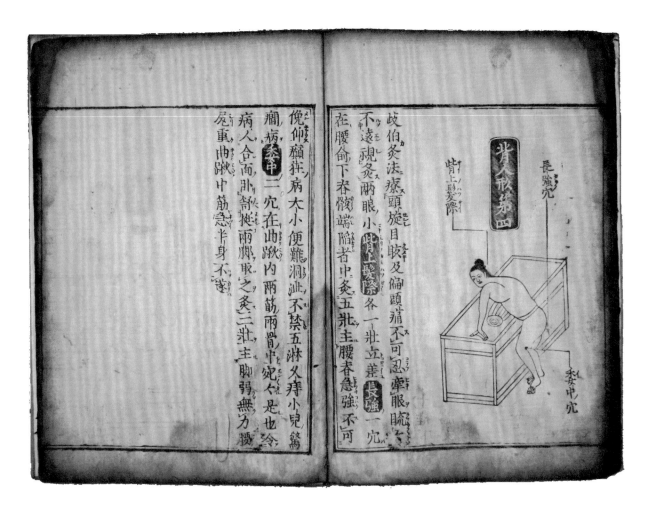

背人形第四

（图见上）

岐伯灸法：疗头旋目眩，及偏头痛不可忍，牵眼眽眽不远视，灸两眼小眦上发际，各一壮，立瘥。

长强一穴，在腰俞下脊骶端陷者中。灸五壮。主腰脊急强不可俯仰，癫狂病，大小便难，洞泄不禁，五淋，久痔，小儿惊痫病。

委中二穴，在曲䐐内两筋两骨中，宛宛是也，令病人合面卧，舒挺两脚取之。灸三壮。主脚弱无力，腰尻重，曲䐐中筋急，半身不遂。

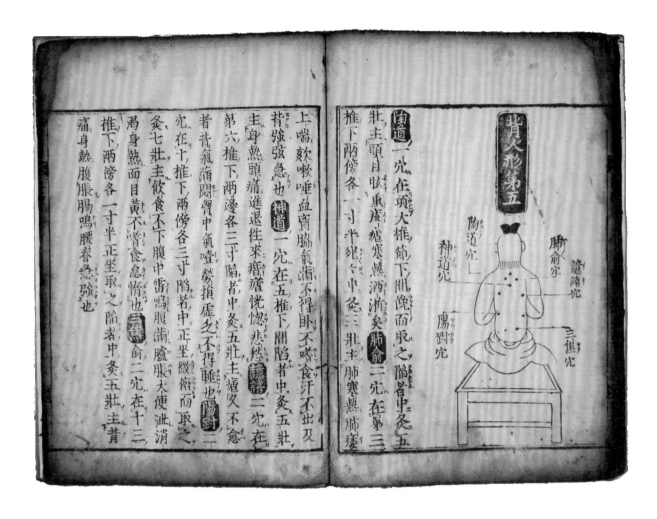

背人形第五

（图见上）

陶道一穴，在项大椎节下间，俯而取之陷者中。灸五壮。主头目眩重，痎疟寒热洒淅矣。

肺俞二穴，在第三椎下两旁各一寸半宛宛中。灸三壮。主肺寒热，肺痿，上喘咳嗽，唾血，胸胁气满不得卧，不嗜食，汗不出，及背强弦急也。

神道一穴，在五椎下间陷者中。灸五壮。主身热头痛，进退往来，痎疟，恍惚悲愁。

譩譆二穴，在第六椎下两旁各三寸陷者中。灸五壮。主疟久不愈者，背气满闷，胸中气噎，劳损虚乏不得睡也。

阳纲二穴，在十椎下两旁各三寸陷者中，正坐微俯而取之。灸七壮。主饮食不下，腹中雷鸣，腹满胪胀，大便泄，消渴，身热，面目黄，不嗜食，怠惰也。

三焦俞二穴，在十三椎下两旁各一寸半，正坐取之陷者中。灸五壮。主背痛，身热，腹胀肠鸣，腰脊急强也。

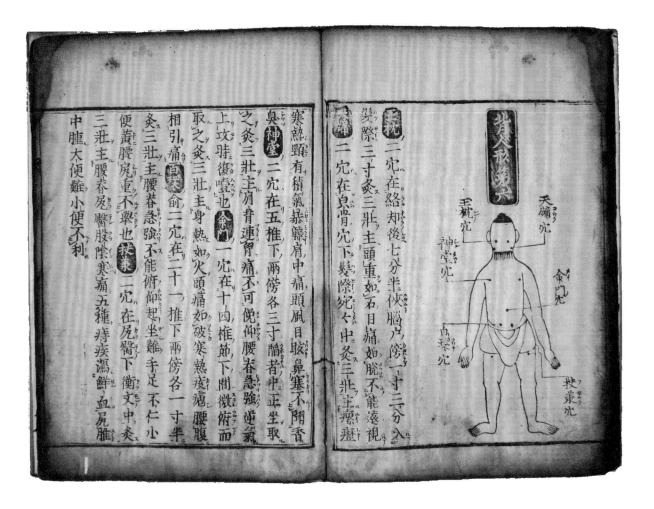

背人形第六

(图见上)

玉枕二穴，在络却后七分半侠脑户旁一寸三分，入发际三寸。灸三壮。主头重如石，目痛如脱，不能远视。

天牖二穴，在完骨穴下发际宛宛中。灸三壮。主瘰疬寒热，颈有积气，暴聋，肩中痛，头风目眩，鼻塞不闻香臭。

神堂二穴，在五椎下两旁各三寸陷者中，正坐取之。灸三壮。主肩背连胸痛，不可俯仰，腰脊急强，逆气上攻，时复噫也。

命门一穴，在十四椎节下间，微俯而取之。灸三壮。主身热如火，头痛如破，寒热痎疟，腰腹相引痛。

白环俞二穴，在二十一椎下两旁各一寸半。灸三壮。主腰脊急强不能俯仰，起坐难，手足不仁，小便黄，腰尻重不举也。

扶承二穴，在尻臀下横纹中。灸三壮。主腰脊尻臀股阴寒痛，五种痔疾，泻鲜血，尻椎中肿，大便难，小便不利。

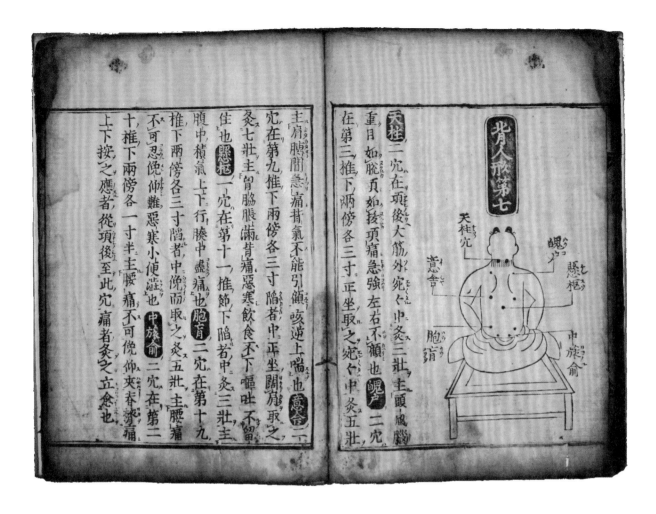

背人形第七

（图见上）

天柱二穴，在项后大筋外宛宛中。灸三壮。主头风脑重，目如脱，项如拔，项痛急强，左右不顾也。

魄户二穴，在第三椎下两旁各三寸，正坐取之宛宛中。灸五壮。主肩膊间急痛，背气不能引顾，咳逆上喘也。

意舍二穴，在第九椎下两旁各三寸陷者中，正坐阔肩取之。灸七壮。主胸胁胀满，背痛，恶寒，饮食不下，呕吐不留住也。

悬枢一穴，在第十一椎节下陷者中。灸三壮。主腹中积气上下行，膝中尽痛也。

胞肓二穴，在第十九椎下两旁各三寸陷者中，俯而取之。灸五壮。主腰痛不可忍，俯仰难，恶寒，小便涩也。

中膂俞二穴，在第二十椎下两旁各一寸半。主腰痛不可俯仰，夹背膂痛，上下按之，应者从项后至此穴痛者，灸之立愈也。

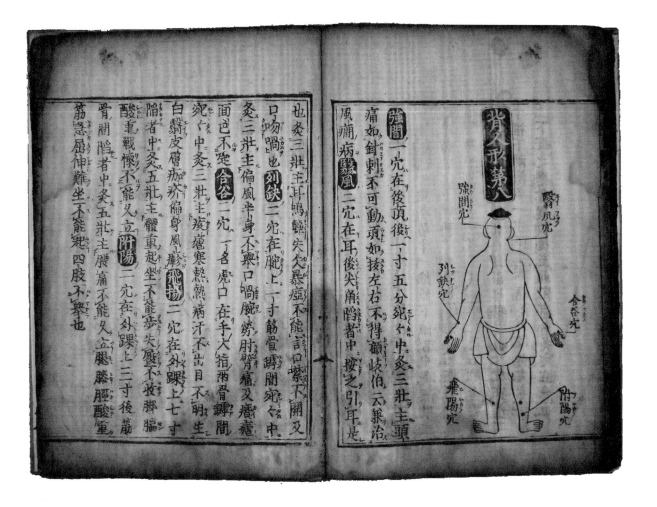

背人形第八

（图见上）

强间一穴，在后顶后一寸五分宛宛中。灸三壮。主头痛如针刺，不可动，项如拔，左右不得顾。岐伯云：兼治风痫病。

翳风二穴，在耳后尖角陷者中，按之引耳是也。灸三壮。主耳鸣聋失欠，暴哑不能言，口噤不开，及口吻㖞也。

列缺二穴，在腕上一寸，筋骨罅间宛宛中。灸三壮。主偏风，半身不举，口㖞，腕劳肘臂痛，及痎疟，面色不定。

合谷二穴，一名虎口，在手大指两骨罅间宛宛中。灸三壮。主痎疟寒热，热病汗不出，目不明，生白翳，皮肤痂疥，遍身风疹。

飞阳二穴，在外踝上七寸陷者中。灸五壮。主体重，起坐不能步，失履不收，脚腨酸重，战栗不能久立。

跗阳二穴，在外踝上三寸后筋骨间陷者中。灸五壮。主腰痛不能久立，腿膝胫酸重，筋急，屈伸难，坐不能起，四肢不举也。

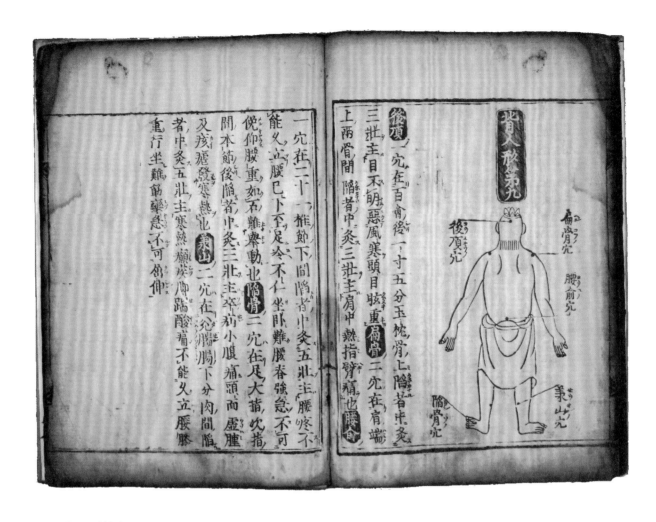

背人形第九

（图见上）

后顶一穴，在百会后一寸五分，玉枕骨上陷者中。灸三壮。主目不明，恶风寒，头目眩重。

扁骨二穴，在肩端上两骨间陷者中。灸三壮。主肩中热，指臂痛也。

腰俞一穴，在二十一椎节下间陷者中。灸五壮。主腰疼不能久立，腰以下至足冷不仁，坐卧难，腰脊强急，不可俯仰，腰重如石，难举动也。

陷谷二穴，在足大趾次趾间，本节后陷者中。灸三壮。主卒疝，小腹痛，头面虚肿，及痎疟发寒热也。

承山二穴，在兑腨肠下分肉间陷者中。灸五壮。主寒热癫疾，脚腨酸痛，不能久立，腰膝重，行坐难，筋挛急，不可屈伸。

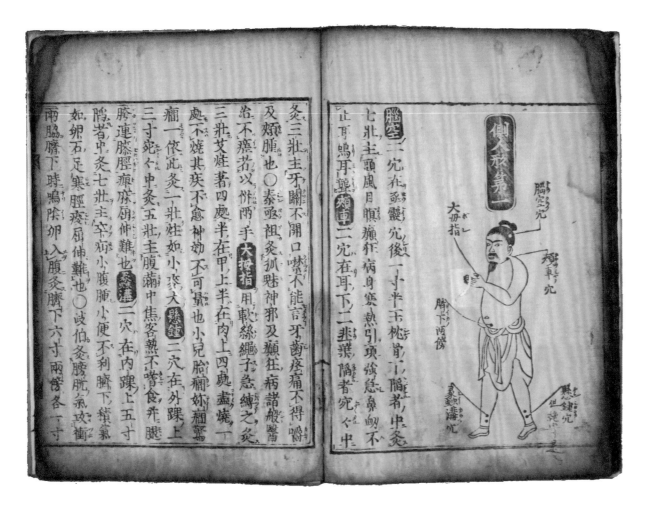

脑空二穴在承灵穴后一寸半玉枕骨下陷者中灸七壮主头风目瞑癫狂病身寒热引项强急鼻衄不止耳鸣耳聋

颊车二穴在耳下二韭叶陷者宛宛中灸三壮主牙关不开口噤不能言牙齿疼痛不得嚼及颊肿也

秦承祖灸狐魅神邪及癫狂病诸般医治不瘥者以并两手大拇指用软丝绳子急缚之灸三壮艾炷着四处半在甲上半在肉上四处尽烧一处不烧其疾不愈神效不可量也小儿胎痫奶痫惊痫一依此灸一壮炷如小麦大

悬钟二穴在外踝上三寸宛宛中灸五壮主腹满中焦客热不嗜食并腿胯连膝胫痹麻屈伸难也

蠡沟二穴在内踝上五寸陷者中灸七壮主卒疝小腹肿小便不利脐下积气如卵石足寒胫酸屈伸难也

岐伯灸膀胱气攻冲两胁脐下时鸣阴卵入腹灸脐下六寸两旁各一寸

侧人形第一

（图见上）

脑空二穴，在承灵穴后一寸半玉枕骨下陷者中。灸七壮。主头风目瞑，癫狂病，身寒热引项强急，鼻衄不止，耳鸣耳聋。

颊车二穴，在耳下二韭叶陷者宛宛中。灸三壮。主牙关不开，口噤不能言，牙齿疼痛不得嚼，及颊肿也。

秦承祖灸狐魅神邪，及癫狂病，诸般医治不瘥者，以并两手大拇指，用软丝绳子急缚之，灸三壮。艾炷着四处，半在甲上，半在肉上，四处尽烧，一处不烧，其疾不愈，神效不可量也。小儿胎痫、奶痫、惊痫一依此灸一壮，炷如小麦大。

悬钟二穴，在外踝上三寸宛宛中。灸五壮。主腹满，中焦客热，不嗜食，并腿胯连膝胫痹麻，屈伸难也。

蠡沟二穴，在内踝上五寸陷者中。灸七壮。主卒疝，小腹肿，小便不利，脐下积气如卵石，足寒胫酸，屈伸难也。

岐伯灸膀胱气攻冲两胁，脐下时鸣，阴卵入腹，灸脐下六寸两旁各一寸

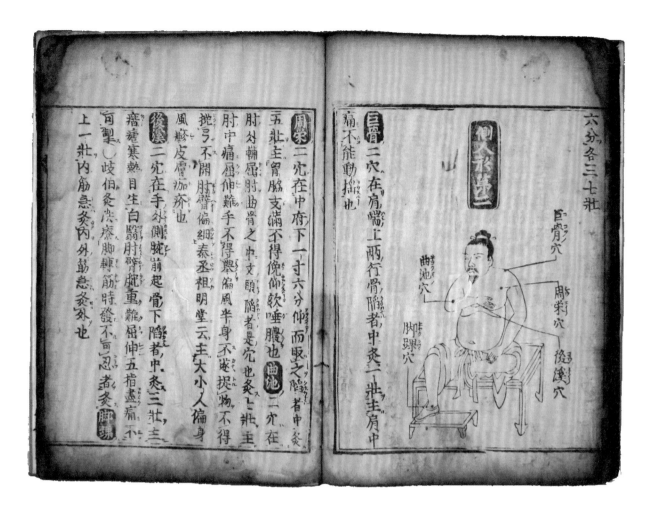

六分，各三七壮。

侧人形第二

（图见上）

巨骨二穴，在肩端上两行骨陷者中。灸一壮。主肩中痛，不能动摇也。

周荣二穴，在中府下一寸六分，仰而取之陷者中。灸五壮。主胸胁支满，不得俯仰，咳唾脓也。

曲池二穴，在肘外辅屈肘曲骨之中，纹头陷者是穴也。灸七壮。主肘中痛，屈伸难，手不得举，偏风，半身不遂，捉物不得，挽弓不开，肘臂偏细。《秦承祖明堂》云：主大小人遍身风疹，皮肤痂疥也。

后溪二穴，在手外侧腕前起骨下陷者中。灸三壮。主痎疟寒热，目生白翳，肘臂腕重，难屈伸，五指尽痛不可掣。

岐伯灸法：疗脚转筋，时发不可忍者，灸脚踝上一壮。内筋急灸内，外筋急灸外也。

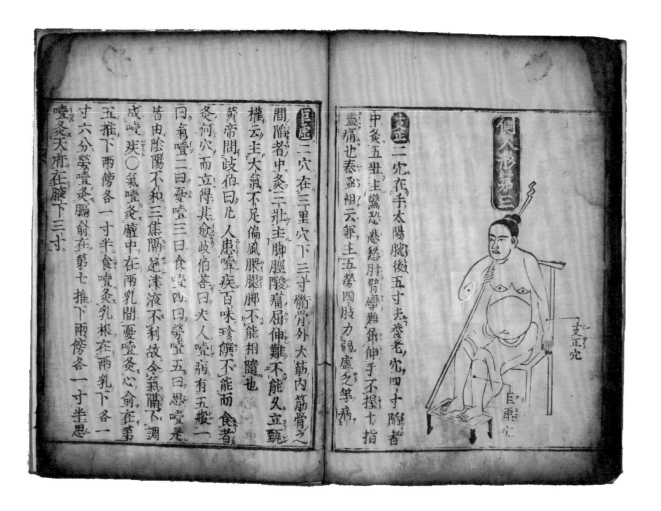

侧人形第三

（图见上）

支正二穴，在手太阳腕后五寸，去养老穴四寸陷者中。灸五壮。主惊恐悲愁，肘臂挛，难屈伸，手不握，十指尽痛也。秦承祖云：兼主五劳，四肢力弱，虚乏等病。

巨虚二穴，在三里穴下三寸骱骨外大筋内，筋骨之间陷者中。灸三壮。主脚胫酸痛，屈伸难，不能久立。甄权云：主大气不足，偏风腰腿，脚不能相随也。

黄帝问岐伯曰：凡人患噎疾，百味珍馔不能而食者，灸何穴而立得其愈？岐伯答曰：夫人噎病有五般：一曰气噎，二曰忧噎，三曰食噎，四曰劳噎，五曰思噎。是皆由阴阳不和，三焦隔绝，津液不利，故令气隔不调成噎疾。气噎灸膻中，在两乳间；忧噎灸心俞，在第五椎下两旁各一寸半；食噎灸乳根，在两乳下各一寸六分；劳噎灸膈俞，在第七椎下两旁各一寸半；思噎灸天府，在腋下三寸。

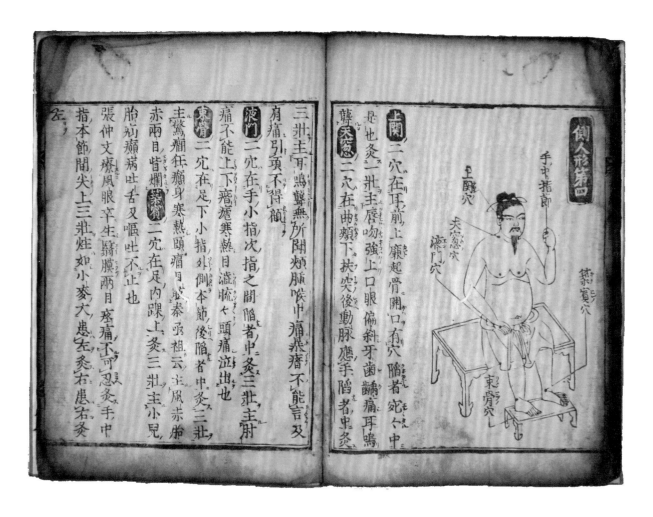

側人形第四

（图见上）

上关二穴，在耳前上廉起骨开口有穴陷者宛宛中是也。灸一壮。主唇吻强上，口眼偏斜，牙齿龋痛，耳鸣聋。

天窗二穴，在曲颊下扶突后，动脉应手陷者中。灸三壮。主耳鸣聋无所闻，颊肿喉中痛，暴喑不能言，及肩痛引项不得顾。

液门二穴，在手小指次指之间陷者中。灸三壮。主肘痛不能上下，痎疟寒热，目涩眒眒，头痛泣出也。

束骨二穴，在足下小趾外侧本节后陷者中。灸三壮。主惊痫狂癫，身寒热，头痛目眩。秦承祖云：主风赤，胎赤，两目眦烂。

筑宾二穴，在足内踝上。灸三壮。主小儿胎疝，癫病，吐舌及呕吐不止也。

张文仲疗风眼卒生翳膜，两目疼痛不可忍，灸手中指本节间尖上三壮，炷如小麦大。患左灸右，患右灸左。

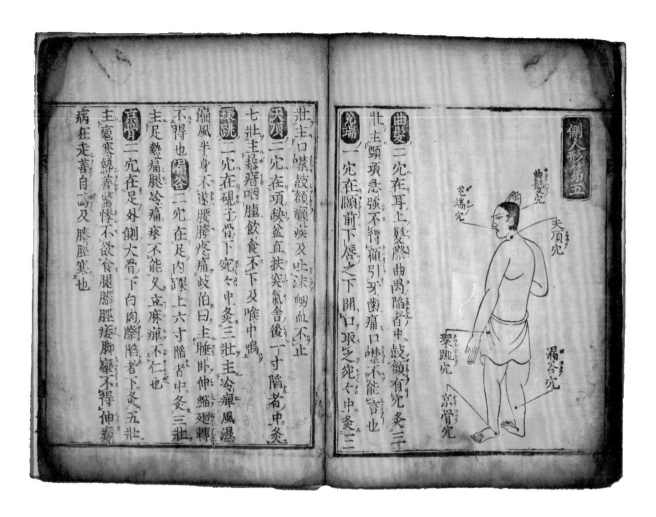

侧人形第五

（图见上）

曲发二穴，在耳上发际曲禺陷者中，鼓颔有穴。灸三壮。主颈项急强，不得顾引，牙齿痛，口噤不能言也。

兑端一穴，在颐前下唇之下，开口取之宛宛中。灸三壮。主口噤，鼓颔，癫疾及吐沫，衄血不止。

天顶二穴，在项缺盆直扶突、气舍后一寸陷者中。灸七壮。主暴喑，咽肿，饮食不下，及喉中鸣。

环跳二穴，在砚子骨下宛宛中。灸三壮。主冷痹，风湿，偏风，半身不遂，腰胯疼痛。岐伯曰：主睡卧伸缩回转不得也。

漏谷二穴，在足内踝上六寸陷者中。灸三壮。主足热痛，腿冷痛，疼不能久立，麻痹不仁也。

京骨二穴，在足外侧大骨下白肉际陷者下。灸五壮。主疟寒热，善惊悸，不欲食，腿膝胫痿，脚挛不得伸，癫病狂走，善自啮，及膝胫寒也。

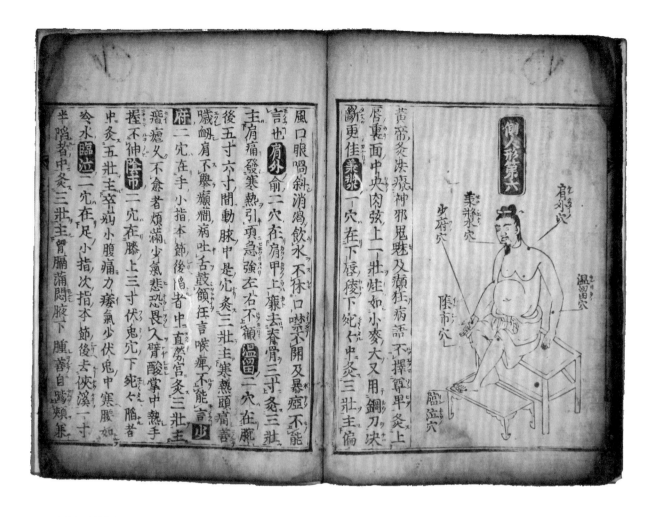

侧人形第六

（图见上）

黄帝灸法：疗神邪鬼魅及癫狂病，语不择尊卑，灸上唇里面中央肉弦上一壮，炷如小麦大。又用钢刀决断更佳。

承浆一穴，在下唇棱下宛宛中。灸三壮。主偏风口眼㖞斜，消渴饮水不休，口噤不开，及暴哑不能言也。

肩外俞二穴，在肩胛上廉去脊骨三寸。灸三壮。主肩痛发寒热，引项急强，左右不顾。

温留二穴，在腕后五寸六寸间动脉中是穴。灸三壮。主寒热头痛，善哕衄，肩不举，癫痫病，吐舌鼓颔，狂言，喉痹不能言。

少府二穴，在手小指本节后陷者中，直劳宫。灸三壮。主痎疟久不愈者，烦满少气，悲恐畏人，臂酸掌中热，手握不伸。

阴市二穴，在膝上三寸，伏兔穴下宛宛陷者中。灸五壮。主卒疝，小腹痛，力痿气少，伏兔中寒，腰如冷水。

临泣二穴，在足小趾次趾本节后，去侠溪一寸半陷者中。灸三壮。主胸膈满闷，腋下肿，善自啮颊，兼

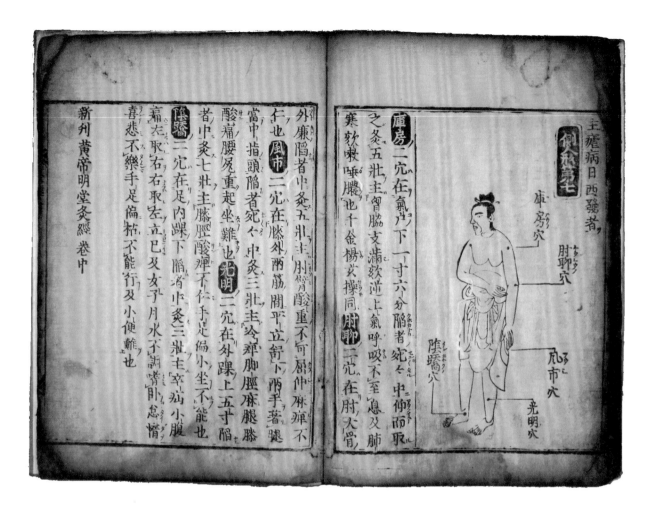

主疟病，日西发者。

侧人形第七

（图见上）

库房二穴，在气户下一寸六分陷者宛宛中，仰而取之。灸五壮。主胸胁支满，咳逆上气，呼吸不至息，及肺寒咳嗽，唾脓也。《千金》、杨玄操同。

肘髎二穴，在肘大骨外廉陷者中。灸五壮。主肘臂酸重，不可屈伸，麻痹不仁也。

风市二穴，在膝外两筋间，平立舒下两手着腿当中，指头陷者宛宛中。灸三壮。主冷痹脚胫麻，腿膝酸痛，腰尻重，起坐难也。

光明二穴，在外踝上五寸陷者中。灸七壮。主膝胫酸痹不仁，手足偏小，坐不能也。

阴跷二穴，在足内踝下陷者中。灸三壮。主卒疝，小腹痛，左取右，右取左，立已。及女子月水不调，嗜卧怠惰，喜悲不乐，手足偏枯不能行，及小便难也。

新刊黄帝明堂灸经卷中

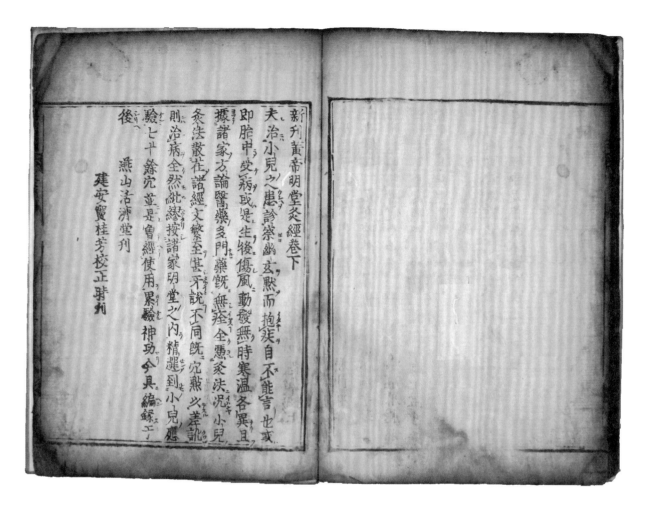

新刊黄帝明堂灸经卷下

夫治小儿之患，诊察幽玄，默而抱疾，自不能言也。或即胎中受病，或是生后伤风，动发无时，寒温各异，且据诸家方论，医药多门，药既无痊，全凭灸法，况小儿灸法散在诸经，文繁至甚，互说不同，既穴点以差讹，则治病全然纰缪。按诸家《明堂》之内精选，到小儿应验七十余穴，并是曾经使用，累验神功，今具编录于后。

燕山活济堂刊

建安窦桂芳校正时刊

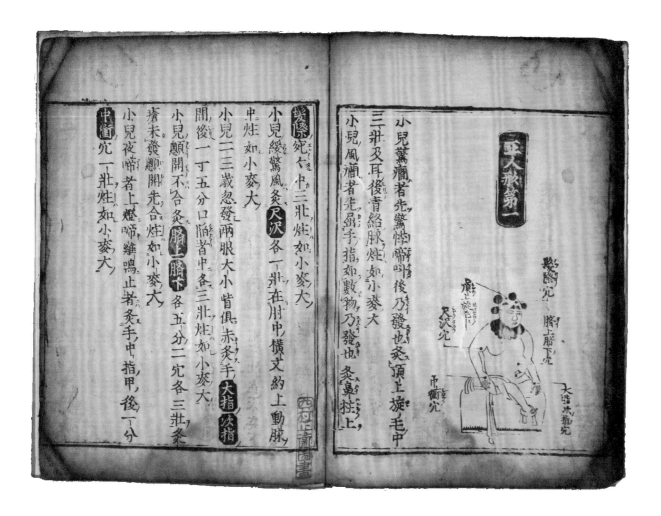

正人形第一

（图见上）

小儿惊痫者，先惊悸啼叫，后乃发也。灸顶上旋毛中三壮，及耳后青络脉，炷如小麦大。

小儿风痫者，先屈手指如数物乃发也。灸鼻柱上发际宛宛中三壮，炷如小麦大。

小儿缓惊风，灸尺泽各一壮，在肘中横纹约上动脉中，炷如小麦大。

小儿二三岁，忽发两眼大、小眦俱赤，灸手大指、次指间后一寸五分口陷者中，各三壮，炷如小麦大。

小儿囟开不合，灸脐上、脐下各五分，二穴各三壮。灸疮未发，囟开先合，炷如小麦大。

小儿夜啼者，上灯啼，鸡鸣止者，灸手中指甲后一分中冲穴一壮，炷如小麦大。

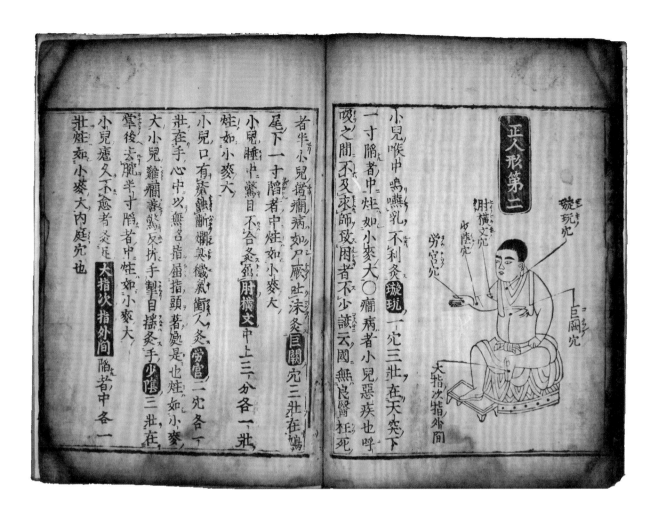

正人形第二

（图见上）

小儿喉中鸣，咽乳不利，灸璇玑一穴三壮。在天突下一寸陷者中，炷如小麦大。

癎病者，小儿恶疾也。呼吸之间，不及求师致困者不少。谚云：国无良医，枉死者半。

小儿猪癎病，如尸厥吐沫，灸巨阙穴三壮。在鸠尾下一寸陷者中，炷如小麦大。

小儿睡中惊，目不合，灸屈肘横纹中、上三分，各一壮，炷如小麦大。

小儿口有疮蚀龈烂，臭秽气冲人，灸劳宫二穴，各一壮。在手心中，以无名指屈指头着处是也，炷如小麦大。

小儿鸡癎，善惊反折，手挈自摇，灸手少阴三壮。在掌后去腕半寸陷者中，炷如小麦大。

小儿疟久不愈者，灸足大趾次趾外间陷者中，各一壮，炷如小麦大。内庭穴也。

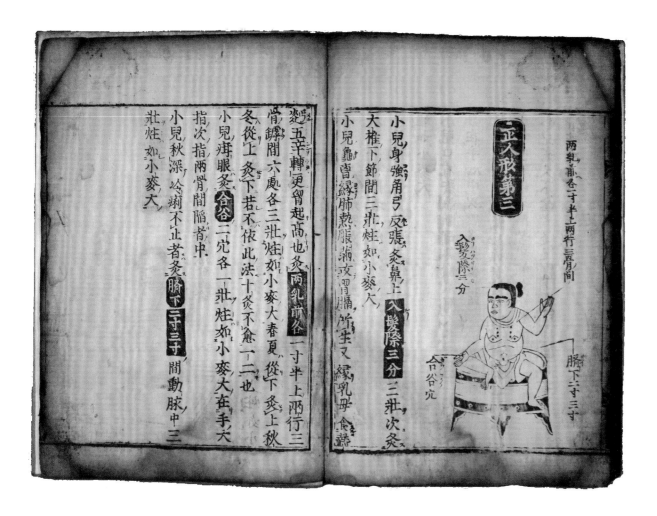

正人形第三

（图见上）

小儿身强，角弓反张，灸鼻上入发际三分，三壮。次灸大椎下节间，三壮。如小麦大。

小儿龟胸，缘肺热胀满，攻胸膈所生。又缘乳母食热面五辛，转更胸起高也。灸两乳前各一寸半，上两行三骨罅间六处各三壮，炷如小麦大。春夏从下灸上，秋冬从上灸下，若不依此法，十灸不愈一二也。

小儿疳眼，灸合谷二穴，各一壮，炷如小麦大。在手大指次指两骨间陷者中。

小儿秋深冷痢不止者，灸脐下二寸三寸间动脉中三壮，炷如小麦大。

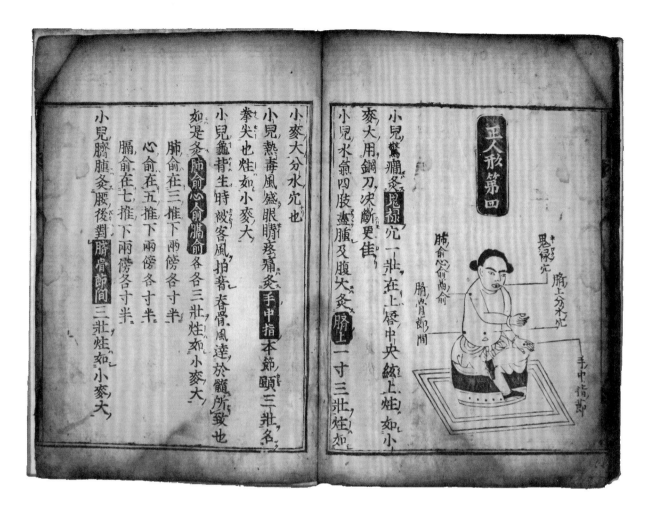

正人形第四

（图见上）

小儿惊痫，灸鬼禄穴一壮。在上唇中央弦上。炷如小麦大。用钢刀决断更佳。

小儿水气，四肢尽肿及腹大，灸脐上一寸三壮，炷如小麦大。分水穴也。

小儿热毒风盛，眼睛疼痛，灸手中指本节头三壮，名拳尖也，炷如小麦大。

小儿龟背，生时被客风拍着脊骨，风达于髓所致也。如是灸肺俞、心俞、膈俞各各三壮，炷如小麦大。肺俞，在三椎下两旁各寸半；心俞，在五椎下两旁各寸半；膈俞，在七椎下两旁各寸半。

小儿脐肿，灸腰后对脐骨节间三壮，炷如小麦大。

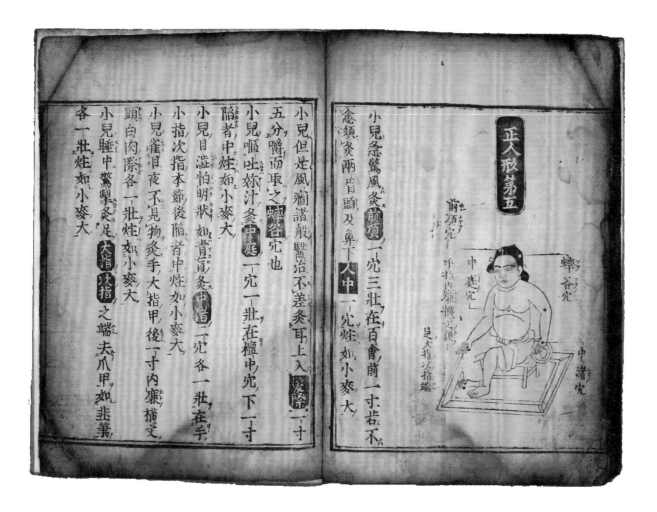

正人形第五

（图见上）

小儿急惊风，灸前顶一穴三壮，在百会前一寸。若不愈，须灸两眉头及鼻下人中一穴，炷如小麦大。

小儿但是风痫，诸般医治不瘥，灸耳上入发际一寸五分，嚼而取之，率谷①穴也。

小儿呕吐奶汁，灸中庭一穴一壮，在膻②中穴下一寸陷者中，炷如小麦大。

小儿目涩怕明，状如青盲，灸中渚二穴，各一壮，在手小指次指本节后陷者中，炷如小麦大。

小儿雀目夜不见物，灸手大指甲后一寸，内廉横纹头白肉际，各一壮，炷如小麦大。

小儿睡中惊掣，灸足大趾次趾之端，去爪甲如韭叶，各一壮，炷如小麦大。

---

①率谷：原作"蟀谷"，今律齐为标准穴位名。
②膻：原作"檀"，据《新刊黄帝明堂灸经》卷下改。

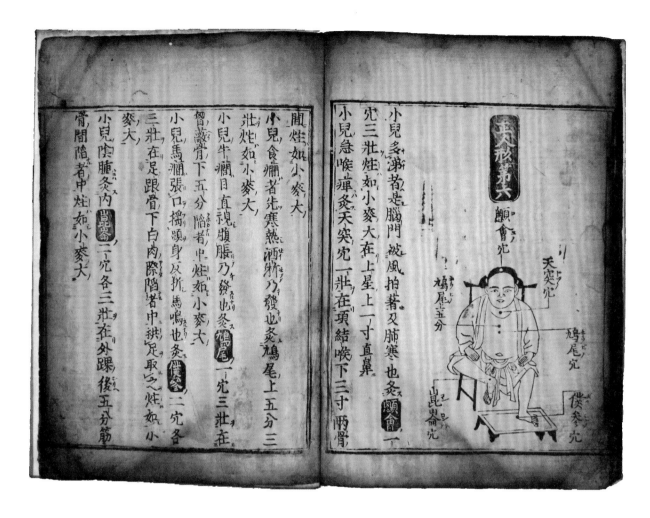

正人形第六

（图见上）

小儿多涕者，是脑门被风拍着及肺寒也。灸囟会一穴三壮，炷如小麦大。在上星上一寸，直鼻。

小儿急喉痹，灸天突穴一壮，在项结喉下三寸两骨间，炷如小麦大。

小儿食痫者，先寒热洒淅乃发也。灸鸠尾上五分三壮，炷如小麦大。

小儿牛痫，目直视腹胀乃发也。灸鸠尾一穴三壮，在胸蔽骨下五分陷者中，炷如小麦大。

小儿马痫，张口摇头，身反折马鸣也。灸仆参二穴，各三壮，在足跟骨下白肉际陷者中，拱足取之，炷如小麦大。

小儿阴肿，灸内昆仑二穴，各三壮，在外踝后五分筋骨间陷者中，炷如小麦大。

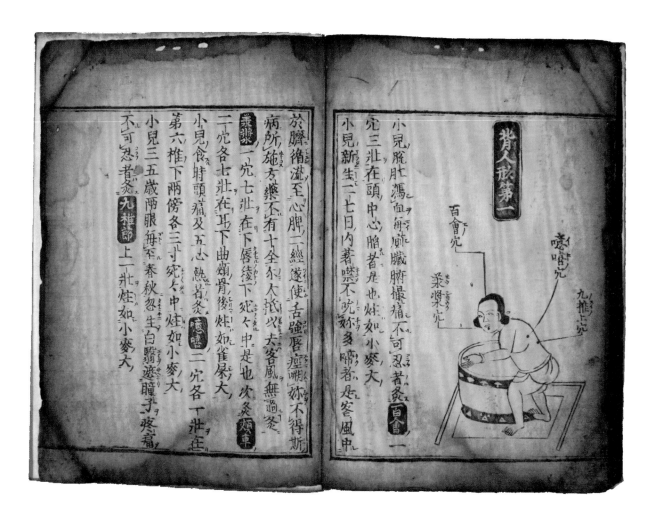

背人形第一

（图见上）

小儿脱肛泻血，每厕脏腑撮痛不可忍者，灸百会一穴三壮，在头中心陷者是也。炷如小麦大。

小儿新生二七日内，着噤不吮奶，多啼者，是客风中于脐，循流至心脾二经，遂使舌强唇痉，嗍奶不得。斯病所施方药，不有十全尔，大抵以去客风无过。灸承浆一穴七壮，在下唇棱下宛宛中是也。次灸颊车二穴，各七壮，在耳下曲颊骨后，炷如雀屎大。

小儿食时头痛，及五心热者，灸噫嘻二穴，各一壮，在第六椎下两旁各三寸宛宛中，炷如小麦大。

小儿三五岁，两眼每至春秋忽生白翳，遮瞳子，疼痛不可忍者，灸九椎节上一壮，炷如小麦大。

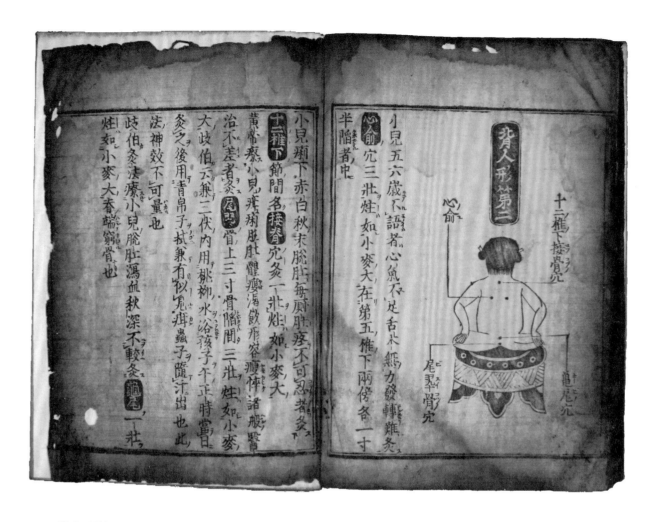

背人形第二

（图见上）

小儿五六岁不语者，心气不足，舌本无力，发转难，灸心俞穴三壮，炷如小麦大。在第五椎下两旁各一寸半陷者中。

小儿痢下赤白，秋末脱肛，每厕肚疼不可忍者，灸十二椎下节间，名接脊穴，灸一壮，炷如小麦大。

黄帝疗小儿疳痢，脱肛体瘦，渴饮，形容瘦悴，诸般医治不瘥者，灸尾翠骨上三寸骨陷间，三壮，炷如小麦大。岐伯云：兼三伏内用桃柳水浴孩子，午正时当日灸之，后用青帛子拭，兼有似见疳虫子随汗出也。此法神效，不可量也。

岐伯灸法：疗小儿脱肛泻血，秋深不较，灸龟尾一壮，炷如小麦大。脊端穷骨也。

背人形第三

（图见上）

小儿班疮入眼，灸大杼二穴，各一壮。在项后第一椎下两旁各一寸半陷者中，炷如小麦大。

小儿奶病[1]目不明者，灸肩中俞二穴，各一壮。在肩胛内廉去脊二寸陷者中，炷如小麦大。

小儿羊痫，目瞪吐舌羊鸣也。灸第九椎下节间三壮，炷如小麦大。

小儿饮水不歇，面目黄者，灸阳纲二穴，各一壮。在第十一椎下两旁各三寸陷者中，炷如小麦大。

小儿嬴瘦，食饮少，不生肌肤，灸胃俞穴，各一壮。在第十二椎下两旁各一寸半陷者中，炷如小麦大。

小儿胎疝，卵偏重者，灸囊后缝十字纹当上，三壮。春灸夏较，夏灸秋较，秋灸冬较，冬灸春较，炷如小麦大。

明堂灸经卷第下终

---

①病：《针灸资生经》卷六作"癖"。

西方子明堂灸经

　　《西方子明堂灸经》八卷，灸法专著，约成书于南宋，初刊于元至正末年（约1368）。旧题西方子撰，但作者名氏无考。书中内容系参合宋以前及宋代的灸法资料如《千金要方》《明堂》《铜人经》等，按头面、躯干分部，四肢分经顺序，详细论述356个腧穴的名称、部位、取穴方法、可灸或不可灸、施灸方法及临床主治病证，并附图19幅。内容全面详密，是研究中医灸法的参考书。《四库全书总目提要》称："其书专论灸法，《铜人》惟有正背左右人形，此则兼及侧伏，较更详密。"以下所刊书影为清代《四库全书》本。因《四库全书》医书抄录者太过粗疏，错字频出，故校录时择重点词句出注，以免校勘过多影响阅读。

钦定四库全书

明堂灸经卷一

正人头面之图

正人头面三十六穴

头部中行四穴

上星，在颅上直鼻中央，入发际一寸陷容豆。日灸三壮至百五壮止。多灸拔气，令人眼暗。主头风头肿，皮肿面虚，鼻塞头痛，面赤肿，目眩，痰疟振寒热，汗不出，目睛痛、不能远视。

囟会，在上星后一寸陷者中。日灸二七壮，七日停。初灸之即痛，五十壮不痛。主疗鼻塞不闻香臭，头风痛，白

明堂灸经卷一

　　正人头面之图（图见上）

　　正人头面三十六穴

　　头部中行四穴

　　上星，在颅上直鼻中央，入发际一寸陷容豆。日灸三壮至百五壮止。多灸拔气，令人眼暗。主头风头肿，皮肿面虚，鼻塞头痛，面赤肿，目眩，痰疟振寒热，汗不出，目睛痛、不能远视。

　　囟会，在上星后一寸陷者中。日灸二七壮，七日停。初灸之即痛，五十壮不痛。主疗鼻塞不闻香臭，头风痛，白

屑起，多睡，惊痫，戴目上不识人，目眩，面肿。

前顶，在囟会后一寸半骨陷中。主头风热痛，头肿，风痫，小儿惊痫，面赤肿，鼻多清涕，项痛，目眩。

百会，在前顶后一寸半顶中心。灸百五壮即停，三五日讫，绕四畔以三棱针刺，令出血，以井花水淋之，令宣气通。频灸拔气上，令眼暗。主脱肛，风痫，青风，心风，角弓反张，羊鸣，多哭，言语不择，发时即死，吐沫，心中热闷，头风多睡，心烦惊悸，无心力，忘前失后，吃食无味，头重，饮酒面赤，鼻塞，目泣出，耳鸣、聋。

头第二行三穴

五处二穴，在头上，去上星旁一寸。灸五壮止。主目不明，头风目眩，脊强反折，瘈瘲，癫疾，头痛。

承光二穴，在五处后一寸。《明堂》云：二寸。不灸。

通天二穴，在承光后一寸半。灸三壮。主项痛重，暂起仆僵，鼻塞，喘息不利，口喎僻，多涕，衄蚵有疮。

头第三行三穴

　　临泣二穴，在目上眦，直入发际五分陷者中。主风不识人，风眩，鼻塞，腋下肿，喜啮颊，胸痹心痛，不得反侧，疟日西发，胁下痛，胸痹，目瞖多泪。

　　目窗二穴，在临泣后一寸。灸五壮。主诸阳之热逆，头痛寒热，汗出不恶寒，目眩瞑，唇吻强，上齿龋痛，目外眦赤，晚晚远视不明。

　　正营二穴，在目窗后一寸。灸五壮。主诸阳之热。

正面部中行七穴

　　神庭，在发际直鼻上，督脉上一寸发际。灸二七壮至百壮。主肿气，风痫，癫风不识人，羊鸣，角弓反张，披发而上歌下哭，多学人言语，惊悸不得安寝，头痛，喘渴，目不可视，目泣出，鼻清涕出。

　　素髎，在鼻柱端。不宜灸。

　　水沟，在鼻柱下人中。灸三壮。主消渴、饮水无多少，水气遍身肿，失笑无时节，癫痫，语不识尊卑，乍喜乍笑，牙关不开，面肿唇动，叶叶肺风，状如虫行，寒热头痛，喘。

渴目不可視鼻不聞香臭口喎僻不能開水漿不禁

瘖不能言寒熱卒中惡風水面腫

兌端在唇上端灸三壯主唇吻強上齒齲痛主癲疾吐

沫小便黄舌乾消渴衄血不止

斷交在唇內齒上斷縫灸三壯主鼻窒喘息不利鼻喎

僻多涕鼽衄有瘡鼻息肉鼻頭額頄中痛鼻中蝕瘡

口不能禁水漿喎僻口噤不開項如拔不可左右顧

面赤頄中痛心煩痛頸項急小兒面瘡久不可

面部第二行六穴

目眩瞑小便黄或不禁消渴嗜飲及暴啞不能言

大主療偏風口喎面腫消渴面風口不開口中生瘡

灸多則恐傷陽明脈斷令風不瘥此艾炷止一分半

承漿在頤前下唇之下宛宛中灸四十九壯停四五日

欽定四庫全書　卷一　明堂灸經　四

廉泉在頷下結喉上舌本間灸三壯主舌下腫難言舌

瘲涎多欬嗽少氣喘息嘔沫口禁舌根急縮下食難

曲差二穴俠神庭傍一寸半在髮際灸七壯主心中煩

渴，目不可视，鼻不闻香臭，口喎僻不能开，水浆不禁，喑不能言，寒热卒中，恶风，水面肿。

兑端，在唇上端。灸三壮。主唇吻强，上齿龋痛。主癫疾吐沫，小便黄，舌干，消渴，衄血不止。

龈交，在唇内齿上龈缝。灸三壮。主鼻窒，喘息不利，鼻喎僻，多涕，鼽衄有疮，鼻息肉，鼻、头、额、颒①中痛，鼻中蚀疮，口不能禁水浆，喎僻，口噤不开，项如拔，不可左右顾，面赤，颒中痛，心烦痛，颈项急，小儿面疮久不可。

承浆，在颐前下唇之下宛宛中。灸四十九壮，停四五日。灸多则恐伤阳明脉断，令风不瘥。此艾炷止一分半大。主疗偏风口喎，面肿，消渴，面风口不开，口中生疮，目眩瞑，小便黄或不禁，消渴嗜饮，及暴哑不能言。

廉泉，在颔下结喉上舌本间。灸三壮。主舌下肿难言，舌疭涎多，咳嗽少气，喘息，呕沫，口噤，舌根急缩，下食难。

面部第二行六穴

曲差二穴，挟神庭旁一寸半在发际。灸七壮。主心中烦

---

①颒：鼻梁。

满，汗不出，头项痛，身热，目视不明。

攒竹二穴，在眉头陷中。不灸。

精明二穴，在目内眦外头畔陷者宛宛中。不灸。

巨髎二穴，挟鼻旁八分直瞳子。跷脉、足阳明之会①。灸七壮。主疗风寒，鼻准上肿，痈痛，招摇视瞻②，瘲疭，口僻，目泪出多赤痛痒，生白翳覆瞳子。

迎香二穴，在禾髎上一寸，鼻孔旁五分。不灸。

禾髎二穴，直鼻孔下挟水沟旁五分。主鼻窒，口僻，鼻多清涕出不可止，鼽衄有疮，口噤不开。

面部第三行五穴

肠白二穴，在眉上一寸直瞳子。主目瞳子痛痒，远视睆睆，昏夜无所见，目系急，目上插，头目痛，目眇，背膝寒栗。

承泣二穴，在目下七分直瞳子。不灸。

四白二穴，在目下一寸。灸七壮。主头痛目眩，目眴③，泪出多矐④，内眦赤痛痒，生白肤翳，目瞤动不息。

① 足阳明之会：原脱，据《针灸甲乙经》卷三补。
② 瞻：原作"占"，据《针灸甲乙经》卷十改。又，此下明山西平阳府重刊本有"不明"二字。
③ 眴：目眩。
④ 矐：目眇。

頭維二穴在額角髮際本神傍一寸半不灸

面部第五行五穴

人云可灸二壯西方子曰不可灸

瞳子髎二穴在目外去眥五分 又名太陽又名前關 銅

絲竹空二穴在眉後陷中不灸

四分主痛癲疾嘔吐涎沫小兒驚癇

本神二穴在曲差傍一寸半髮際一云直耳上入髮際

面部第四行三穴

頰頷腫惡寒風壅面浮腫目不閉唇瞤動

痛惡寒熱頭痛瘰癧口喎數欠氣風瘑口噤牙疼

口噤不開引鼻中口緩不收不能言口失欠下牙齒

大迎二穴在曲頷前一寸二分骨陷中動脈灸三壯主

音不言不得飲水漿食漏落脈瞤動

如欲治灸承漿七七壯忌房事毒食主偏風口喎失

二七壯在肝七七壯艾炷如二分若大令人口轉喎

地倉二穴俠口傍四分外如近下有脈微動者是日灸

地倉二穴，挟口旁四分外，如近下有脉微动者是。日灸二七壮，重者[1]七七壮。艾炷如二分，若大令人口转喎。如欲治，灸承浆七七壮，忌房事、毒食。主偏风口喎，失音不言，不得饮水，浆食漏落，眼[2]瞤动。

大迎二穴，在曲颔前一寸二分骨陷中动脉。灸三壮。主口噤不开引鼻中，口缓不收，不能言，口失欠，下牙齿痛，恶寒，寒热头痛，瘰癧，口喎，数欠气，风瘑口噤，牙疼，颊颔肿，恶寒，风壅面浮肿，目不闭，唇瞤动。

面部第四行三穴

本神二穴，在曲差旁一寸半发际。一云：直耳上入发际四分。主痛，癫疾，呕吐涎沫，小儿惊痫。

丝竹空二穴，在眉后陷中。不灸。

瞳子髎二穴，在目外去眦五分。又名太阳，又名前关。《铜人》云可灸二壮，西方子曰不可灸。

面部第五行五穴

头维二穴，在额角发际本神旁一寸半。不灸。

①重者：原作"在肝"，据《太平圣惠方》卷九十九引《针经》改。
②眼：原作"脉"，据《铜人腧穴针灸图经》卷三改。

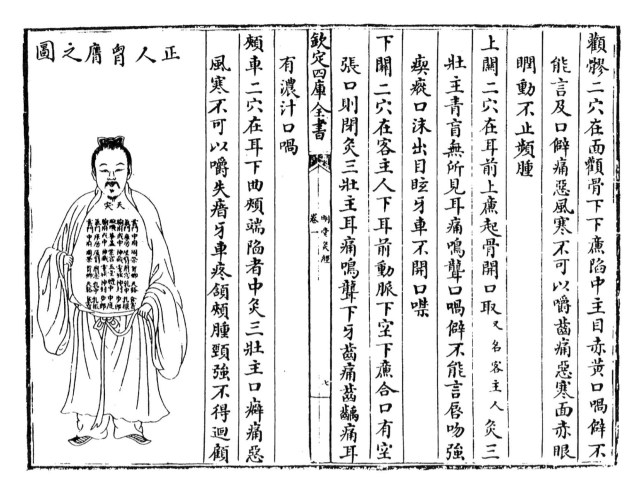

颧髎二穴，在面颧骨下下廉陷中。主目赤黄，口喎僻不能言，及口僻痛，恶风寒，不可以嚼，齿痛，恶寒，面赤，眼瞤动不止，颐①肿。

上关二穴，在耳前上廉起骨，开口取。又名客主人。灸三壮。主青盲无所见，耳痛鸣聋，口喎僻不能言，唇吻强，瘛疭口沫出，目眩，牙车不开，口噤。

下关二穴，在客主人下，耳前动脉下空下廉，合口有空，张口则闭。灸三壮。主耳痛鸣聋，下牙齿痛，齿龋痛，耳有脓汁，口喎。

颊车二穴，在耳下曲颊端陷者中。灸三壮。主口僻痛，恶风寒，不可以嚼，失喑，牙车疼，颔颊肿，颈强不得回顾。

正人胸膺之图（图见上）

---

①颐：颧骨。原作"频"，据《铜人腧穴针灸图经》卷三改。

膻中在玉堂下一寸六分陷中又名元兒横直两乳間

心主吐寒痰

玉堂在紫宮下一寸六分陷中又名玉英任脉氣之所發灸五壯主胷滿不得喘息膺疼骨疼嘔逆上氣煩

上氣煩心

紫宮在華蓋下一寸六分陷中仰而取之亦任脉氣之所發灸五壯主胷脇肢滿痛膺骨疼飲食不下嘔逆

五壯主胷脇肢滿痛引胷中欵逆上氣喘不能言

華蓋在璇璣下一寸陷中仰而取之任脉氣之所發灸

五壯主胷皮滿痛喉痹咽水浆不下

璇璣在天突下一寸陷者中仰頭取之任脉氣之所發

痹咽乾急欵逆喘暴及肩背痛及漏頸痛

不通喉中熱瘡不得下食夾舌本脉青暴怖氣哽喉

上氣噎胷中氣喉内狀如水雞聲肺痈唾膿血氣壅

天突在頸結喉下五寸宛宛中陰維任脉之會主欵嗽

胷部中央直下七穴

欽定四庫全書

明堂灸經

卷一

胸部中央直下七穴

天突，在颈结喉下五寸宛宛中，阴维、任脉之会。主咳嗽上气，噎胸中气，喉内状如水鸡声，肺痈唾脓血，气壅不通，喉中热疮不得下食，挟舌本脉青，暴怖气哽，喉痹咽干，急咳逆喘暴，及肩背痛，及漏颈痛。

璇玑，在天突下①一寸陷者中，仰头取之。任脉气之所发。灸五壮。主胸皮满痛，喉痹，咽水浆不下。

华盖，在璇玑下一寸陷中，仰而取之。任脉气之所发。灸五壮。主胸胁支②满，痛引胸中，咳逆上气，喘不能言。

紫宫，在华盖下一寸六分陷中，仰而取之。亦任脉气之所发。灸五壮。主胸胁支满，胸③膺骨疼，饮食不下，呕逆上气，烦心。

玉堂，在紫宫下一寸六分陷中。又名玉英。任脉气之所发。灸五壮。主胸满不得喘息，膺痛骨疼，呕逆上气，烦心。主吐寒痰。

膻中，在玉堂下一寸六分陷中。又名元儿。横直两乳间。

①下：原脱，据《铜人腧穴针灸图经》卷四补。
②支：原作"肢"，据《铜人腧穴针灸图经》卷四改。本书"支"多写作"肢"，以下统一律齐为"支"，不另出注。
③胸：原作"痛"，据《铜人腧穴针灸图经》卷四改。

任脉气之所发。灸七壮至七七壮止。主肺痈，咳嗽上气，唾脓，不得下食，胸中气满如塞。

中庭，在膻中下一寸六分陷中。任脉气之所发。灸五壮。主胸胁支满，心下满，食饮不下，呕逆吐食还出。

胸部第二行六穴[1]

腧府二穴，在巨骨下去璇玑旁各二寸陷中，仰而取之。灸五壮。主咳逆上气，呕吐，胸满不得食。

或中二穴，在腧府下一寸六分陷中，仰卧取之。灸五壮。主胸胁支满，咳逆，喘不能食饮，上气涎出多唾，呼吸喘悸，坐不安席。

神藏二穴，在或[2]中下一寸六分陷中，仰而取之。灸五壮。主胸胁支满，咳嗽不得息，呕吐，胸满不得食。

灵墟二穴，在神藏下一寸六分陷中，仰而取之。灸五壮。主胸胁支满，引胸不得息，呕吐，胸满不得食。

神封二穴，在灵墟下一寸六分。灸五壮。主胸满不得息，咳逆，乳痈，洒淅恶寒。

①六穴：此二字原脱，据目录补。
②或：原作"戜"，据《太平圣惠方》卷九十九引《针经》改。

步郎二穴在神封下一寸六分仰而取之灸五壮主胃

脇支满鼻不通呼吸少氣喘息不得举臂

胃部第三行

氣户二穴在巨骨下夾腧府两旁各二寸陷中仰而取

之灸五壮主胃脇注满喘逆上氣呼吸有息不知食

味

庫房二穴在氣户下一寸六分仰而取之灸五壮主胃

脇支满欬逆上氣呼吸不至息及肺寒欬喘唾膿血

屋翳二穴在庫房下一寸六分陷中仰而取之灸五壮

主身腫皮痛不可近衣淫濼瘕疭不仁主欬逆上氣

膺窗二穴在屋翳下一寸六分陷中灸五壮主胃脇

腫及腸鳴泄注及乳癰寒熱短氣卧睡不安

乳中二穴禁不灸

乳根二穴在乳下一寸六分陷中仰而取之灸五壮主

胃中满痛及膺腫乳癰悽索寒熱痛不可安仰

　　步廊二穴，在神封下一寸六分，仰而取之。灸五壮。主胸胁支满，鼻不通呼吸，少气喘息，不得举臂。

胸部第三行六穴[1]

　　气户二穴，在巨骨下挟腧府两旁各二寸陷中，仰而取之。灸五壮。主胸胁注满，喘逆上气，呼吸肩[2]息，不知食味。

　　库房二穴，在气户下一寸六分，仰而取之。灸五壮。主胸胁支满，咳逆上气，呼吸不至息，及肺寒咳喘，唾脓血。

　　屋翳二穴，在库房下一寸六分陷中，仰而取之。灸五壮。主身肿皮痛不可近衣，淫泺[3]，瘝疭不仁。主咳逆上气，呼吸多唾浊沫脓血。

　　膺窗二穴，在屋翳下一寸六分陷中。灸五壮。主胸胁痛肿，及肠鸣泄注，及乳痛寒热，短气，卧睡不安。

　　乳中二穴，禁不灸。

　　乳根二穴，在乳下一寸六分陷中，仰而取之。灸五壮。主胸中满痛，及膺肿乳痈，凄[4]索寒热，痛不可按抑[5]。

①六穴：原脱，据目录补。

②肩：原作"有"，据《针灸甲乙经》卷三、《铜人腧穴针灸图经》卷三改。

③淫泺：酸痛无力。

④凄：痛。

⑤按抑：原作"安仰"，据《铜人腧穴针灸图经》卷四改。

胷部第四行

雲門二穴在巨骨下夾氣户兩傍各二寸陷中灸五壯

主嘔逆上氣胷脇微背痛主喉痺胷中頰滿欬喘不得息不得舉臂胷脇短氣上衝心

中府二穴在雲門下一寸六分乳上三肋間動脈應手陷中灸五壯又名膺中腧主喉痺胷滿塞寒熱胷中滿痛面腹腫及膈寒食不下嘔吐還出及肺系急欬輒胷痛主上氣欬唾濁涕肩背痛風汗出腹脹食飲不下懍懍膽熱

欽定四庫全書

明堂灸經

卷一

十一

澤沫膿血飲食不下

周榮二穴在中府下一寸六分陷中仰而取之灸五壯主胷脇支滿不得俛仰欬唾膿欬逆上氣呼吸多唾

胷鄉二穴在周榮下一寸六分陷中仰而取之灸五壯主胷脇肢滿引胷背痛卧不得轉側

天谿二穴在胷鄉下一寸六分陷中仰而取之灸五壯主乳腫癰潰主胷中滿痛欬逆上氣喉中作聲主乳

胸部第四行六穴①

云门二穴，在巨骨下挟气户两旁各二寸陷中。灸五壮。主呕逆上气，胸胁彻背痛。主喉痹，胸中烦满，咳喘不得息，不得举臂，胸胁短气，上冲心。

中府二穴，在云门下一寸六分乳上三肋间动脉应手陷中。灸五壮。又名膺中腧。主喉痹，胸满塞，寒热，胸中满痛，面腹肿，及膈寒食不下，呕吐还出，及肺系急，咳辄胸痛。主上气，咳唾浊涕，肩背痛，风汗出，腹胀，食饮不下，懍②懍胆③热。

周荣二穴，在中府下一寸六分陷中，仰而取之。灸五壮。主胸胁支满，不得俯仰，咳唾脓，咳逆上气，呼吸多唾浊④沫脓血，饮食不下。

胸乡二穴，在周荣下一寸六分陷中，仰而取之。灸五壮。主胸胁支满，引胸背痛，卧不得转侧。

天溪二穴，在胸乡下一寸六分陷中，仰而取之。灸五壮。主乳肿痛溃。主胸中满痛，咳逆上气，喉中作声。主乳

---

①六穴：原脱，据目录补。
②懍：疼痛。
③胆：原作"詹"，据《铜人腧穴针灸图经》卷四改。
④浊：原作"泽"，据《千金要方》卷三十《孔穴主对法》改。

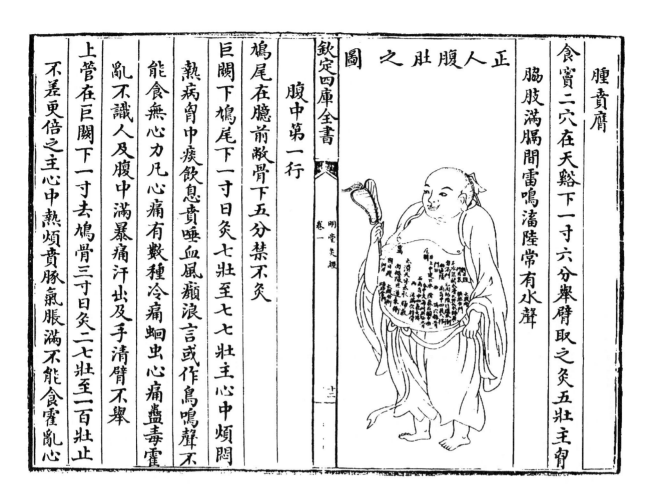

肿贲膪。

　　食窦二穴，在天溪下一寸六分，举臂取之。灸五壮。主胸胁支满，膈间雷鸣，滴①陆常有水声。

正人腹肚之图（图见上）

腹中第一行十五穴②

　　鸠尾，在臆前敝骨下五分。禁不灸。

　　巨阙，在③鸠尾下一寸。日灸七壮至七七壮。主心中烦闷，热病，胸中痰饮，息贲，唾血，风癫浪言，或作鸟鸣声，不能食，无心力；凡心痛有数种，冷痛，蛔虫心痛；蛊毒，霍乱不识人，及腹中满，暴痛汗出，及手清臂不举。

　　上管，在巨阙下一寸，去鸠骨三寸。日灸二七壮至一百壮止，不差更倍之。主心中热烦，贲豚气，胀满不能食，霍乱，心

────────────

①滴：水停滞积聚。
②十五穴：原脱，据目录补。
③在：原作"下"，据《针灸甲乙经》卷三第十九改。

痛不可眠卧吐利心中驚悸心中悶發噦伏梁氣狀如覆杯及風癩熱痛宜可瀉之主身熱汗不出主三蟲多涎中管在上管下一寸 又名大倉上紀 胃之募日灸二七壯至四百壯止主心匿不能食反胃霍亂心痛熱 缺瘕瘧天行傷寒因讀書得奔豚氣心悶伏梁氣如覆杯冷氣腹中熱喜渴涎出是蛔以手聚而按之堅將及腹脹不通厓大便堅憂思損傷氣積聚腹中甚痛作膿腫往來上下及脇下堅痛及鼻聞焦臭頭熱鼻

欽定四庫全書

明堂灸經 卷一

十三

衄衄及主寒中傷飽食飲不化及目黃振寒及衝疝冒死不知人事背與心相控而痛飲水過多喘脹建里在中管下一寸二分不通灸下管在建里下一寸日灸二七壯至二百壯止主腹胃不調腹內刺不能食腸堅腹痛胃脹癖塊脈厥厥動日漸瘦羸六腑氣寒穀食不轉水分在下管下一寸臍上一寸若是水病灸之大良日灸七壯至四百壯主腹腫不能食腸堅腹痛胃脹不

痛不可眠卧，吐利，心中惊悸，心中闷发哕，伏梁气状如覆杯，及风癞热痛，宜可泻之。主身热汗不出。主三虫多涎。

中管，在上管下一寸，又名太仓、上纪。胃之募。日灸二七壮至四百壮止。主心匿，不能食，反胃，霍乱，心痛热，温疟[1]，瘕疟，天行伤寒，因读书得奔豚气，心闷[2]，伏梁气[3]如覆杯，冷气，腹中热，喜渴，涎出是蛔，以手聚而按之坚持[4]，及腹胀不通，疰[5]，大便坚，忧思损伤气积聚，腹中甚痛，作脓肿往来上下，及胁下坚痛，及鼻闻焦臭，头热，鼻衄衄，及主寒中伤饱，食饮不化，及目黄振寒，及冲疝，冒死不知人事，背与心相控而痛，饮水过多，喘胀。

建里，在中管下一寸二分。不可[6]灸。

下管，在建里下一寸。日灸二七壮至二百壮止。主腹胃不调，腹内刺不能食，肠坚腹痛，胃胀，癖块，脉厥厥动，日渐瘦赢，六腑气寒，谷食不转。

水分，在下管下一寸，脐上一寸。若是水病，灸之大良。日灸七壮至四百壮。主腹肿不能食，肠坚腹痛，胃胀不

①温疟：原脱，据《太平圣惠方》卷九十九引《针经》补。
②闷：《铜人腧穴针灸图经》卷四作"下"字。
③气：《铜人腧穴针灸图经》卷四作"状"字。
④持：原作"将"，据《千金要方》卷三十《孔穴主对法》改。
⑤疰：原作"厓"，据《千金要方》卷三十《孔穴主对法》改。
⑥可：原作"通"，据《普济方》卷四一五引本书改。

調堅硬主水腫主痛繞臍衝胷不得息

臍中又名神闕主泄利不止小兒乳痢不絕灸百壯小兒五壯至七壯主腹大繞臍痛水腫鼓脹腸中鳴狀如水聲久冷傷憊

陰交在臍下一寸日灸三七壯至七百壯止又名橫戶主臍下熱小便赤氣痛狀如刀攪作塊狀如覆杯婦人斷緒月事不調帶下崩中因產後惡露不止繞臍冷痛五藏下氣主臍下疼痛寒疝

氣海在臍下一寸半又名脖胦主藏氣虛憊一切氣疾主少腹疝氣遊行五藏腹中切痛及驚不得臥主冷氣衝心女婦惡露不止繞臍痛氣結成塊狀如覆杯小便赤澀

石門在臍下二寸女子不灸又名利機精露丹田命門端田灸二七壯至一百壯主腹痛堅硬婦人因產惡露不止遂成結塊崩中斷緒灸之良大便難并大便閉塞氣結心堅滿及小腹堅痛引陰中不得小便并小腹中拘急及腹中滿暴痛汗出并水脹水氣行皮

调，坚硬。主水肿。主痛绕脐，冲胸不得息。

脐中，又名神阙。主泄利不止，小儿乳痢不绝。灸百壮，小儿五壮至七壮。主腹大绕脐痛，水肿鼓胀，肠中鸣状如水声，久冷伤惫。

阴交，在脐下一寸。日灸三七壮至七百壮止。又名横户。主脐下热，小便赤，气痛状如刀搅，作块状如覆杯，妇人断绪，月事不调，带下崩中，因产后恶露不止，绕脐冷痛，五脏游[1]气。主脐下疼痛，寒疝。

气海，在脐下一寸半。又名脖胦[2]。灸五壮[3]。主脏气虚惫，一切气疾。主少腹疝气游行五脏，腹中切痛，及惊不得卧。主冷气冲心，女妇恶露不止，绕脐痛，气结成块，状如覆杯，小便赤涩。

石门，在脐下二寸。女子不灸。又名利机、精露、丹田、命门、端田。灸二七壮至一百壮。主腹痛坚硬，妇人因产恶露不止，遂成结块，崩中，断绪，灸之良。大便难，并大便闭塞，气结心坚满，及小腹坚痛引[4]阴中，不得小便，并小腹中拘急，及腹中满，暴痛，汗出并水胀，水气行皮

---

①游：原作"下"，据《千金要方》卷三十《孔穴主对法》改。
②胦：原作"膜"，据《外台秘要》卷三十九引《明堂》改。
③灸五壮：原脱，据《外台秘要》卷三十九引《明堂》补。
④引：原作"卧"，据《针灸甲乙经》卷八改。

中，小腹皮敦敦然，小便黄，气满不欲食，谷入不化，及呕吐并贲豚上气，小腹疝气，游行五脏，疝绕脐，冲胸不得息，疝积及二丸骞[1]。

关元，在脐下三寸。灸三十壮，十日灸三百壮止。又名次关、下纪。主[2]脐下疔痛，小便赤淋不觉遗沥，小便处痛，状如散火，尿如血色，脐下结血，状如覆杯，妇人带下，因产恶露不止，断绪，产道冷[3]及胁下胀，及小腹热而偏痛，寒气入腹，及石淋，脐下三十六疾，不得小便，及肠中尿血，胞转气淋。又主小便数，及泄痢不止，小便满，石水，及贲豚气入小腹，暴疝痛，身热头痛，进退往来。

中极，在脐下四寸。又名玉泉、气源。日灸三七壮至三百壮止。主淋，小便赤，尿道痛，脐下结块如覆杯，妇人因产得恶露不止，遂成疝瘕，或因月事不调，血结成块，拘挛腹疝，月水不下，乳余疾，绝子，阴痒，子门不端，小腹苦寒，贲豚抢心，饥不能食，腹胀，经闭不通，小便不利，及失精。及主恍惚尸[4]厥，烦痛。及主小腹积聚，坚之

---

①骞：原脱，据《千金要方》卷三十《孔穴主对法》补。
②主：原作"至"，据《太平圣惠方》卷九十九引《针经》改。
③冷：原脱，据《普济方》卷四一五引本书补。
④尸：原作"及"，据《千金要方》卷三十《孔穴主对法》改。

曲骨在橫骨之上中極下一寸毛際陷中_{又名屈骨}主

小便脹血癃小便難主癲疝小腹痛婦人赤白帶下

會陰在大便前小便後兩陰間_{又名屏翳}主陰頭寒主

痔與陰相通者死陰中諸病前後相引痛不得大小

便女子經不通男子陰端寒衝心很很

腹第二行

幽門在巨闕傍半寸陷中黃帝明堂云在巨門各二寸

半灸五壯主善吐食飲不下兼唾多吐涎乾噦嘔沫

及泄有膿血主胷中引痛煩悶健忘少腹脹滿及心

中氣逆

通谷一穴在幽門下一寸灸五壯主頭痛寒熱汗出不

惡寒主項如拔不可左右顧目䀮䀮不明風寒及鼻

衄清涕出及結積留飲癖囊胷滿飲主喜嘔及心中

煩悶數欠癲心下悸咽中澹澹然主失欠口喎食飲

善嘔暴啞不能言

如石，及饥不能食。

曲骨，在横骨之上，中极下一寸，毛际陷中。又名屈骨。主小腹[1]胀，血癃，小便难。主癫疝，小腹痛，妇人赤白带下。

会阴，在大便前、小便后，两阴间。又名屏翳。主阴头寒。主痔，与阴相通者死，阴中诸病，前后相引痛，不得大小便，女子经不通，男子阴端寒，冲心很很。

腹第二行十一穴[2]

幽门二穴[3]，在巨阙旁半寸陷中。《黄帝明堂》云：在巨门各二寸半。灸五壮。主善吐，食饮不下，兼唾多，吐涎，干哕，呕沫，及泄有脓血。主胸中引痛，烦闷健忘，少腹胀满，及心中气逆。

通谷二[4]穴，在幽门下一寸。灸五壮。主头痛寒热，汗出不恶寒。主项如拔，不可左右顾，目䀮䀮不明，风寒，及鼻衄清涕出，及结积留饮，癖囊，胸满饮。主喜呕，及心中烦闷，数欠，癫，心下悸，咽中澹澹然。主失欠，口喎，食饮善呕，暴哑不能言。

---

①腹：原作"便"，据《千金要方》卷三十《孔穴主对法》改。

②十一穴：原脱，据目录补。

③二穴：原脱，据文义及《铜人腧穴针灸图经》卷四补。

④二：原作"一"，据《太平圣惠方》卷九十九引《针经》改。

氣穴二穴在四滿下一寸 千金婦人方上卷云在關元

上下及臍下疝積婦人諸向惡血疗痛

逆滿痛疝 又名髓府 主大腹石小腹中切痛主奔豚

四滿二穴在中注下一寸婦人藏中或胞中有惡血內

一寸主小腹熱大便堅燥不利

中注二穴在肓腧下五分灸五壯銅人經云在肓腧下

中切痛及大腹寒疝小腹有熱

肓腧二穴在商曲下一寸直臍傍灸五壯主大便乾腹

欽定四庫全書 明堂灸經 卷一 十七

不嗜食

商曲二穴在石關下二寸灸五壯主腹中積聚時切痛

婦人子藏中有惡血內逆滿痛

脊強不舒主大便閉塞氣結心堅滿及脊戾反折主

石關二穴在陰都下二寸 又名石門 灸五壯主多嘔主

忍及身熱瘧病主心滿氣逆腸鳴

沫大便難及婦人無子藏有惡血腹厥痛絞刺不可

陰都二穴在通谷下一寸 又名食宮 灸三壯主多唾嘔

阴都二穴，在通谷下一寸。又名食宫。灸三壮。主多唾、呕沫，大便难，及妇人无子，脏有恶血，腹厥痛，绞刺不可忍，及身热，疟病。主心满，气逆，肠鸣。

石关二穴，在阴都下二寸。又名石门。灸五壮。主多呕。主脊强不舒①。主大便闭塞，气结，心坚满，及脊戾反折。主妇人子脏中有恶血，内逆满痛。

商曲二穴，在石关下二寸。灸五壮。主腹中积聚，时切痛，不嗜食。

肓腧二穴，在商曲下一寸直脐旁。灸五壮。主大便干，腹中切痛，及大腹寒疝，小腹有热。

中注二穴，在肓腧下五分。灸五壮。《铜人经》云：在肓腧下一寸。主小腹热。大便坚燥不利。

四满二穴，在中注下一寸。妇人脏中或胞中有恶血，内逆满痛，疝。又名髓府。主大腹石水②，腹中切痛。主奔豚上下，及脐下疝积，妇人诸向恶血疗痛。

气穴二穴，在四满下一寸。《千金·妇人方》上卷云：在关元

①不舒：《针灸甲乙经》卷七作"口不开"。
②水：原作"小"，据《针灸甲乙经》卷八改。

左邊三寸是右三寸名子户灸五壯主月水不通奔

泄氣上下引腰脊痛主泄利不止

太赫二穴在氣穴下一寸　千金腎藏卷云在屈骨端三

寸灸五壯又名陰維陰關主男子虛勞失精陰上縮

莖中痛灸三十壯女子赤沃

橫骨在太赫下一寸　千金一名屈骨在陰上橫骨中央

宛曲如卻月中央是西方子云亦名曲骨灸三壯主

失精五藏虛竭主腹脹小便難陰氣縱伸痛

欽定四庫全書　明堂灸經 卷一　十八

腹第三行

不容二穴在幽門傍各一寸五分去任脈二寸直四肋

端相去四寸灸五壯主腹內疢急不得食腹痛如刀

刺兩脇積氣膨膨然主胷背相引痛嘔吐喘欬口乾

痰癖脇下痛重肋疝瘕

承滿二穴在不容下一寸灸五壯主脇下堅痛及腸鳴

腹脹上喘氣逆及脈氣食飲不下

梁門二穴在承滿下一寸灸五壯主胷脇下積氣食飲

左边三寸是，右三寸名子户。灸五壮。主月水不通，奔泄，气上下引，腰脊痛，主泄利不止。

大赫二穴，在气穴下一寸。《千金》肾脏卷云：在曲骨端三寸。灸五壮。又名阴维、阴关。主男子虚劳失精，阴上缩，茎中痛。灸三十壮。女子赤沃。

横骨二穴，在大赫下一寸。《千金》一名屈骨，在阴上横骨中央宛曲，如却月①中央是。西方子云：亦名曲骨。灸三壮。主失精，五脏虚竭。主腹胀，小便难，阴器下纵引痛②。

腹第三行十二穴③

不容二穴，在幽门旁各一寸五分，去任脉二寸直四肋端相去四寸。灸五壮。主腹内疢急不得食，腹痛如刀刺，两胁积气膨膨然。主胸背相引痛，呕吐，喘咳，口干，痰癖胁下痛，重肋，疝瘕。

承满二穴，在不容下一寸。灸五壮。主胁下坚痛，及肠鸣腹胀，上喘气逆，及膈④气，食饮不下，肩息唾血⑤。

梁门二穴，在承满下一寸。灸五壮。主胸胁下积气，食饮

---

① 却月：半圆的月亮。
② 阴器下纵引痛：原作"阴气纵伸痛"，据《普济方》卷四一五引《西方子明堂灸经》改。
③ 十二穴：原脱，据目录补。
④ 膈：原作"脉"，据《普济方》卷四一五改。
⑤ 肩息唾血：原脱，据《外台秘要》卷三十九引《明堂》补。

不思，大肠滑泄，谷不化。

关门二穴，在梁门下一寸。灸五壮。主遗尿[1]，及身腹重。主积气，肠鸣卒痛，泄利不欲食，腹中气游走，夹脐急，痰疟振寒。

太乙二穴，在关门下一寸。灸五壮。主癫疾狂走[2]，吐舌，心烦闷。

滑肉二穴，在太乙下一寸。又名一谓滑幽门。灸五壮。主癫疾狂，吐舌。主呕逆。

天枢二穴，去肓腧一寸半直脐旁二寸。又名长溪、长谷、循际、谷门。灸百壮。主久积冷气，绕脐切痛，时上冲心，女子漏下赤白，及腹大坚，食不化，面色苍苍。主冬月重感于寒则泄，当脐痛，肠胃间游气切痛。主腹胀肠鸣，气上冲胸，腹中尽痛。主面浮肿，唾血吐血。主痁[3]振寒，热盛狂言语，呕吐，霍乱，泄利，食不化。

外陵二穴，在天枢下半寸。灸五壮。主腹中尽痛，心如悬，下引脐腹痛。

大巨二穴，在脐下一寸两旁各二寸，长溪下二寸。灸五

---

①尿：原作"牙"，据《千金要方》卷三十《孔穴主对法》改。
②走：原作"吐"，据《铜人腧穴针灸图经》卷四改。
③痁（shān）：疟疾的一种。

壮。主小腹满，小便难，阴下纵。主喜惊，及癫疝，偏枯，烦渴，四肢不举。

水道二穴[1]，在大巨下三寸。灸五壮。主三焦结热，大小便不利。主肩背痛，小腹满，引阴中痛，腰背强急，膀胱寒。

归来二穴，在水道下二寸。灸五壮。主贲豚，卵上人，引茎痛，妇人血脏积冷。

气冲二穴，在归来下一寸，鼠鼷上一寸。《素问·刺热论》注云：在腹脐下，横骨两端，鼠鼷上一寸动脉应手。灸五壮。又名气街[2]。主癫阴肿痛，阴痿，茎中痛，两丸蹇痛，不可仰卧，及大气石水，及腹中满，热淋闭，不得尿。主腹中大热不安，腹有逆[3]气正攻心，暴腹胀满，癃淫沥，脐下坚，瘕[4]疝，妇人月水不通，无子，或暴闭塞，腹胀满，癃，淫沥，乳难，子上抢心，若胞不出，众气尽乱，绞痛不得反息。

腹第四行七穴[5]

期门二穴，在第二肋端不容旁一寸半，上直两乳。灸五壮。主目青而呕。主胸中热。主胁下胀，心痛，气短，喜障

①二穴：原脱，据《铜人腧穴针灸图经》卷四补。
②街：原作"冲"，据《铜人腧穴针灸图经》卷四改。
③逆：原作"天"，据《铜人腧穴针灸图经》卷四改。
④瘕：原作"痛"，据《太平圣惠方》卷三十引《明堂》改。
⑤七穴：原脱，据目录补。

酸主腹大堅不得息脹痹滿少腹尤大及小腹滿及小便難陰下縱主飲食不下賁豚上下傷食腹滿及霍亂泄注大喘不得安臥及婦人產餘疾

日月二穴在期門下五分灸五壯主少腹熱欲走太息喜怒不常多言語唾不出四肢不收

腹哀二穴在日月下一寸半不灸

大橫二穴在腹哀下二寸直臍傍甲乙經云三寸五分灸五壯主腹熱欲走大息四肢不可動多汗洞利大風逆氣多寒善愁

腹結二穴在大橫下一寸三分又名臨窟灸五壯主繞臍痛搶心腹寒泄利欬逆

府舍二穴在腹結下三寸灸五壯主疝痛髀中急痛循脅上下搶心腹滿積聚厥氣霍亂

衝門二穴上去大橫五寸在府舍下橫骨兩端約中灸五壯主寒氣滿腹積痛疼淫濼陰疝難乳子上衝心不得息

酸。主腹大坚，不得息，胀痹满，少腹尤大，及小腹满，小便难，阴下纵。主饮食不下，贲豚上下，伤食腹满，及霍乱泄注，大喘不得安卧，及妇人产余疾。

日月二穴，在期门下五分。灸五壮。主少腹热欲走，太息，喜怒不常①，多唾，言语不正②，四肢不收。

腹哀二穴，在日月下一寸半。不灸。

大横二穴，在腹哀下二寸直脐旁。《甲乙经》云三寸五分。灸五壮。主腹热欲走，太息，四肢不可动，多汗洞利，大风逆气，多寒善愁。

腹结二穴，在大横下一寸三分，又名临窟。灸五壮。主绕③脐痛，抢心，腹寒泄利，咳逆。

府舍二穴，在腹结下三寸。灸五壮。主疝痛，髀中急痛，循胁上下抢心，腹满积聚，厥气霍乱。

冲门二穴，上去大横五寸，在府舍下横骨两端约中。灸五壮。主寒气满腹积痛，癃④淫泺，阴疝，难乳，子上冲心，不得息。

明堂灸经卷一

①喜怒不常：《黄帝明堂灸经》卷上作"善悲不乐"，义长。

②多唾，言语不正：原作"多言语唾不出"，据《外台秘要》卷三十九引《明堂》改。

③绕：原作"缭"，据《外台秘要》卷三十九引《明堂》改。

④癃：原作"疼"，据《针灸甲乙经》卷九改。

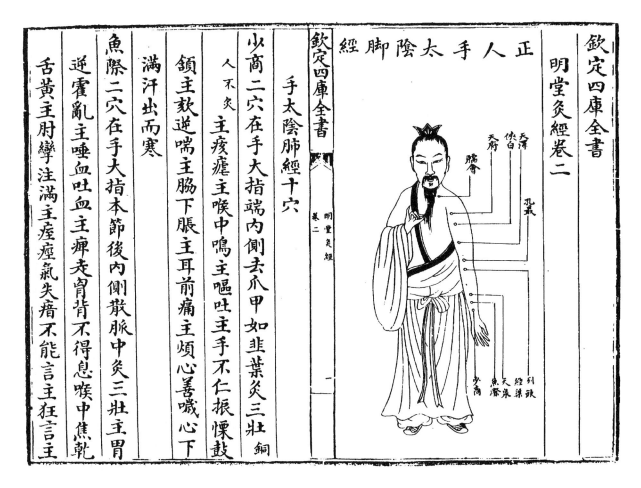

正人手太阴肺经图① （图见上）

手太阴肺经十穴

少商二穴，在手大指端内侧，去爪甲如韭叶。灸三壮。《铜人》不灸。主疟疾。主喉中鸣。主呕吐。主手不仁，振栗鼓颔。主咳逆喘。主胁下胀。主耳前痛。主烦心，善哕，心下满，汗出而寒。

鱼际二穴，在手大指本节后内侧散脉中。灸三壮。主胃逆霍乱。主唾血，吐血。主痹走胸背，不得息，喉中焦干，舌黄。主肘挛支②满。主痓痉，上③气，失音，不能言。主狂言。主

---

① 正人手太阴肺经图：原作"正人手太阴脚经"，据上下文例及正文内容改。此下图标多有异文讹字（四库抄录者笔误太多），均据此改，不另出注。
② 支：原作"注"，据《针灸甲乙经》卷七改。
③ 上：原脱，据《外台秘要》卷三十九引《明堂》补。

孔最二穴在腕上七寸灸五灸主熱病汗不出肘臂厥

嗽不止又瘧甚熱口噤不開

張目下汗出如珠寒熱掌中熱主瘧寒熱及喉痺欬

所見主熱病煩心悶悶先手臂身熱瘲疢唇口聚鼻

足以息四肢厥喜笑身偃搖時時寒主熱瘤驚而有

而驚凡實則肩背汗出四肢暴腫虛則肩寒慄氣不

手臂身熱主肩背寒慄少氣不足以息寒厥交兩手

喝肘臂痛腕勞及瘲瘧主汗出四肢腫小便熱痛主

列缺二穴在踠上一寸半灸三壯主偏風半身不舉口

經渠二穴在寸口陷者中不灸

欠喘不得息噫氣上逆心痛唾血振寒咽乾狂言

內廉痛目生白翳眼眥赤筋缺盆中引痛掌中熱數

逆氣寒厥善哕嘔飲水欬嗽煩怨不得卧肺膨脹臂

太泉二穴在手掌後陷者中又名太淵灸三壯主胃痺

惡風寒目眩腹痛不下食欬引尻痛

熱病振慄鼓頷腹滿陰瘻色不變頭痛不汗出洒淅

熱病，振栗鼓頷，腹[1]滿，陰瘻，色不变，头痛不汗出，洒淅恶风寒，目眩，腹痛，不下食，咳引尻痛。

大[2]泉二穴，在手掌后陷者中，又名太渊。灸三壮。主胸痹逆气，寒厥，善哕，呕饮水，咳嗽烦怨不得卧，肺膨胀，臂内廉痛，目生白翳，眼眦赤筋，缺盆中引痛，掌中热，数欠，喘不得息，噫气上逆，心痛唾血，振寒咽干，狂言。

经渠二穴，在寸口陷者中。不灸。

列缺二穴，在腕[3]上一寸半。灸三壮。主偏风，半身不举，口喝，肘臂痛，腕劳，及瘲疟。主汗出四肢肿，小便热痛。主手臂身热。主肩背寒栗，少气不足以息，寒厥，交两手而瞀[4]。凡实则肩背汗出，四肢暴肿，虚则肩寒栗，气不足以息，四肢厥，喜笑，身湿[5]摇，时时寒[6]。主热瘤，惊而有所见。主热病烦心，心[7]闷，先手臂痛[8]，身热瘲疢，唇口聚，鼻张，目下汗出如珠，寒热，掌中热。主疟寒热，及喉痹，咳嗽不止，又疟甚热，口噤不开。

孔最二穴，在腕上七寸。灸五壮[9]。主热病汗不出，肘臂[10]厥

---

①腹：原作"鼓"，据《外台秘要》卷三十九引《明堂》改。

②大：原作"太"，据《黄帝明堂灸经》卷上改。

③腕：原作"踠"，据《针灸甲乙经》卷三改。

④交两手而瞀：原作"交无故而惊"，据《外台秘要》卷三十九引《明堂》改。

⑤湿：原作"偘"，据《外台秘要》卷三十九引《明堂》改。

⑥时时寒：《外台秘要》卷三十九引《明堂》作"时寒热"。

⑦心：原作"闷"，据《千金要方》卷三十《孔穴主对法》改。

⑧先手臂痛：原作"先手挛"，据《外台秘要》卷三十九引《明堂》补。

⑨壮：原作"灸"，据《外台秘要》卷三十九引《明堂》改。

⑩臂：原作"挛"，据《普济方》卷四一六改。

痛伸難手不及頭不握

天澤二穴在肘中約上動脈灸三壯甄權云不宜灸小兒慢驚灸一壯主舌乾脇痛主短氣心煩主腹脹喘振慄主嘔泄下上出兩脅下痛主癲病不可向手擘不得上頭喉痺欬逆上氣呼吸多唾澤沫膿血主掣痛手不可伸主肘痛時寒肩背寒瘲肩甲內廉痛氣膈喜嘔鼓頷不得汗煩心身痛四肢暴腫

狹白二穴在天府下去肘五寸動脈灸五壯主欬乾嘔煩滿主心痛氣短

天府二穴在腋下三寸灸五壯主身脹逆息不得臥汗旬腫喘息多唾主上息喘不得息主喘逆上氣呼吸肩息不知食味卒中惡風邪氣飛尸惡鬼語遁尸瘧病瘤瘻氣咽腫泣出盲目眩遠視䀮䀮

臑會二穴在臂前廉去肩頭三寸主瘤瘻氣咽腫主寒熱頭瘰歷癲疾腋氣肘節痺臂酸重腋急痛肘難屈伸臂痛不能舉

痛，伸难，手不及头，不握。

尺[1]泽二穴，在肘中约上动脉。灸三壮。甄权云：不宜灸。小儿慢惊灸一壮。主舌干胁痛。主短气，心烦。主腹胀喘，振栗。主呕泄下上出，两胁下痛。主癫病不可向，手臂[2]不得上头，喉痹，咳逆上气，呼吸多唾泽沫脓血。主掣痛，手不可伸。主肘痛时寒，肩背寒瘲，肩甲内廉痛，气膈喜呕，鼓颔不得汗，烦心，身痛，四肢暴肿。

侠白二穴，在天府下，去肘五寸动脉。灸五壮。主咳，干呕，烦满。主心痛，气短。

天府二穴，在腋下三寸。灸五壮。主身胀，逆息不得卧，风汗身肿，喘息多唾。主上气[3]，喘不得息。主喘逆上气，呼吸肩息，不知食味，卒中恶风邪气，飞尸恶注，鬼语遁尸，疟病，瘤瘻气，咽肿，泣出，盲，目眩，远视晥晥。

臑会二穴，在臂前廉去肩[4]头三寸。主瘤瘻气，咽肿。主寒热，颈[5]瘰疬，癫疾，腋气，肘节痹，臂酸重，腋急痛，肘难屈伸，臂痛不能举。

---

①尺：原作“天”，据《千金要方》卷二十九改。
②臂：原作“擘”，据《千金要方》卷三十《孔穴主对法》改。
③气：原作“息”，据《针灸甲乙经》卷九改。
④肩：原作“眉”，据《千金要方》卷二十九改。
⑤颈：原作“头”，据《千金要方》卷三十《孔穴主对法》改。

正人手厥阴心主经图（图见上）

手厥阴心主经八穴

中冲二穴，在手中指之端[1]去爪甲如韭叶陷者中。主肘中痛。主舌本痛。主热病烦心，心闷而汗不出，掌中心热，心痛身热如火，浸淫，烦满，头痛如破。主神气不足，失忘。

劳宫二穴，在掌中央动脉。灸三壮。主喉嗌痛。主大便血不止，尿血及赤。主渴，食不下。主呕吐。主风热，善怒，心中悲喜思慕，歔欷喜笑不止[2]，手痹。主热病三日已往不得汗，怵惕，胸胁不可反侧，咳溺，溺赤，小便血衄不止，呕吐血，气逆，噫不止，嗌中痛，食不下，善渴，口中烂，掌中热，欲呕。主黄胆目黄。主热痔[3]。

---

①指之端：原作"主指"，据《太平圣惠方》卷一○○引《明堂》改。
②止：原作"主"，据《针灸资生经》卷一改。
③痔：原作"疥"，据《针灸资生经》卷一改。

大陵二穴，在掌后两骨间。灸二壮。主喉痹嗌干。主心痛。主目赤，小便如血，咳逆寒热发。主手掔手挛，及肘挛腋肿。主风热善怒，心中悲喜思慕，歔欷喜笑不止。主心下澹澹喜惊。主热病烦心，心闷而①汗不出，掌中热，头痛，身热如火，浸淫，烦满，舌本痛。主疟，乍寒乍热。主咳喘。主呕血。主胸中痛。主痂疥。

内关二穴，在掌后去腕二寸②。手心主络③。主面赤热。主目𥊃𥊃，昏夜无所见。主目赤，支满，中风肘挛，实则④心暴痛，虚则心烦惕惕。

间使二穴，在掌后二寸两筋间。灸七壮。主心胸痹，背相引。主心悬如饥。主嗌中如扼。主肘内廉痛。主热病烦心，喜哕，胸中澹澹喜动为热，恶风寒，呕吐，怵惕，寒中少气，掌中热，多惊，暗不得语，腋肿肘挛，卒心痛。

郄门二穴，在掌后去腕五寸。灸五壮。主心痛。主衄血呕血。主惊恐畏人，神气不足。

曲泽二穴，在肘内廉下陷者中，屈肘得之。灸三壮。主心

---

①而：原作"闷"，据《针灸甲乙经》卷三十《孔穴主对法》改。
②去腕二寸：原作"二寸去腕"，据《针灸甲乙经》卷三乙转。
③主络：原脱，据《针灸甲乙经》卷三补。
④则：原脱，据下文"虚则心烦惕惕"体例补。

痛主逆氣嘔涎或血主掣痛手不可伸主心下澹澹
喜驚主傷寒溫病身心熱口乾肘瘰善搖頭顏清
病胷臂肢滿膺背胛間臂內廉動
天泉二穴在腋下二寸舉腋取之灸三壯主欬逆主心

正人手少陰心經

手少陰心經八穴

火衝二穴在手小指內廉之端去爪甲如韭葉灸三壯
又名經始主胷痛口熱咽酸乍寒乍熱主咽酸主太
息煩滿痰冷少氣悲驚主熱病煩心心悶而汗不出
掌中熱主上氣平心痛悲恐畏人善驚手拳不得伸
引肘腋痛主身熱如火浸淫煩滿舌本痛主驚癇吐
舌沫出

痛。主逆气呕涎或血。主掣痛，手不可伸。主心下澹澹喜惊。主伤寒温病身心热，口干，肘瘰善摇、头颜清。

天泉二穴，在腋下二寸，举腋取之。灸三壮。主咳逆。主心痛，胸胁支满，膺、背、胛间、臂内廉动。

正人手少阴心经图（图见上）

手少阴心经八穴

少冲二穴，在手小指内廉之端，去爪甲如韭叶。灸三壮。又名经始。主胸痛，口热，咽酸，乍寒乍热。主咽酸。主太息，烦满，痰冷，少气，悲惊。主热病烦心，心闷而汗不出，掌中热。主上气，卒①心痛，悲恐畏人，善惊，手拳不得伸，引肘腋痛。主身热如火，浸淫，烦满，舌本痛。主惊痫吐舌，沫出。

---

①卒：原作"平"，据《针灸资生经》卷一改。

少府二穴在手小指大節後陷者宮直勞宮中 大節又作本節 灸十壯主噎中有氣如息肉狀主小便不利癃 主數噫恐悸氣不足主陰痛實時挺長寒熱陰暴痛 遺尿偏虛則暴癢氣逆及主煩滿少氣悲恐畏人掌 中熱肘腋攣急胷中痛手拳不能伸

神門二穴在掌後銳骨端陷者中灸七壯主笑若狂主 手掣肘攣主遺尿主喉痺心痛數噫恐怖少氣不足 主瘧心熱甚欲得飲冷惡寒則欲處溫中咽乾不嗜

食手臂寒喘逆身熱狂悲哭大小人五癲

陰郄二穴在掌後動脈中去腕半寸灸七壯主氣驚心 痛主失瘖不能言洒淅振寒厥逆霍亂胷中滿衄血 驚恐

通理二穴在腕後一寸灸三壯主頭眩痛目眩面赤面 熱心悸肘腕酸重及暴癔不能言少氣熱病煩心 中懊憹數欠頻伸心下悸悲恐主遺溺主熱病先不 樂數日主臂臑痛實則支腫虛則不能言

少府二穴，在手小指大节后陷者中①，直劳宫②。大节又作本节。灸十壮。主噎中有气，如息肉状。主小便不利，癃。主数噫，恐悸，气不足。主阴痛，实时挺长，寒热，阴暴痛，遗尿，偏虚则暴痒，气逆，及主烦满少气，悲恐畏人，掌中热，肘腋挛急，胸中痛，手拳不能伸。

神门二穴，在掌后兑③骨端陷者中。灸七壮。主笑若狂。主手掣肘挛。主遗尿。主喉痹心痛，数噫，恐怖，少气不足。主疟，心热甚，欲得饮冷，恶寒则欲处温中，咽干不嗜食，手臂寒，喘逆身热，狂，悲哭，大小人五癫。

阴郄二穴，在掌后动脉中去腕半寸。灸七壮。主气惊心痛。主失喑不能言，洒淅振寒，厥逆，霍乱，胸中满，衄血、惊恐。

通理④二穴，在腕后一寸。灸三壮。主头眩痛，目眩，面赤面热，心悸，肘腕酸重，及暴哑不能言，少气，热病烦心，心中懊憹，数欠频伸，心下悸，悲恐。主遗溺。主热病先不乐数日。主臂臑痛，实则支肿，虚则不能言。

①中：原作"宫"，据《黄帝明堂灸经》卷中改。
②宫：原作"中"，据《黄帝明堂灸经》卷中改。
③兑：原作"锐"，据《针灸甲乙经》卷三改。
④通理：即通里。

灵道二穴在掌後一寸半灸三壮主心痛悲恐相引瘲疭

疭主肘攣楮滿主暴瘖不能語言

少海二穴在肘内廉節後陷中灸三壮主頭痛汗出寒熱不惡寒主肩臂不舉不能帶衣項強急痛不可以顧主齲齒主氣逆呼吸噫哕嘔羊癲疾羊痫吐舌羊鳴戾頸主手臂攣主瘧振寒項痛引肘腋痛引少腹中四肢不舉主目眩發狂目黄脇痛

鳴疾頸主手臂攣主瘧振寒項痛引肘腋痛引少腹

中四肢不舉主目眩發狂目黄脇痛

極泉二穴在腋下筋間動脈入胷灸七壮主心痛乾嘔

四肢不收咽乾煩渴臂肘厥寒目黄脇下滿

灵道二穴，在掌后一寸半。灸三壮。主心痛，悲恐，相引瘈疭。主肘挛，楮[1]满。主暴喑不能言语。

少海二穴，在肘内廉节后陷中。灸三壮。主头痛，汗出，寒热，不恶寒。主肩臂不举，不能带衣，项强急痛，不可以顾。主龋齿。主气逆，呼吸噫哕呕，羊癫疾，羊痫吐舌，羊鸣，戾颈。主手臂挛。主疟，振寒，项痛引肘腋，痛引少腹中，四肢不举。主目眩发狂，目黄，胁痛。

极泉二穴，在腋下筋间动脉入胸。灸七壮。主心痛，干呕，四肢不收，咽干烦渴，臂肘厥寒，目黄，胁下满。

明堂灸经卷二

---

①楮：支撑。

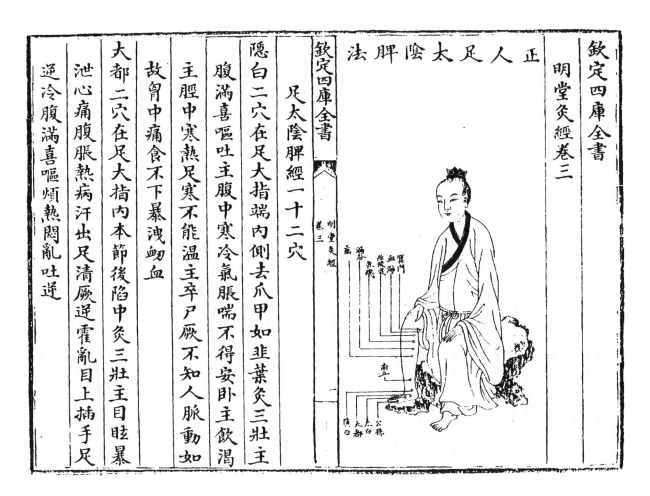

正人足太陰脾經圖

足太陰脾經一十二穴

隱白二穴，在足大指端內側去爪甲如韭葉，灸三壯。主腹滿，喜嘔吐。主腹中寒冷，氣脹，喘不得安臥。主飲渴。主脛中寒熱，足寒不能溫。主卒尸厥不知人，脈動如故，胷中痛，食不下，暴泄衄血。

大都二穴，在足大指內本節後陷中，灸三壯。主目眩，暴泄，心痛，腹脹，熱病汗出，足清厥逆，霍亂，目上插，手足逆冷腹滿喜嘔，煩熱悶亂，吐逆。

明堂灸经卷三

正人足太阴脾经图（图见上）

足太阴脾经十一穴

隐白二穴，在足大指端内侧去爪甲如韭叶。灸三壮。主腹满，喜呕吐。主腹中寒冷，气胀，喘不得安卧。主饮渴。主胫中寒热，足寒不能温。主卒尸厥不知人，脉动如故，胸中痛，食不下，暴泄衄血。

大都二穴，在足大指内本节后陷中。灸三壮。主目眩，暴泄，心痛，腹胀，热病汗出，足清厥逆，霍乱，目上插，手足逆冷，腹满喜呕，烦热闷乱，吐逆。

太白二穴在足大指內側核骨下陷中灸三壯主頭痛寒熱汗出不惡寒胷脇脹䏚痛身熱煩滿腹脹食不化氣脹腸鳴嘔吐泄有膿血腰痛不可俯仰熱病頭重項痛煩悶身熱熱爭大便難氣逆霍亂腹痛

公孫二穴在足大指本節後一寸灸三壯主頭面腫腫脹食不化鼓脹腹內氣大滿寒瘧不嗜食心煩狂言

商丘二穴在足內踝下微前陷中灸三壯主心下有寒胛痛胛熱胛虛令火病不樂好太息心悲氣逆腹脹滿不得息一嘔心煩滿骨痺癲疾痫病寒瘧腸中痛疹癥主痔血泄後重痔骨蝕絕子喜魘夢股內痛氣癖狐疝走上下引小腹痛不可俯仰小腹堅痛下引陰中

三陰交二穴在內踝上三寸灸三壯主膝內廉痛小便不利身重足痿不能行痓癖腹寒氣逆胛病四肢不舉腹脹腸鳴溏泄食不化女子漏下不止

漏谷二穴在內踝上六寸骨下陷中灸三壯主腸鳴強欠心悲氣逆腹䐜滿急小便不利失精久濕痺不能

太白二穴，在足大指内侧核骨下陷中。灸三壮。主头痛，寒热，汗出不恶寒，胸胁胀，䏚痛①，身热烦满，腹胀，食不化，气胀肠鸣，呕吐，泄有脓血，腰痛不可俯仰，热病头重，项痛烦闷，身热，热争，大便难，气逆霍乱，腹痛。

公孙二穴，在足大指本节后一寸。灸三壮。主头面肿，肿胀，食不化，鼓胀，腹内气大满，寒疟，不嗜食，心烦狂言。

商丘二穴，在足内踝下微前陷中。灸三壮。主心下有寒，脾痛脾热脾虚，令人②病不乐，好太息，心悲气逆，腹胀满不得息，喜③呕，心烦满，骨痹，癫疾，痫病，寒疟，肠④中痛，疹疟。主痔血泄后重，痔骨蚀，绝子，喜魇梦，阴股内痛⑤，气痛⑥狐疝走上下，引小腹痛，不可俯仰，小腹坚痛，下引阴中。

三阴交二穴，在内踝上三寸。灸三壮，主膝内廉痛，小便不利，身重，足痿不能行，疭癖，腹寒，气逆，脾病四肢不举，腹胀肠鸣，溏泄，食不化，女子漏下不止。

漏谷二穴，在内踝上六寸骨下陷中。灸三壮。主肠鸣，强欠，心悲气逆，腹䐜⑦满急，小便不利，失精，久湿痹不能

①胸胁胀，䏚痛：《普济方》卷四一六引本书作"胸胁满胀痛"。
②人：原作"火"，据《针灸甲乙经》卷九改。
③喜：原作"一"，据《普济方》卷四一六引本书改。
④肠：原作"痛"，据《外台秘要》卷三十九引《明堂》改。
⑤阴股内痛：原作"股内痛痛"，据《千金要方》卷三十《孔穴主对法》改。
⑥痛：《外台秘要》卷三十九引《明堂》作"逆"。
⑦䐜：原作"填"，据《千金要方》卷三十《孔穴主对法》改。

便難主淋鼠䟔腫痛

箕門二穴在魚腹上筋門動應手陰市內主陰跳遺小

五壯主漏下若血閉不通逆氣腹月水不調

血海二穴在膝髕上內廉白肉際二寸中又作二寸灸

陰痛小腹堅急重下濕不嗜食腰痛

俛仰氣隆尿黃婦人疝瘕按之如以湯沃股膝飧泄

胷中熱暴泄脹滿不得息氣淋寒熱不節腎病不可

滿腹中盛水脹喘逆不得臥足痹痛霍亂失禁遺尿

欽定四庫全書　　　　卷三　明堂灸經

三壯主心下滿寒中小便不利腹中脹

陰陵泉二穴在膝下內側輔骨下陷者中伸足取之灸

瘕按之如湯沃股膝皆痛

腰痛不可俛仰足痹痛屈伸難癲疝精不足女子血

溏瘕腹中痛氣脹水腫腹堅不嗜食小便不利藏痹

乾機二穴在膝下五寸又名神舍伸足取之灸三壯主

脹滿食飲不為肌膚

行足熱痛腿冷不能久立麻痹不仁疵癖冷氣心腹

行，足热痛，腿冷不能久立，麻痹不仁，疵癖，冷气，心腹胀满，食饮不为肌肤。

　　地机二穴①：在膝下五寸。又名神舍，伸足取之。灸三壮。主溏瘕，腹中痛，气胀水肿，腹坚不嗜食，小便不利，藏痹腰痛，不可俯仰，足痹痛，屈伸难，癫②疝，精不足，女子血瘕，按之如汤沃，股膝皆痛。

　　阴陵泉二穴，在膝下内侧，辅骨下陷者中，伸足取之。灸三壮。主心下满，寒中，小便不利，腹中胀，不嗜食，胁下满，腹中盛，水胀，喘逆不得卧，足痹痛，霍乱，失禁遗尿，胸中热，暴泄，胀满不得息，气淋，寒热不节，肾病不可俯仰，气癃③尿黄，妇人疝瘕，按之如以汤沃股膝，飧泄，阴痛，小腹坚急重，下湿，不嗜食，腰痛。

　　血海二穴，在膝髌上内廉白肉际二寸中。又作二寸。灸五壮。主漏下，若血闭不通，逆气腹④胀，月水不调。

　　箕门二穴，在鱼腹上筋间⑤动脉⑥应手阴股⑦内。主阴跳遗，小便难。主淋，鼠鼷肿痛。

①地机二穴：原作"乾机"二字，据《千金要方》卷二九《仰人明堂图》改。"乾"为"地"，据本书体例加"二穴"二字。本书脱穴数者均据此改，不另注。
②癫：原作"癫"，据《千金要方》卷三十《孔穴主对法》改。
③癃：原作"隆"，据《千金要方》卷三十《孔穴主对法》改。
④腹：原脱，据《铜人腧穴针灸图经》卷五补。
⑤间：原作"门"，据《千金要方》卷二十九改。
⑥脉：原脱，据《针灸甲乙经》卷三补。
⑦股：原作"市"，据《铜人腧穴针灸图经》卷五改。

正人足阳明胃经图（图见上）

足阳明胃经十五穴

历兑二穴，在足大指次指之端，去爪甲如韭叶。灸一壮。主鼻不利，涕黄，齲齿，喉痺，哽咽，寒热，胫寒，不得卧，好惊，寒疟，不嗜食，恶寒，心痛胀满，不得息，热病汗不出，吐舌戾颈，喜惊，尸厥，口噤气绝，状如中恶，面肿恶风，鼻不利。

内庭二穴，在足大指次指外间陷者中。灸三壮。主四肢厥逆，僻噤，齿齲痛，腹胀满不得息，不嗜食，喜频伸，数欠，恶闻人音，振寒，咽中痛，口喎。

陷谷二穴，在足大指次指外间本节后，去内庭二寸。灸三壮。主胸胁支满，腹大满，喜噫，肠鸣而痛，面目痈肿，浮肿水病，热病汗不出，振寒疟疾。

冲阳二穴，在足跗上五寸骨间去陷谷一寸[1]。一云二寸。灸三壮。主面浮肿，足痿，失履不收。主热病汗不出，振寒而战欠，先寒洗淅甚久而热，热去汗去之疟，疟从足起，腹大不嗜食，偏风口眼㖞，登高而歌，弃衣而走，齿龋痛。

解溪二穴，在冲阳后一寸半。灸三壮。主口齿痛，膝股肿，胻酸，转筋，霍乱，头风，面目赤，癫疾，瘛疭惊，湿痹，腹大下肿，厥气上冲[2]，风水面浮肿，颜黑，刺疟，口痛啮舌，目眩头痛，癫疾烦悲。

丰隆[3]二穴，在外踝上八寸。灸三壮。主头痛，寒热，汗出不恶寒，大小便涩难。主胸痛如刺，腹若刀切痛，四肢肿，身湿不能食，狂妄行，登高而歌，弃衣而走，厥逆，手卒青，痛如刺，烦心，狂见鬼好笑，卒面、四肢肿，喉痹不能言，面浮肿。

下廉二穴，在上廉下三寸。又名巨虚。灸三壮。主小腹痛，飧泄，次指间痛，唇干，涎出不觉，狂言非常，寒湿下注，

---

① 一寸：《针灸甲乙经》卷三作"三寸"。
② 冲：原作"楮"，据《铜人腧穴针灸图经》卷五改。
③ 隆：原作"阴"，据《黄帝明堂灸经》卷上改。

小便难、黄，不得汗出，毛发焦，脱肉少气，胃中热不嗜食，泄脓血，胸胁少腹痛，暴惊狂，女子乳痛，喉痹，骱痛，足跗不收。

条口二穴，在下廉上一寸。主胫寒不得卧，足下热，不能久立，膝骱酸，寒痛，足缓履不收，湿痹。

巨虚上廉二穴，在三里下三寸，举足取之。灸三壮。主脏气不足，偏风，腲腿，手足不仁，小便难、黄，风水，膝肿，飧泄，腹胁支满，走挟脐，腹痛食不化，喘息不能行。

三里二穴，在膝下三寸骱骨外。灸三壮。主喉痹不能言，胁中暴逆，腹胀满不得息，咳嗽多唾。主肘痛时寒，腰痛不可以顾，足痿失履不收，足下热，不能久立。主疟少气，肠鸣，腹痛，胸腹中瘀血，水肿，腹胀，阴气不足，小腹坚，热病汗不出，喜呕，口苦壮热，身反折，口噤鼓颔①，腰痛不可以顾，视而有所见，喜悲，上下求之，口僻，乳肿，目不明，胃气不足，闻食臭，久泄利，食不化，胁下胀满，膝痿，寒热，中消谷善饥，腹热身烦，狂言，乳痛，狂歌

---

① 颔：原作"领"，据《千金要方》卷三十《孔穴主对法》改。

妄笑恐怒大罵霍亂遺尿失氣陽厥悽悽惡寒頭痛

小便不利食氣水氣蠱毒痎癖四肢腫滿五勞羸

七傷虚乏凡此等疾皆灸之多至五百壯少至二三

百壯

犢鼻二穴在膝臏下骱上俠解大筋中主膝中痛不仁

難跪起膝臏癰潰者不可治不潰者可療

梁丘二穴在膝上二寸兩筋間 或云三寸 灸三壯主筋

攣膝不得屈伸不可以行主大驚乳痛寒痺

欽定四庫全書

卷三 明堂灸經 七

陰市二穴在膝上三寸伏兔下陷者宛宛中若拜而取

之不可灸 又名陰鼎 主腹中滿痿厥少氣腰痛不可

以顧主膝上伏兔中寒寒疝小腹痛力痿氣少腰如

冰水

伏兔二穴在膝上六寸不灸

髀關二穴在膝上伏兔後交分中主黃疸膽寒不仁痿

痺不得屈伸厥股內筋絡急

明堂灸經卷三

妄笑，恐怒大骂，霍乱，遗尿，失气，阳厥，凄凄恶寒，头痛，小便不利，食气、水气蛊毒痎癖，四肢肿满，五劳羸瘦[1]，七伤虚乏，凡此等疾，皆灸之，多至五百壮，少至二三百壮。

犊鼻二穴，在膝膑下[2]，骱上挟解大筋中。主膝中痛不仁，难跪起，膝膑痛，溃者不可治，不溃者可疗。

梁丘二穴，在膝上二寸两筋间。或云三寸。灸三壮。主筋挛，膝不得屈伸，不可以行。主大惊，乳痛，寒痺。

阴市二穴，在膝上三寸伏兔下陷者宛宛中，若拜而取之。不可灸。又名阴鼎。主腹中满，痿厥少气，腰痛不可以顾。主膝上伏兔中寒，寒疝，小腹痛，力痿气少，腰如冰水。

伏兔二穴，在膝上六寸。不灸。

髀关二穴，在膝上伏兔后交分中。主黄疸，膝[3]寒不仁，痿痺不得屈伸，痿[4]厥，股内筋络急。

明堂灸经卷三

---

①羸瘦：原缺，据《千金要方》卷三十《孔穴主对法》补。
②下：原作"干"，据《备急千金要方》卷二十九改。
③膝：原作"胆"，据《铜人腧穴针灸图经》卷五改。
④痿：原脱，据《铜人腧穴针灸图经》卷五补。

欽定四庫全書

明堂灸經卷四

欽定四庫全書

伏　人　面　圖

伏人頭上第一行五穴

後頂在百會後一寸半枕骨上又名交衝灸五壯主風眩目視䀮䀮額顱上痛頂惡風寒諸陽之熱逆癲疾嘔

強間在頂後一寸半又名大羽灸七壯主頭如鍼刺不可以動項如抜癲疾嘔癇發瘛瘲狂走不得卧心煩吐涎沫發無時

腦戶在枕骨上強間後一寸半又名仰風會顱不灸

明堂灸经卷四

伏人面图（图见上）

伏人头上第一行五穴

后顶，在百会后一寸半枕骨上。又名交冲。灸五壮。主风眩，目视晄晄，额颅上痛，顶恶风寒，诸阳之热，癫疾呕逆①。

强间，在顶后一寸半。又名大羽。灸七壮。主头如针刺，不可以动，项如拔，癫疾，呕，痫发瘛疭，狂走不得卧，心烦，吐涎沫，发无时。

脑户，在枕骨上，强间后一寸半。又名仰风、会颅。不灸。

---

① 癫疾呕逆：原作"逆癫疾呕"，据《普济方》卷四一二引本书改。

风府，在项①后入发际一寸大筋内宛宛中。不灸。

哑门，在项后发际宛宛中。不灸。

伏人头上第二行三穴②

胳却③二穴，在通天后一寸半。又名脑盖。主癫疾呕，狂走，瘈疭，恍惚不乐，目盲内障无所①见，腹胀满不得息。主暂起僵仆，头旋耳鸣。

玉枕二穴，在胳却后一寸半，挟脑户旁一寸三分起肉枕骨上，入发三寸。灸三壮。主目内目系急痛，失枕，头重项痛，风眩，目痛不能视，头寒多汗，耳聋，鼻盲，头半寒痛，项如拔，不可左右顾，目上插，卒起僵仆，恶见风寒，汗不出，凄厥恶寒，脑风不可忍。

天柱二穴，挟项后发际大筋外廉陷中。日灸七壮至百五十壮止。主头痛，目不明，目如脱，目泪出，鼻不知香臭，风眩，卒暴瘨眩，狂言不休，目上反⑤，项如拔，项疼急，烦满汗不出，足不仁，身肩背痛欲折，头旋脑痛。

伏人头上第三行三穴⑥

①项：原作"顶"，据《千金要方》卷二十九改。哑门下"项"字同据此改。
②三穴：原脱，据目录补。
③胳却：《针灸甲乙经》《针灸大成》均作"络却"。
④所：原作"一"，据《铜人腧穴针灸图经》卷三改。
⑤反：原作"及"，据《针灸甲乙经》卷十改。
⑥三穴：原脱，据目录补。

聾耳痛塞耳痛鳴聾胃脇相引不得俛仰及發瘨風

顱息二穴在耳後青脈間灸七壯主身熱頭重脇痛風

伏人耳後六穴

頭痛淚出欠氣多皆皆赤痛氣發耳塞口僻項皆傴僂

仆煩滿汗不出痎瘧熱洒淅惡寒熱溫病汗不出目眩

氣多鼻衄窒喘息不通喉咽僂引項攣不收寒熱瘨

面赤目視䀮䀮項痛強不得迴顧面腫皮軟腦疼欠

相去各二寸為定穴灸七壯至一百五壯止主肺風

欽定四庫全書　明堂灸經　第四　三

風池二穴在顳顬後髮際陷中與風府正相當即是側

得回顧魏武患頭風發即心悶亂目眩華佗灸而立愈

聾腦風頭痛不可忍心悸目眩瘨疾羸疾體熱項強不

痛頭目瞑瘨疾及寒熱引項強急鼻衄不止耳蟬鳴

名顳顬　灸三壯主鼻管疽發為厲鼻勞癲疾失溲頭

腦空二穴在承靈後一寸半夾玉枕傍枕骨下陷中又

頭痛惡風寒

承靈二穴在正營後一寸半主鼻衄窒喘息不通腦風

承灵二穴，在正营后一寸半。主鼻衄窒，喘息不通，脑风，头痛，恶风寒。

脑空二穴，在承灵后一寸半挟玉枕旁枕骨下陷中。又名颞颥。灸三壮。主鼻管疽[1]发为厉鼻，劳癫疾，大瘦[2]，头痛，头目瞑，癫疾，及寒热引项强急，鼻衄不止，耳蝉鸣聋，脑风，头痛不可忍，心悸目眩，癫疾，羸疾体热，项强不得回顾。魏武患头风，发即心闷乱，目眩，华佗灸而立愈。

风池二穴，在颞颥后发际陷中，与风府正相当即是，侧相去各二寸为定穴。灸七壮至一百五壮止。主肺风面赤，目视䀮䀮，项痛强不得回顾，面肿皮软，脑疼，欠[3]气多，鼻衄窒，喘息不通，喉咽偻引，项挛不收，寒热，癫仆，烦满汗不出，痎疟，热洒淅恶寒，热温病汗不出，目眩，头痛，泪出，欠气多，眦眥[4]赤痛，气发耳塞，口僻，项皆伛偻。

伏人耳后六穴

颅息二穴，在耳后青脉间。灸七壮。主身热头重，胁痛，风聋，耳痛塞，耳痛鸣聋，胸胁相引，不得俯仰，及发瘨风，

①疽：原作"疽"，据《针灸甲乙经》卷十二改。
②大瘦：原作"失溲"，据《针灸甲乙经》卷十一改。
③欠：原作"吹"，据《铜人腧穴针灸图经》卷三改。
④眦眥：《普济方》卷四一四引本书作"目内眦"。

瘈疭嘔吐，及治目昏眩，精視不明

瘈脉二穴，在耳本雞足青。又名體脉。灸三壯，亦云不灸

完骨二穴，在耳後入髮際四分。灸七壯。主喉痺，頸項腫，不可俛仰，頰腫引耳後，頭面氣，肘腫，足痿失履不收，風頭耳後痛，煩心，及足不收，口喎僻，頭項搖瘈痛，牙車急，癲疾強仆，狂瘧，項強急痛，牙齒齲痛，小便黃赤

陰二穴，在完骨上枕骨下搖有空。灸七壯。主頭痛如錐刀刺不可以動。主頷痛引耳嘈嘈耳鳴無所聞舌本出血及主舌寒心乾口煩臂外持節痺不及頭鼻管疽

浮白二穴，在耳後入髮際一寸。灸七壯。主癭氣肩背不能伸屈氣痺欬逆痰沫牙齒疼痛手縱足緩不收中滿不得喘息耳中嘈嘈無所聞頸項癰

翳風二穴，在耳後陷中按之引耳中。灸七壯。主耳痛鳴聾。主口噤不開引鼻中口失欠下牙齒痛口眼喎斜失欠脫頷口噤不能言頰腫牙車急痛

欽定四庫全書　卷四　明堂灸經

瘈疭呕吐，及治目昏眩，精视不明。

瘈脉二穴，在耳本鸡足青。又名体脉。灸三壮，亦云不灸。

完骨二穴，在耳后入发际四分。灸七壮。主喉痹，颈项肿，不可俯仰，颊肿引耳后，头面气，肘肿，足痿失履不收，风头耳后痛，烦心，及足不收，口喎僻，头项摇瘈痛，牙车急，癫疾强仆，狂疟，项强急痛，牙齿龋痛，小便黄赤。

窍[1]阴二穴，在完骨上，枕骨下摇动有空[2]。灸七壮。主头痛如锥刀刺，不可以动。主颔痛引耳，瞌瞌耳鸣无所闻，舌本出血，及主舌寒口干，心烦[3]，臂外肘[4]节痹，不及头，鼻管疽发为䪼[5]，鼻衄，头痛，及四肢转筋，痛疽，头痛风恶引头目。

浮白二穴，在耳后入发际一寸。灸七壮。主瘿气，肩背不能伸屈，气痹，咳逆痰沫，牙齿疼痛，手纵足缓不收，中满不得喘息，耳中瞌瞌无所闻，颈项痛肿[6]。

翳风二穴，在耳后陷中，按之引耳中。灸七壮。主耳痛鸣聋。主口噤不开，引鼻中，口失欠，下牙齿痛，口眼喎斜，失欠脱颔，口噤不能言，颊肿，牙车急痛。

①窍：原脱，据《太平圣惠方》卷九十九引《针经》补。
②摇动有空：原作"摇有空空"，据《针灸资生经》卷一改。
③口干，心烦：原作"心干，口烦"，据《普济方》卷四一二引本书改。
④肘：原作"持"，据《普济方》卷四一二引本书改。
⑤疽发为䪼：原作"疽发为病"，据《普济方》卷四一二引本书改。下文"痛疽"之"疽"字，同据此改。
⑥肿：原脱，据《普济方》卷四百十二引《铜人》补。

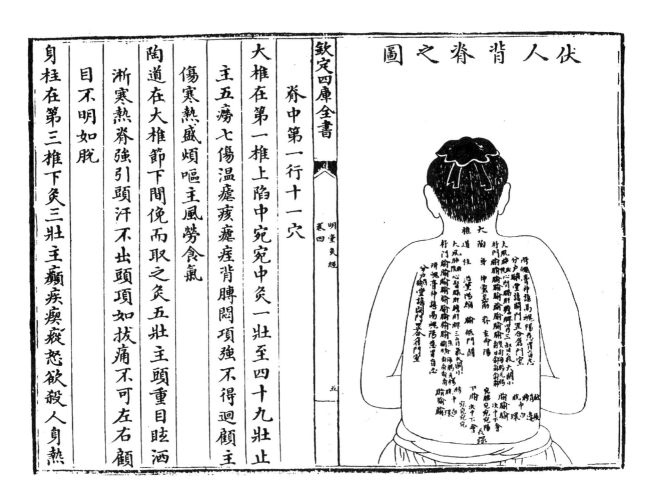

伏人背脊之图 (图见上)

脊中第一行十一穴

大椎，在第一椎上陷中宛宛中。灸一壮至四十九壮止。主五痨七伤，温疟，痎疟，痉，背膊闷，项强不得回顾。主伤寒热盛，烦呕。主风劳食气。

陶道，在大椎节下间，俯而取之。灸五壮。主头重目眩，洒淅寒热，脊强引头，汗不出，头项如拔，不可左右顾，目不明，如脱。

身柱，在第三椎下。灸三壮。主癫疾，瘈疭，怒欲杀人，身热

狂走譫言見鬼恍惚不樂胷熱口乾煩渴喘息頭痛

吐而不出

靈臺在第六椎節下間俛而取之主熱病脾熱溫瘧汗
不出 出素問

喘目痛視物無明

至陽在第七椎節下間俛而取之灸三壯主寒熱解㑊

神道在第五椎節下間俛而取之灸三壯主腰脊急強
痎瘧恍惚悲愁健忘驚悸主寒熱頭疼進退往來熱

淫濼脛痠四肢重痛怒氣難言

筋縮在第九椎下間俛而取之灸三壯主驚癇狂走癲
疾脊急強目轉上插

脊腧在第十一椎 又名神宗脊中 不灸

懸樞在第十三椎下節間灸三壯主腰脊不得屈伸強
腹中上下積氣水穀不化下痢

命門在第十四椎節下俛而取之灸三壯 又名屬累 主

頭痛如破身熱如火汗不出瘈瘲裏急腰腹相引痛

欽定四庫全書
明堂灸經
卷四
六

狂走，谵言见鬼，恍惚不乐，胸热口干，烦渴喘息，头痛，吐而不出。

　神道，在第五椎节下间，俯而取之。灸三壮。主腰脊急强，痎疟，恍惚悲愁，健忘惊悸。主寒热头疼，进退往来，热喘，目痛，视物无明。

　灵台，在第六椎节下间，俯而取之。主热病，脾热，温疟汗不出。出《素问》。

　至阳，在第七椎节下间，俯而取之。灸三壮。主寒热解㑊①，淫泺胫酸，四肢重痛，怒气难言。

　筋缩，在第九椎下间，俯而取之。灸三壮。主惊痫狂走，癫疾，脊急强，目转上插②。

　脊腧，在第十一椎。又名神宗、脊中。不灸。

　悬枢，在第十三椎下节③间。灸三壮。主腰脊不得屈伸强，腹中上下积气，水谷不化，下痢。

　命门，在第十四椎节下，俯而取之。灸三壮。又名属累。主头痛如破，身热如火，汗不出，瘈疭里急，腰腹相引痛。

---

①㑊：原作"懒"，据《针灸大成》卷三改。
②插：原作"垂"，据《铜人腧穴针灸图经》改。
③下节：《外台秘要》卷三十九引《明堂》《铜人腧穴针灸图经》卷四作"节下"。

阳关，在第十六椎下节间，伏而取之。灸三壮。主胫痹不仁。

腰腧，在第[1]二十一椎节下陷中。又名背解、髓孔、腰柱、腰户。挺身腹地舒身，两手相重支额，纵四体，然后乃取之。灸七壮，四十九壮止。忌房事。主腰髋疼，腰脊强不得回转，温疟，痎疟。

长强，在脊骶端，为穷骨下宛宛中。又名胸之阴郄、龟尾。其穴趺地取之乃得。日灸三十壮至二百壮。慎房事。此痔根本忌冷。主心痛气短，肠风下血，五痔疮蚀，小儿脱肛泻血，秋深不较，惊痫，瘈疭，多吐[2]，主惊恐失精，瞻视不明，䀮䀮，头重，洞泄，腰脊急僵，脊痛，寒痉反折。主癫疾。

脊中第二行二十一穴

大杼二穴，在项[3]后第一椎下两旁各一寸半陷中。不灸。又名本神。

风门二穴[4]，在第二椎下两旁各一寸半。灸五壮。主伤寒项强，

---

① 第：原脱，据《针灸甲乙经》卷三、《铜人腧穴针灸图经》卷四补。下文多处缺"第"字，均据此补。
② 吐：此下《千金要方》卷三十《孔穴主对法》有"注"字。
③ 项：原作"顶"，《铜人腧穴针灸图经》卷四改。
④ 二穴：原脱，据《铜人腧穴针灸图经》卷四补。

肝腧二穴在第九椎下兩傍相去各一寸半灸三壯主
口乾中風支滿短氣不食食不消吐血目不明閉塞

食切痛喉痹哽噎咽腫不得消食飲不下主吐食
痛虛脹支滿痰瘧痃癖氣塊膈上痛喉痹身常濕不
引不得傾側肩背安痙心痛痰飲吐逆汗出寒熱骨
膈腧二穴在第七椎下兩傍相去各一寸半主胸脅相

灸主寒熱腹中痛雷鳴氣逆心痛
督腧二穴在第六椎下兩傍相去一寸半又名高蓋許

欽定四庫全書　明堂灸經　卷四　八

心腧二穴在第五椎下兩傍各一寸半　銅人不灸

胱經主理逆氣嘔逆牙痛留結胃悶
厥陰腧二穴在第四椎下兩傍各一寸半灸五壯出山眺烏山

骨蒸肺嗽喘欬少氣百病胸中痛胸中氣滿背僂如龜
逆上氣汗不出支滿脊強寒熱不食肉痛皮癢傳屍
肺腧二穴在第三椎下兩傍各一寸半主癲癇瘰氣吐

頭痛鼻清涕出時時嚏不已鼻衄窒喘息不通欬逆
目瞑鼻塞風勞嘔逆上氣胃痛背痛氣短不安風眩

目瞑，鼻塞，风劳，呕逆上气，胸痛背痛，气短不安，风眩头痛，鼻清涕出，时时嚏不已，鼻衄窒，喘息不通，咳逆。

肺腧二穴，在第三椎下两旁各一寸半。主癫痫，瘰气，吐逆上气，汗不出，支满脊强，寒热不食，肉痛皮痒，传尸骨蒸，肺嗽喘咳，少气百病，胸中痛，胸中气满，背偻如龟。

厥阴腧二穴，在第四椎下两旁各一寸半。灸五壮。出《山眺经》[1]。主理逆气呕逆，心痛留结，胸闷。

心腧二穴，在第五椎下两旁各一寸半。《铜人》：不灸。

督腧二穴，在第六椎下两旁相去一寸半。又名高盖。许灸。主寒热，腹中痛雷鸣，气逆心痛。

膈腧二穴，在第七椎下两旁相去各一寸半。主胸胁相引，不得倾侧，肩背寒[2]痙，心痛，痰饮吐逆，汗出寒热，骨痛，虚胀支满，痰疟，痃癖气块，膈上痛，喉痹，身常湿，不食，切痛，喉痹哽噎，咽肿不得消，食饮不下。主吐食。

肝腧二穴，在第九椎下两旁相去各一寸半。灸三壮。主口干，中风，支满，短气，不食，食不消，吐血，目不明，闭塞，

---

[1] 出《山眺经》：原作"鸟山胱经"，据《普济方》卷四一五引本书改。

[2] 寒：原作"安"，据《普济方》卷四一五引本书改。

腰痛肩疼寒疝主熱病瘥後食五辛多患眼闇如雀

目鼻中酸兩脇急痛唾血嘔筋急手相引痛寒熱痙

膽腧二穴在第十椎下兩傍各相去一寸半主心脹滿

吐逆短氣痰悶食難下不消舌乾食飲不下目黃

脇不能轉側頭痛振寒汗不出腋下腫

脾腧二穴在第十一椎下兩傍各去一寸半灸三壯主

腰身黃脹滿腹肚洩痢身重四肢不收黃疸邪氣疰

癖積聚腹痛寒熱腹中氣脹引脊痛食飲多而身羸

欲吐身重不欲動泄痢不食食不生肌膚痰瘧寒熱

瘦腰脊強急熱痙引骨痛黃疸喜欠不下食脇下滿

胃腧二穴在第十二椎下兩傍各去一寸半灸三壯主

煩滿吐食腹脹不能食腹滿而鳴胃中寒脹食多嘔

吐筋攣急食不下胷胠滿羸瘦腸鳴腹痛脊痛

三焦腧二穴在十三椎下兩傍各一寸半灸三壯主水

穀不消腹脹腰痛吐逆目眩頭痛食不下腸鳴臚脹

腹中痛欲泄注主腹積聚如石肩背拘急腰脊強

欽定四庫全書　明堂灸經　卷四

腰痛肩疼，寒疝。主热病瘥后食五辛多，患眼暗如雀目，鼻中酸，两胁急痛，唾血吐血[1]，筋急，手相引痛[2]，寒热，痙。

胆腧二穴，在第十椎下两旁各相去一寸半。主心胀满，吐逆短气，痰闷，食难下不消，舌干，食饮不下，目黄，胸胁不能转侧，头痛振寒，汗不出，腋下肿。

脾腧二穴，在第十一椎下两旁各去一寸半。灸三壮。主腰身黄，胀满，腹肚泄利，身重，四肢不收，黄疸[3]，邪气，疰[4]癖积聚，腹痛，寒热，腹中气胀，引脊痛，食饮多而身羸瘦，腰脊强急，热痙引骨痛，黄疸喜欠，不下食，胁下满，欲吐，身重不欲动，泄痢不食，食不生肌肤，痰疟寒热。

胃腧二穴，在第十二椎下两旁各去一寸半。灸三壮。主烦满吐食，腹胀不能食，腹满而鸣，胃中寒胀，食多呕吐，筋挛急，食不下，胸胁满，羸瘦，肠鸣腹痛，脊痛。

三焦腧二穴，在第十三椎下两旁各一寸半。灸三壮。主水谷不消，腹胀，腰痛，吐逆，目眩头痛，食不下，肠鸣胪胀[5]，腹中痛，欲泄注。主腹积聚如石，肩背拘急，腰脊强。

①吐血："吐"原作"呕"，"血"字原脱，据《千金要方》卷三十《孔穴主对法》改、补。
②痛：原作"筋"，据《普济方》卷四一五引本书改。
③疸：原作"喘"，据《铜人腧穴针灸图经》卷四改。
④疰：原作"疾"，据《普济方》卷四一五引本书改。
⑤胪胀：腹胀。

腎腧二穴在十四椎下兩傍各一寸半與臍對是灸三
壯主虛勞耳聾腎虛水藏脹攣急腰痛小便濁陰中
疼血精出五勞七傷冷嘔脚膝拘急好獨臥身腫如
水小腹痛主嘔吐寒中洞泄不化小便難赤濁骨寒
熱兩脇引滿目䀮䀮不明惡風寒面赤熱心痛如懸

氣海腧二穴在第十五椎下兩傍各一寸半主腰痛痔病

大腸腧二穴在第十六椎下兩傍各一寸半灸三壯主
腰痛腸鳴脹滿遶臍中痛大小便不利或泄痢食不

關元腧二穴在第十七椎下兩傍相去一寸半主風勞
腰痛泄痢虛脹小便難婦人瘕聚諸疾

小腸腧二穴在第十八椎下各一寸半灸三壯主大便
膿血出血痔疼痛婦人帶下大小便難淋癃小便黃
赤泄痢膿血五色重下腫痛腰脊疝痛腰脊急強

膀胱腧二穴在第十九椎下兩傍各一寸半灸三壯主
風勞腰痛泄痢腸痛大小便難尿赤陰生瘡少氣足

欽定四庫全書

明堂灸經　卷四

十

肾腧二穴，在第十四椎下两旁各一寸半，与脐对是。灸三壮。主虚劳耳聋，肾虚水脏胀，挛急，腰痛小便浊，阴中疼，血精出，五劳七伤，冷呕，脚膝拘急，好独卧，身肿如水，小腹痛。主呕吐，寒中，洞泄不化，小便难、赤浊，骨寒热，两胁引满，目䀮䀮不明，恶风寒，面赤热，心痛如悬。

气海腧二穴，在第十五椎下两旁各一寸半。主腰痛，痔病。

大肠腧二穴，在第十六椎下两旁各一寸半。灸三壮。主腰痛，肠鸣胀满，绕脐中痛，大小便不利，或泄痢食不化，脊骨强。主大小便不[1]利，肠鸣腹胀肿，暴泄，食不下[2]，喜饮。

关元腧二穴，在第十七椎下两旁相去一寸半。主风劳腰痛，泄痢，虚胀，小便难，妇人瘕聚诸疾。

小肠腧二穴，在第十八椎下两旁[3]各一寸半。灸三壮。主大便脓血出，血[4]痔疼痛，妇人带下，大小便难，淋癃，小便黄赤，泄痢脓血五色，重下肿痛，腰脊疝痛，腰脊急强。

膀胱腧二穴，在第十九椎下两旁各一寸半。灸三壮。主风劳腰痛，泄利肠痛，大小便难，尿赤，阴生疮，少气，足

---

① 不：原脱，据《普济方》卷四一五引本书补。下文多处"大小便不利"，均据此改。
② 不下：原缺，据《普济方》卷四一五引本书补。
③ 两旁：原脱，据《铜人腧穴针灸图经》卷四补。
④ 血：《铜人腧穴针灸图经》卷四作"五"。

胻冷拘急不得屈伸女人瘕聚煩滿汗不出小便赤黃腰脊急强堅結積聚足清不仁主熱痓引骨痛

中膂腧二穴在二十椎下兩傍各一寸半灸三壯又名脊内腧主赤白痢虛渴汗出腰不得俛仰腹脹脇痛腰疝寒熱痓反折

白環腧二穴在第二十一椎下兩傍各一寸半不宜灸

上窌二穴在第一空腰髁下一寸夾脊兩傍灸三壯主嘔逆寒熱腰痛婦人絕子瘧寒熱陰挺出不禁白瀝痓反折小便大便利主鼻衄

次窌二穴在夾脊第二空陷中灸三壯主腰下至足不仁主腰足痛惡寒婦人赤白瀝下心下積脹腰痛不可俛仰足清不仁大小便利疝氣下墜

中窌二穴在第三空夾脊陷中灸三壯主婦人赤淫時下氣癃月事少大便難大小便利腹脹飧泄丈夫五勞七傷六極腰痛

下窌二穴在第四空夾脊陷中灸三壯主腰痛婦人下

胻冷，拘急不得屈伸，女人瘕聚，烦满汗不出，小便赤黄，腰脊急强，坚结积聚，足清不仁。主热痓引骨痛。

中膂腧二穴，在第二十椎下两旁各一寸半。灸三壮。又名脊内腧。主赤白痢，虚渴汗出，腰不得俯仰，腹胀胁痛，腰疝，寒热痓反折。

白环腧二穴，在第二十一椎下两旁各一寸半。不宜灸。

上髎[1]二穴，在第一空腰髁下一寸挟脊两旁。灸三壮。主呕逆寒热，腰痛，妇人绝子，疟寒热，阴挺出不禁，白沥，痓反折，大小便不利[2]。主鼻衄。

次髎二穴，在挟脊第二空陷中。灸三壮。主腰下至足不仁。主腰足痛，恶寒，妇人赤白沥下，心下积胀，腰痛不可俯仰，足清不仁，大小便不利，疝气下坠。

中髎二穴，在第三空，挟脊陷中。灸三壮。主妇人赤淫时下，气癃，月事少，大便难，大小便不利，腹胀飧泄，丈夫五劳七伤六极，腰痛。

下髎二穴，在第四空挟脊陷中。灸三壮。主腰痛，妇人下

---

①髎：原作"窌"，本书"窌""髎"混用，今律齐作"髎"。

②大小便不利：原作"小便大便利"，据《普济方》卷四一五引本书改。

蒼汁不禁赤瀝陰中癢痛引小腹控按不可以俛仰

大小便利腸鳴臚脹欲泄注

會陽二穴在陰尾骨兩傍又名利機主腹中有寒泄注

腸僻便血久痔陽氣虛乏陰汗濕

脊中第三行十三穴

附分二穴在第二椎下附項內廉兩傍各三寸灸五壯正坐取之主背痛引頷引頭肩背拘急風冷客於膝頸項強痛不得回顧風勞臂肘不仁

魄戶二穴在第三椎下兩傍各三寸宛宛中正坐取之灸七壯主欬逆上氣肺寒熱呼吸不得臥嘔沫喘氣相追逐背胛悶無力勞損萎黃五尸走注項強不得回顧

膏肓腧二穴其取穴法有孫思邈王惟一石用之葉善潘琪僧仲之或用鈎股或抱栲栳或坐或臥或立或起或坐而臥手曲肘或坐而伸臂或揣顴骨定高下或量臍心或量命門或坐點坐灸各有所長然而終

蒼汁不禁，赤沥，阴中痒痛，引小腹控眇①，不可以俯仰，大小便不利，肠鸣胪胀，欲泄注。

会阳二穴，在阴尾骨两旁。又名利机。主腹中有寒，泄注，肠僻，便血，久痔，阳气虚乏，阴汗湿。

脊中第三行十三穴

附分二穴，在第二椎下附项内廉两旁各三②寸。灸五壮。正坐取之。主背痛引颌引头，肩背拘急，风冷客于膝，颈项强痛，不得回顾，风劳，臂肘③不仁。

魄户二穴，在第三椎下两旁各三寸宛宛中，正坐取之。灸七壮。主咳逆上气，肺寒热，呼吸不得卧，呕沫喘气相追逐，背胛闷无力，劳损萎黄，五尸走注，项强不得回顾。

膏肓腧二穴，其取穴法有孙思邈、王惟一、石用之、叶善、潘琪、僧仲之，或用钩股，或抱栲栳，或坐或卧，或立或起，或坐而卧手曲肘，或坐而伸臂，或揣颧骨定高下，或量脐心，或量命门，或坐点坐灸，各有所长，然而终

---

① 眇：原作"按"，据《普济方》卷四一五引《铜人经》改。
② 三：原作"二"，据《针灸甲乙经》卷三改。
③ 肘：《普济方》卷四一五引《铜人经》作"用"。

未明大法以予平。昔用此數，十取十，百取百，一一無差者。各各取之，按其穴須得病人中指麻木，則灸無不取效。其要法在第四椎下、第五椎上，各去脊三寸宛宛中。此穴無所不治，主羸瘦虛損，夢中失精，上氣咳逆，狂惑。此二穴各一處灸六百壯，多至一千壯。當覺下氣礱礱然如流水狀，當有所下出，若無停痰宿疾，則無所下。灸訖後，令人陽氣康強。

神堂二穴，在第五椎下兩旁各三寸陷中，正坐取之。灸五壯。主肩痛，胸腹滿，洒淅，反脊強急，寒熱。

譩譆二穴，在肩膊內廉第六椎兩旁三寸，其穴抱肘取之。灸二七壯至一百止。主溫瘧、寒瘧、病瘧，肩背痛悶，氣滿腹脹，氣疢，肩背寒痉，肩甲內廉痛，腋拘攣，暴脉急，胁痛，熱病汗不出，目眩，鼻衄，喘逆不得俯仰，風瘧，小兒食晦，頭痛及五心熱，瘧久不愈，胸中氣咽，勞損虛乏不得睡，咳逆上氣。

鬲關二穴，在第七椎下兩旁各三寸陷者中。灸五壯。主

背痛惡寒脊強俛難食不下唾噦多涎唾

魂門二穴在第九椎下兩傍各三寸陷者中灸三壯主食飲不下腹中雷鳴大便不節小便赤黃嘔吐不住多涎

陽剛二穴在第十椎兩傍各三寸正坐取之灸三壯主食不下腹中雷鳴大小便不節黃水小便黃腸鳴泄注消渴身熱面黃怠惰目黃不嗜食

意舍二穴在第十一椎兩傍各三寸正坐取之灸三壯至一百壯止主腹滿虛脹大便泄滑消渴面黃嗜飲目赤

胃倉二穴在第十二椎下各三寸灸三壯主腹內虛脹水食不消惡寒不能俛仰水腫臚脹食飲不下

肓門二穴在第十三椎下兩傍各三寸與鳩尾相直灸二十壯主心下肓大堅婦人乳有餘疾

志室二穴在第十四椎下兩傍各三寸正坐取之灸三壯主腰脊痛急食不消腹中堅急陰痛下腫並療之脊強兩脅急痛失精小便淋瀝

背痛恶寒，脊强，俛[1]难，食不下，唾哕多涎唾。

魂门二穴，在第九椎下两旁各三寸陷者中。灸三壮。主食饮不下，腹中雷鸣，大便不节，小便[2]赤黄，呕吐不住，多涎。

阳纲二穴，在第十椎下[3]两旁各三寸，正坐取之。灸三壮。主食不下，腹中雷鸣，大小便不节，黄水，小便黄，肠鸣泄注，消渴，身热面黄，怠惰，目黄，不嗜食。

意舍二穴，在第十一椎下[4]两旁各三寸，正坐取之。灸三壮，五十壮至一百壮止。主腹满虚胀，大便泄滑，消渴，面黄嗜饮，目赤。

胃仓二穴，在第十二椎下两旁[5]各三寸。灸三壮。主腹内虚胀，水食不消，恶寒，不能俯仰，水肿、胪胀，食饮不下。

肓门二穴，在第十三椎下两旁各三寸，与鸠尾相直。灸三[6]十壮。主心下肓大坚，妇人乳有余疾。

志室二穴，在第十四椎下两旁各三寸，正坐取之。灸三壮。主腰脊痛急，食不消，腹中坚急，阴痛下肿并疗之，脊强，两胁急痛，失精，小便淋沥。

① 俛：此下《铜人腧穴针灸图经》卷四有"仰"字。
② 小便：原脱，据《铜人腧穴针灸图经》卷四、《太平圣惠方》卷九十九引《针经》补。
③ 下：原脱，据《针灸甲乙经》卷三、《铜人腧穴针灸图经》卷四补。
④ 下：原脱，据《针灸甲乙经》卷三、《外台秘要》卷三十九引《明堂》补。
⑤ 两旁：原脱，据《针灸甲乙经》卷三、《外台秘要》卷三十九引《明堂》补。
⑥ 三：原作"二"，据《铜人腧穴针灸图经》改。

明堂灸經卷四

钦定四库全書

明堂灸經
卷四

十五

胞肓二穴在第十九椎下兩傍各三寸陷者中伏而取之灸三壯主腰脊痛急食不消腹内堅急陰痛下腫

並療之惡氣腰背卒痛

秩邊二穴在第二十一椎下兩傍各三寸伏而取之灸

三壯主腰痛不能俛仰小便赤黄尻重不能舉五痔

發腫

胞肓二穴，在第十九椎下兩旁各三寸陷者中，伏而取之。灸三壯。主腰脊痛急，食不消，腹内堅急，陰痛下肿并疗之，恶气，腰背卒痛。

秩边二穴，在第二十一椎下兩旁各三寸，伏而取之。灸三壯。主腰痛不能俯仰，小便赤黄，尻重不能举，五痔①发肿。

明堂灸经卷四

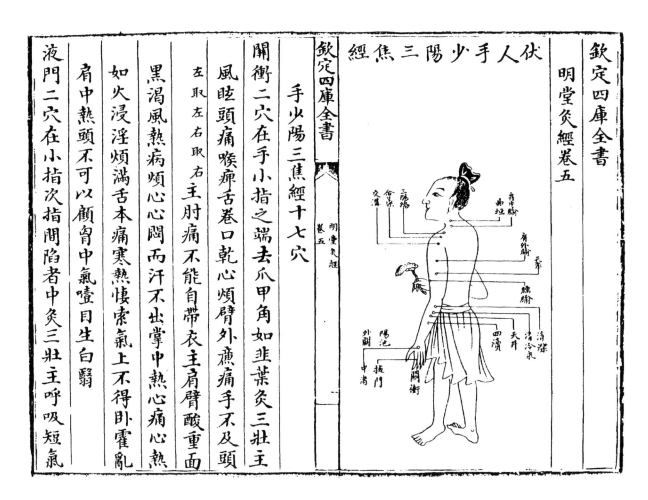

明堂灸经卷五

伏人手少阳三焦经图（图见上）

手少阳三焦经十七穴

关冲二穴，在手小指之端，去爪甲角如韭叶。灸三壮。主风眩头痛，喉痹舌卷，口干心烦，臂外廉痛，手不及头。左取右，右取左[1]。主肘痛不能自带衣。主肩臂酸重，面黑渴风热病，烦心，心闷而汗不出，掌中热，心痛，身[2]热如火，浸淫，烦满，舌本痛，寒热凄索，气上不得卧，霍乱，肩中热，头不可以顾，胸中气噎，目生白翳。

液门二穴，在小指次指间陷者中。灸三壮。主呼吸短气，

①左取右，右取左：原作"左取左，右取右"，据《普济方》卷五、《外台秘要》卷三十九引《明堂》改。
②身：原作"心"，据《普济方》卷四一六引本书改。

咽如息肉狀目澀目眩暴變耳聾手臂痛不能上下 喜驚妄言面赤熱病先不樂頭痛面熱無寒風寒熱 耳痛鳴聾牙齒痛咽外腫寒厥瘶瘧 頷顱熱痛面赤目䀮䀮不明惡風寒嗌痛寒熱耳痛 中渚二穴在小指次指本節後間陷中灸三壯主頭重 聲嘈嘈主咽腫肘臂痛手指不得屈伸熱病汗不 出目生翳膜久瘧 陽池在表腕上陷者灸三壯又名別陽主熱病汗不出 寒熱瘧或因折傷腕手腕捉物不得肩臂痛不得舉手 欽定四庫全書 明堂灸經卷五 二 不得握熏主耳淳淳渾渾聾無所聞臂瘘不仁臂不及頭 外關二穴在腕後二寸陷中主肘腕酸重屈伸難手十指盡痛 支溝二穴在腕後三寸兩骨間灸三壯主心痛如錐刺 甚者手足寒至節不息者死主欬面赤而熱肘節痹 臂酸腫腋熱病汗不出馬刀腫瘘主漏主痂疥女人 脊急目赤嗌痛暴瘖霍亂四肢不舉嘔吐口噤不開 暴不不能言及腋脅痛

咽如息肉状，目涩①目眩，暴变耳聋，手臂痛不能上下，喜惊妄言，面赤，热病先不乐，头痛面热，无汗②，风寒热，耳痛鸣聋，牙齿痛，咽外肿，寒厥，痎疟。

中渚二穴，在小指次指本节后间陷中。灸三壮。主头重，颔颅热痛，面赤，目䀮䀮不明，恶风寒，嗌痛，寒热，耳痛聋嘈嘈。主咽肿，肘臂痛，手指不得屈伸③，热病汗不出，目生翳膜，久疟。

阳池二穴④，在表腕上陷者中。灸三壮。又名别阳。主热病汗不出，寒热疟，或因折伤⑤手腕，捉物不得，肩臂痛，不得举手。

外关二穴，在腕后二寸陷中。主肘腕酸重，屈伸难，手十指尽痛，不得握。兼主耳淳淳浑浑，聋无所闻，臂痿不仁，臂不及头。

支沟二穴，在腕后三寸两骨间。灸三壮。主心痛如椎刺，甚者手足寒至节，不息者死。主咳面赤而热，肘节痹，臂酸肿腋，热病汗不出，马刀肿痿。主漏。主痂疥，女人脊急，目赤，嗌痛，暴暗，霍乱，四肢不举，呕吐，口噤不开，暴哑⑥不能言，及腋胁痛。

①涩：原作"眦"，据《外台秘要》卷三十九引《明堂》改。
②汗：原作"寒"，据《外台秘要》卷三十九引《明堂》改。
③伸：原作"伸伸"，据文义删重文。
④二穴：原脱，据《铜人腧穴针灸图经》卷五及上下文改。
⑤伤：原作"股"，据《铜人腧穴针灸图经》卷五改。
⑥哑：原脱，据《太平圣惠方》卷一〇〇引《明堂》补。

消濼二穴在肩下臂外閞腋斜附分下行灸三壯主寒

黃脇痛

青靈灸三壯主臑從肩不舉不能帶衣頭痛振寒目

清冷泉二穴在肘上三寸伸肘舉臂取之又名清冷淵

食風痺

不仁肩下不可屈伸肩肉麻木咳嗽上氣唾膿不嗜

發心痛驚瘈主癲疾羊癇吐舌羊鳴戾頸肩痛痿痺

主大風默默不知所痛悲傷不樂悲愁恍惚瘧疾時

欽定四庫全書　　　　　明堂灸經　　卷五　　　　三

得之灸三壯甄權云曲肘後一寸又手按膝頭取之

天井二穴在肘後外大骨後一寸兩筋間陷者中屈肘

息肉狀耳暴聾不牙痛

四瀆二穴在肘前五寸外廉陷中主呼吸短氣咽中如

臥四肢不欲動搖耳猝聾齒齲暴瘂不能言

三陽絡二穴在臂上大交脈支溝上一寸灸七壯主嗜

無所聞肌膚痛風癇

會宗二穴在腕後三寸空中灸三壯主耳渾渾淳淳聾

会宗二穴，在腕后三寸空中。灸三壮。主耳浑浑淳淳，聋无所闻，肌肤痛，风痫。

三阳络二穴，在臂上大交脉支沟上一寸。灸七壮。主嗜卧，四肢不欲动摇，耳卒聋，齿龋，暴哑不能言。

四渎二穴，在肘前五寸外廉陷中。主呼吸短气，咽中如息肉状，耳暴聋，下[1]牙痛。

天井二穴，在肘后外大骨后一寸两筋间陷者中，屈肘得之。灸三壮。甄权云：曲肘后一寸，又手按膝头取之。主大风默默，不知所痛，悲伤不乐，悲愁恍惚，疟疾时发，心痛惊瘈。主癫疾，羊痫，吐舌羊鸣，戾颈，肩痛，痿痹不仁，肩下不可屈伸，肩肉麻木，咳嗽上气，唾脓，不嗜食，风痹。

清冷泉二穴，在肘上三寸，伸肘举臂取之。又名清冷渊、青灵。灸三壮。主臑纵[2]，肩不举，不能带衣，头痛振寒，目黄胁痛。

消泺二穴，在肩下臂外开[3]腋斜肘[4]分下行。灸三壮。主寒

<hr>

①下：原作"不"，据《千金要方》卷三十《孔穴主对法》改。

②纵：原作"从"，据《铜人腧穴针灸图经》卷五改。

③开：原作"关"，据《针灸甲乙经》卷三改。

④肘：原作"附"，据《针灸甲乙经》卷三改。

明堂灸經卷五

主肩中周痺主氣注肩髆拘急疼悶

曲垣二穴在肩中央曲胛陷者中按之應手痛灸十壯

小兒妳瀝目不明寒熱目視不明欬嗽上氣唾血

肩中腧二穴在肩胛內廉去脊二寸陷者中灸三壯主

甲痛而寒至肘寒熱引項急強左右不顧

肩外腧二穴在胛上廉去肩三寸陷者中灸三壯主肩

熱肩腫引胛中痛臂酸無力

臑腧二穴夾肩髃後大骨下胛上廉陷下灸三壯主寒

痛頰頷痛

天宗二穴在秉風後大骨下陷中主肩重臂痛肘後廉

熱痺頭痛項如拔不可左右顧頸有大氣

明堂灸經卷五

热痺，头痛，项如拔，不可左右顾，颈有大气。

天宗二穴，在秉风后大骨下陷中。主肩重臂痛，肘后廉痛，颊颔痛。

臑腧二穴，挟肩髎后大骨下胛上廉陷下。灸三壮。主寒热肩肿，引胛中痛，臂酸无力。

肩外腧二穴，在肩[1]胛上廉去脊[2]三寸陷者中。灸三壮。主肩胛[3]痛而寒至肘，寒热引项急强，左右不能[4]顾。

肩中腧二穴，在肩胛内廉去脊二寸陷者中。灸三壮。主小儿奶沥，目不明，寒热，目视不明，咳嗽上气，唾血。

曲垣二穴，在肩中央曲胛陷者中，按之应手痛。灸十壮。主肩中周痺。主气注肩髆[5]，拘急疼闷。

明堂灸经卷五

---

① 肩：原脱，据《千金要方》卷二十九补。
② 脊：原作"肩"，据《铜人腧穴针灸图经》卷四改。
③ 胛：原作"甲"，据《千金要方》卷三十《孔穴主对法》改。
④ 能：原脱，据《普济方》卷四一四引本书补。
⑤ 髆：原作"胛髀"，据《铜人腧穴针灸图经》卷四改。

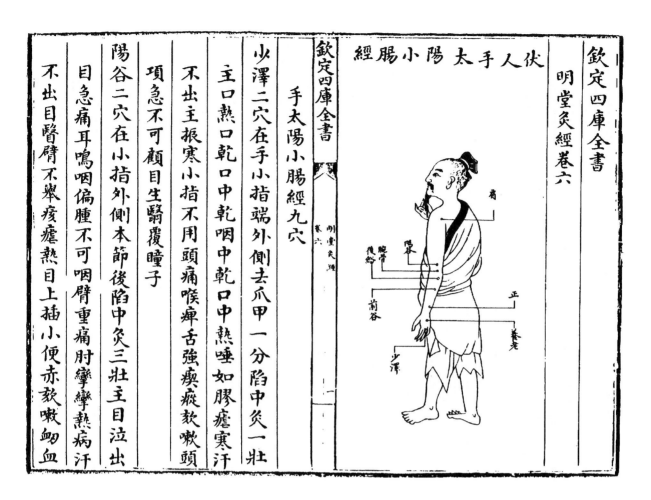

明堂灸經卷六

伏人手太阳小肠经图（图见上）

手太阳小肠经九穴

少泽二穴，在手小指端外侧去爪甲一分陷中。灸一壮。主口热口干，口中干，咽中干，口中热，唾如胶，疟寒，汗不出。主振寒，小指不用，头痛，喉痹，舌强，瘈疭，咳嗽，头项急不可顾，目生翳覆瞳子。

前①谷二穴，在小指外侧本节前②陷中。灸三壮。主目泣出，目急痛，耳鸣，咽偏肿，不可咽，臂重痛，肘挛③，热病，汗不出，目翳，臂不举，瘕疟热，目上插，小便赤，咳嗽，衄血，

---

①前：原作"阳"，据《铜人腧穴针灸图经》卷五改。
②前：原作"后"，据《灵枢·本输》改。
③挛：原作"挛挛"，据文义删重文。

颈项痛鼻塞

后谿二穴在小指外侧本节后陷中灸一壮主目淚出眥爛有翳耳聾耳鳴鼻衄窒喘息不通肩臑痛臂肘攣急風眩身寒泣出而驚熱痛不出汗身熱惡寒胸滿頸項強不得迴顧癲病

腕骨二穴在手外側腕前起骨下陷中灸三壯主頸項痛不可顧目泣出生翳頷痛引耳嘈嘈耳鳴無所聞脇痛不可息肘節痹臂酸重腋急臂腕急外側痛腕如脫煩滿驚熱病汗不出五指掣不可屈伸乍寒乍熱瘧狂言臂肩疼頭痛煩悶驚風瘈瘲

陽谷二穴在手外側腕中兌骨之下陷中灸三壯主項強急痛不可以顧目痛赤頷疼引耳嘈嘈耳無所聞主自齧唇上牙齒痛下牙齒痛脇痛不得息肘痛時寒熱病振慄鼓頷腹滿痿色不變乍寒乍熱瘧主笑若狂吐舌戾頸妄言痔痛腋下腫熱病汗不出臂腕外側痛不舉妄言左右顧瘈瘲目眩

颈项痛，鼻塞。

后溪二穴，在小指外侧本节后陷中。灸一壮。主目泪出，眦烂有翳，耳聋耳鸣，鼻衄窒，喘息不通，肩臑痛，臂肘挛急，风眩[1]身寒，泣出而惊，热病[2]不出汗，身热恶寒，胸满，颈项强，不得回顾，癫病。

腕骨二穴，在手外侧腕前起骨下陷中。灸三壮。主颈项痛不可顾，目泣出，生翳，颔痛引耳，嘈嘈耳鸣无所闻，胁痛不可息，肘节痹，臂酸重，腋急，臂腕急，外侧痛，腕如脱，烦满惊，热病汗不出，五指掣，不可屈伸，乍寒乍热，疟狂言，臂肩疼，头痛烦闷，惊风瘈疭。

阳谷二穴，在手外侧腕中兑骨之下陷中。灸三壮。主项强急痛，不可以顾，目痛赤，颔疼引耳，嘈嘈耳无所闻。主自啮唇，上牙齿痛，下牙齿痛，胁痛不得息，肘痛，时寒，热病，振栗鼓颔，腹满，阴[3]痿色不变，乍寒乍热，疟[4]。主笑若狂，吐舌戾颈，妄言，痔痛，腋下肿，热病汗不出，臂腕外侧痛不举，妄言左右顾，瘈疭，目眩。

---

①眩：原脱，据《普济方》卷四一四引本书补。
②病：原作"痛"，据《普济方》卷四一六引本书改。
③阴：原脱，据《普济方》卷四一六引本书补。
④疟：原作"热痛"，据《普济方》卷四一六引本书改。

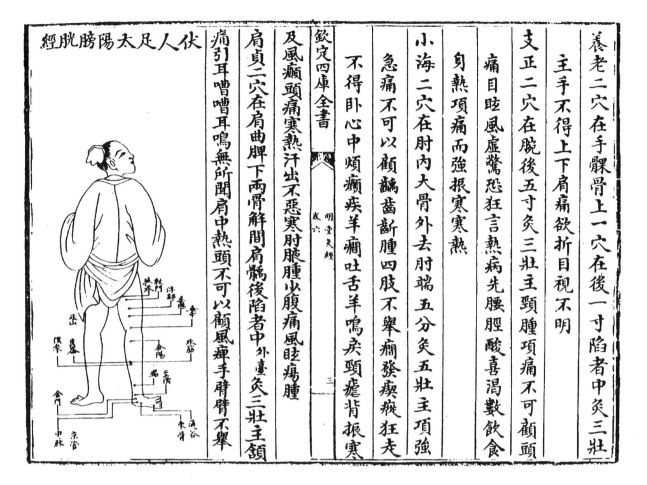

养老二穴，在手髁骨上一空①在后一寸陷者中。灸三壮。主手不得上下，肩痛欲折，目视不明。

支正二穴，在腕后五寸。灸三壮。主颈肿，项痛不可顾，头痛目眩，风虚惊恐，狂言，热病先腰胫酸，喜渴数饮食，身热项痛而强，振寒寒热。

小海二穴，在肘内大骨外去肘端五分。灸五壮。主项强急痛，不可以顾，齲齿龈肿，四肢不举，痫发，瘛疭狂走，不得卧，心中烦，癫疾，羊痫吐舌，羊鸣戾颈，疟背振寒，及风癫头痛，寒热汗不出，恶寒，肘腋肿，少腹痛，风眩，疡肿。

肩贞二穴，在肩曲胛下两骨解间，肩髃后陷者中。《外台》。灸三壮。主颔痛引耳，嘈嘈耳鸣无所闻，肩中热，头不可以顾，风痹，手臂不举。

伏人足太阳膀胱经图（图见上）

---

① 空：原作"穴"，据《外台秘要》卷三十九引《明堂》改。

足太陽膀胱經十七穴

至陰二穴在足小指外側去爪甲角如韭葉灸三壯主鼻衄清涕出西方子主耳聾鳴胷脇痛無常處腰脇相引急痛小便不利失精風寒從足小指起脈痺上下目生翳頭風鼻塞轉筋寒瘧汗不出足下熱

通谷二穴在足小指外側本節前陷中灸三壯主頭重頭痛寒熱汗出不惡寒項如拔不可左右顧目眩目𥋇𥋇不明惡風寒胷脇支滿心中憒憒數欠癲心下悸咽中澹澹恐主結積留飲癖囊胷滿飲心痛鼻衄清涕出善驚引鼽衄項痛胷滿食不化

束骨二穴在足小指外側本節後陷中灸三壯主腸泄癲疾互引善驚羊鳴主癲大便頭痛狂易多言不休瘧從脚腨起髀摳中痛不可舉腰痛如折膕如結寒熱目眩目風赤內眥赤爛耳聾惡風寒項不可迴顧

京骨二穴在足外側大骨下赤白肉際陷中灸三壯主

足太阳膀胱经十七穴

　　至阴二穴，在足小指外侧，去爪甲角如韭叶。灸三壮。主鼻衄，清涕出。《西方子》[1]主耳聋鸣，胸胁痛无常处，腰胁相引，急痛，小便不利，失精，风寒从足小指起，脉痹上下，目生翳，头风鼻塞，转筋，寒疟汗不出，足下热。

　　通谷二穴，在足小指外侧本节前陷中。灸三壮。主头重头痛，寒热汗出，不恶寒，项如拔，不可左右顾，目眩，目𥋇𥋇不明，恶风寒，胸胁支满，心中愤愤，数欠，癫，心下悸，咽中澹澹恐。主结积留饮，癖囊，胸满饮心痛，鼻衄清涕出，善惊引鼽衄，项痛，胸满食不化。

　　束骨二穴，在足小指外侧本节后陷中。灸三壮。主肠泄，癫疾互引，善惊，羊鸣。主癫，大便头痛，狂易多言不休，疟从脚腨起，髀枢中痛不可举，腰痛如折，膕如结，寒热目眩，目风赤，内眦赤烂，耳聋，恶风寒，项不可回顾。

　　京骨二穴，在足外侧大骨下赤白肉际陷中。灸三壮。主

---

① 《西方子》：疑衍。无此自称例。

目中白翳目反白從内眥始目眩主頭熱鼻衄鼻不
利涕黄鼻中衄血不主淋濼自齧唇背惡寒痛脊頸
項强難以俛仰脚攣足寒脊痓反折狂仆瘧寒熱善
驚悸不欲食癲病狂走瘓髀樞痛
申脈二穴在外踝下陷中容爪甲白肉際主目反主視
若赤痛從内眥始腰痛不能舉脛中寒熱不能久立
坐若下舟車中癲疾膝氣鼻衄血不止
金門二穴在足外踝下陷中又名關梁灸三壯主癲疾
馬癇尸厥暴死轉筋霍亂脚胻痠身戰不能久立小
發癇張口揺頭身反折
僕參二穴在足跟骨下陷中又名安耶拱足取之灸七
壯主足跟下踝後痛足痿失履不收癲疾馬癇吐舌
鼓頷狂言見鬼恍惚尸厥煩痛轉筋霍亂小兒馬癇
張口揺頭身反折馬鳴
崑崙二穴在足外踝後跟骨上陷中細脈動應手灸十
壯主目眩不明目如脱目䀮䀮不明惡風寒目急痛

目中白翳，目反白从内眦始，目眩。主头热，鼻衄，鼻不利，涕黄，鼻中衄血不止[①]，淋泺，自啮唇，背恶寒痛，脊颈项强难以俯仰，脚挛足寒，脊痓反折，狂仆，疟寒热，善惊悸，不欲食，癫病狂走，瘓髀枢痛。

申脉二穴，在外踝下陷中容爪甲白肉际。主目反上[②]视，若赤痛从内眦始，腰痛不能举，胫中寒热不能久立，坐若下舟车中，癫疾，膝气，鼻衄血不止。

金门二穴，在足外踝下陷中。又名关梁。灸三壮。主癫疾，马痫尸厥，暴死，转筋，霍乱，脚胻酸，身战不能久立，小儿[③]发痫，张口摇头，身反折。

仆参二穴，在足跟骨下陷中，又名安耶。拱足取之。灸七壮。主足跟下踝后痛，足痿失履不收，癫疾，马痫，吐舌鼓颔，狂言见鬼，恍惚尸厥，烦痛，转筋，霍乱，小儿马痫，张口摇头，身反折，马鸣。

昆仑二穴，在足外踝后跟骨上陷中细脉动应手。灸十壮。主目眩不明，目如脱，目䀮䀮不明，恶风寒，目急痛，

---

①止：原作“主”，据《普济方》卷四一六引本书改。
②上：原作“主”。据《普济方》卷四一四引本书改。
③儿：原脱，据《铜人腧穴针灸图经》卷五补。

赤腫頭熱鼻衄衊腹痛滿暴喘腹脹滿不得息不得
大便洞泄體痛霍亂尻腰腫腨跟腫腳如結踝如裂
不得履地狂易大風癩瘲口閉不得開瘧多汗瘧寒
小兒陰腫頭眩痛腳瘻轉筋尸厥中惡吐逆欬喘暴
痛
承山二穴在腨腸下分肉間陷中者　又名魚腹楊山肉
柱　灸三壯主頭熱鼻衄衊大便難腳攣腳胫痠腳急
跟痛腳筋急痛竸竸足下熱不能久立寒熱癩疾腳
腨痠痛膝腰腨重起坐難小腹疝氣遊行五藏腹中
切痛轉筋霍亂久痔腫痛
飛揚二穴在外踝上七寸　又名厥陽　灸三壯主頸項疼
歷節風足指不得屈伸汗出腰痛如折腨中痛寒瘧
癲疾吐舌下部寒熱汗不出體重狂瘧頭目眩痛痙
脊反折痔篡傷痛野雞痔逆氣頭熱鼻衄衊足瘻失
履不收
承筋二穴在胫上從腳跟上七寸腨中央陷中　又名腨

赤肿，头热，鼻衄衊，腹痛满，暴喘，腹胀满不得息，不得大便，洞泄，体痛，霍乱，尻腰肿，腨跟肿，脚如结，踝如裂，不得履地，狂易，大风痫瘲，口闭不得开，疟多汗，疟寒，小儿阴肿，头眩痛，脚瘘，转筋尸厥，中恶吐逆，咳喘暴痛。

承山二穴，在腨肠下分肉间陷者中。又名鱼腹、伤①山、肉柱。灸三壮。主头热，鼻衄衊，大便难，脚挛，脚胫酸，脚急跟痛，脚筋急痛竞竞，足下热，不能久立，寒热，癫疾，脚腨酸痛，膝腰腨重，起坐难，小腹疝气，游行五脏，腹中切痛，转筋霍乱，久痔肿痛。

飞扬二穴，在外踝上七寸。又名厥阳。灸三壮。主颈项疼，历节风，足指不得屈伸，汗出，腰痛如折，腨中痛，寒疟，癫疾，吐舌，下部寒热汗不出，体重，狂疟，头目眩痛，痉脊反折，痔篡伤痛，野鸡痔，逆气头热，鼻衄衊，足瘘失履不收。

承筋二穴，在胫上从脚跟上七寸腨中央陷中。又名腨

---

①伤：原作"杨"，据《太平圣惠方》卷九十九引《针经》改。

肠、直肠。主①头痛，寒热汗不出，恶寒，支肿，大便难，筋挛脚胫酸，脚急跟痛，脚筋急痛兢兢，足下热，不能久立，胫痹不仁，转筋霍乱，瘰疬，脚酸，腰痛如折，脚腨酸痛重，引小腹，及腰脊痛，恶寒，痔痛，指下肿，鼻衄衃②。

合阳二穴，在膝约中央下三寸。《铜人》云：二寸。灸五壮。主腰脊强痛引腹，膝股热，胻酸重，癫疝，女子崩中，腹上下痛，肠澼，阴偏暴肿③痛。

委中二穴，在腘中央约文中动脉。凡风痹腰脚重痛，于此刺血。久痫宿疹亦皆立己。主小腹热而偏痛，阴跳遗溺④，小便难，尿赤难，衄血剧不止，腰痛夹脊至头皆痛，筋急身热，痔痛，腋下肿痛，脚弱无力，腰尻重不能举，曲腘⑤中筋急，半身不遂，少腹坚肿，脊强反折，瘰疬，癫疾，头痛，热病汗不出，足热厥⑥逆满，膝不得屈伸。

委阳二穴，乃三焦下辅输也，足太阳之前，少阳之后，出于腘中外廉两筋间，扶承⑦下六寸。灸三壮。主阴跳及⑧小便难，小腹坚痛引阴中，不得小便，淋漓，腰痛不可

①主：原脱，据《千金要方》卷三十《孔穴主对法》、《普济方》卷四一六引本书补。
②衃：原脱，据《普济方》卷四一六引本书补。
③肿：原作“败”，据《普济方》卷四一六引本书改。
④溺：原脱，据《普济方》卷四一六引本书补。
⑤腘：股胫间。
⑥厥：原作“不”，据《普济方》卷四一六引本书改。
⑦扶承：即承扶。
⑧及：原作“之”，据《普济方》卷四一六引本书改。

明堂灸經卷六

相引如解尻脾腫大便難

陰寒痛痔腋下腫尻下腫大便直出陰胞有寒腰脊

欽定四庫全書　　明堂灸經　卷六　八

又云肉郄陰關皮部　主小便不利失精腰脊尻臀股

扶承二穴在尻臀下股陰下文中又云尻臀下橫文中

流注之股外腫

殷門二穴在肉郄下六寸主腰脊不可俛仰厥惡血

大便堅大陽膀胱經熱大腸結股外經筋急

浮郄二穴在委陽下一寸展足得之灸三壯主小腹熱

澎脹身熱飛尸遁注痿厥不仁

俛仰脊強反折瘈瘲癲疾頭痛筋急腋下腫痛胷滿

俯仰，脊强反折，瘈瘲，癫疾，头痛，筋急，腋下肿痛，胸满膨[1]胀，身热，飞尸遁注，痿厥不仁。

浮郄二穴，在委阳上[2]一寸，展足得之。灸三壮。主小腹热，大便坚，太阳膀胱经热，大肠结，股外经筋急，髀枢不仁[3]。

殷门二穴，在肉郄下六寸。主腰脊不可俯仰，举重[4]恶血流注之，股外肿。

扶承二穴，在尻臀下股阴下文中。又云：尻臀下横文中。又云肉郄、阴关、皮部。主小便不利，失精，腰脊尻臀股阴寒痛，痔，腋下肿，尻下肿，大便宜[5]出，阴胞有寒，腰脊相引如解，尻脺[6]肿，大便难。

明堂灸经卷六

---

① 膨：原作"澎"，据《普济方》卷四一六引本书改。
② 上：原作"下"，据《铜人腧穴针灸图经》卷上改。
③ 髀枢不仁：据《铜人腧穴针灸图经》卷五补。
④ 举重：原作"厥瘲"，据《铜人腧穴针灸图经》卷五。
⑤ 宜：原作"直"，据《普济方》卷四一六引本书改。
⑥ 脺：原作"胺"，据《铜人腧穴针灸图经》卷五改。

欽定四庫全書

明堂灸經卷七

側人頭頸之圖

側人頭頸二十穴

頷厭二穴，在曲周顳顬上廉。灸三壯。主風眩，目無所見，偏頭痛，引目外眥急，耳鳴，好嚏，頸痛。

懸顱二穴，在曲周顳顬中。灸三壯。主熱病，偏頭痛，引目內眥，身熱煩滿汗不出，齒痛，面皮赤痛。

懸釐二穴，在曲周顳顬下廉。灸三壯。主面皮赤痛，癲疾，互引善驚，羊鳴，熱病，偏頭痛，引目外眥赤痛，煩滿汗不出，熱病。

明堂灸经卷七

侧人头颈之图（图见上）

侧人头颈二十穴

颔厌二穴，在曲周颞颥上廉。灸三壮。主风眩，目无所见，偏头痛，引目外眦急，耳鸣，好嚏，颈痛。

悬颅二穴，在曲周颞颥中。灸三壮。主热病，偏头痛，引目内眦，身热烦满，汗不出，齿痛，面皮赤痛。

悬厘二穴，在曲周颞颥下廉。灸三壮。主面皮赤痛，癫疾，互引善惊，羊鸣，热病，偏头痛，引目外眦赤痛，烦满汗不出，热病。

狂瘈瘲口噤喉鳴牙車急痛牙車脫臼

五壯主聾嘈嘈若蟬鳴齒痛惡食癲疾嘔吐骨痠眩

聽會二穴在耳前陷中張口得之上關下一寸動脈灸

有膿汁出生瘡猝耳鳴如蟬齒齲痛

耳門二穴在耳前起肉當耳缺灸三壯主耳痛鳴聾耳

牙車引急耳中嘈嘈頷頰腫

和髎二穴在耳前兌髮下橫動脈灸三壯主風頭重痛

不可顧頸頷柱滿牙齒不能嚼齲痛腫目生膚翳

欽定四庫全書　明堂灸經 卷七　二

角孫二穴在耳郭中間開口有空灸三壯主頸腫項痛

暴瘂不能言齒齲頰頷腫引牙車不得開急痛口噤

曲鬢二穴在耳上髮際曲隅陷中鼓頷有空灸七壯主

飲食

醉傷酒風熱發兩目眩痛膈胃寒痰腦角弦痛不能

率谷二穴在耳上入髮際一寸半灸三壯主煩滿嘔吐

疾風癭牙斷腫善驚恐

天衝二穴在耳如前三寸乃天衝灸三壯主頭痛癲

天冲二穴，在耳上[1]如前三分[2]。乃天冲。灸三壮。主[3]头痛，癫疾，风痛，牙龈肿，善惊恐。

率谷二穴，在耳上入发际一寸半。灸三壮。主烦满呕吐，醉伤酒，风热发，两目眩痛，膈胃寒痰，脑角弦痛，不能饮食。

曲鬓二穴，在耳上发际曲隅陷中鼓颔有空。灸七壮。主暴哑不能言，齿龋，颊颔肿，引牙车不得开，急痛，口噤。

角孙二穴，在耳郭中间开口有空。灸三壮。主颈肿项痛不可顾，颈颔柱满，牙齿不能嚼，龋痛肿，目生肤翳。

禾髎二穴，在耳前兑发下横动脉。灸三壮。主风头重痛，牙车引急，耳中嘈嘈，颔颊肿。

耳门二穴，在耳前起肉当耳缺。灸三壮。主耳痛鸣聋，耳有脓汁出，生疮，卒耳鸣如蝉，齿龋痛。

听会二穴，在耳前陷中，张口得之。上关下一寸动脉。灸五壮。主耳聋嘈嘈若蝉鸣，齿痛恶食，癫疾呕吐，骨酸，眩狂，瘈疭口噤，喉鸣，牙车急痛，牙车脱臼。

---

①上：原脱，据《铜人腧穴针灸图经》卷五补。
②分：原作"寸"，据《铜人腧穴针灸图经》卷五改。
③主：其前衍一"主"字，据体例删。

聽宮二穴在耳中珠子大如赤小豆灸三壯主耳嘈嘈

若蟬鳴骨痠眩狂瘛瘲口噤喉鳴耳聾如物填塞心

腹痛滿臂痛失聲

天容二穴在耳下曲頰後　又名大容　灸三壯主頸項癰

不能言頸腫項痛不可顧耳嘈嘈若蟬鳴欬逆嘔沫

主氣喘息齒禁喉痺寒熱咽如鯁

天牖二穴在頸筋缺盆上天容後天柱前完骨下髮際

上一寸不灸

欽定四庫全書　卷七　明堂灸經　三

缺盆二穴在肩上橫骨陷中　又名天蓋　灸三壯至缺盆

中痛汗出喉痺欬寒熱瘰癧缺盆中腫外潰則生　缺

中熱及滿腹大水氣哽噎胃熱息賁脅下氣上衝

扶突二穴在氣舍後一寸半灸三壯主舌本出欬逆上

氣咽中鳴喘多唾喘飲喉中如水雞鳴

天窗二穴在頸大筋前曲頰下扶突後動脈應手陷中灸

三壯　又名窗籠　主耳鳴聾無所聞頰腫喉中痛暴瘖

不能言主肩痛引項不得回顧耳痛及痛漏頸痛

听宫二穴，在耳中珠子大如赤小豆。灸三壮。主耳瞆瞆若蝉鸣，骨酸，眩狂，瘛瘲口噤，喉鸣，耳聋如物填塞，心腹痛满，臂痛失声。

天容二穴，在耳下曲颊后。又名大容。灸三壮。主颈项痛，不能言，颈肿项痛不可顾，耳瞆瞆若蝉鸣，咳逆呕沫。主气喘息，齿禁，喉痹，寒热，咽如鲠。

天牖二穴，在颈筋缺盆上天容后，天柱前完骨下发际上一寸。不灸。

缺盆二穴，在肩上横骨陷中。又名天盖。灸三壮。主①缺盆中痛，汗出喉痹，咳，寒热瘰疬，缺盆中肿，外溃则生，胸②中热及满，腹大，水气，哽噎，胸热，息贲，胁下气上冲。

扶突二穴，在气舍后一寸半。灸三壮。主舌本出，咳逆上气，咽中鸣喘，多唾，喘饮，喉中如水鸡鸣。

天窗二穴，在颈大筋前曲颊下扶突后动脉应手陷中。灸三壮。又名窗笼。主耳鸣聋无所闻，颊肿，喉中痛，暴喑不能言。主肩痛引项不得回顾，耳痛及痛③漏，颈痛。

①主：原作“至”，据体例改。

②胸：原缺，据《普济方》卷四一五引本书补。

③痛：《普济方》卷四一五引本书作“痔”字。

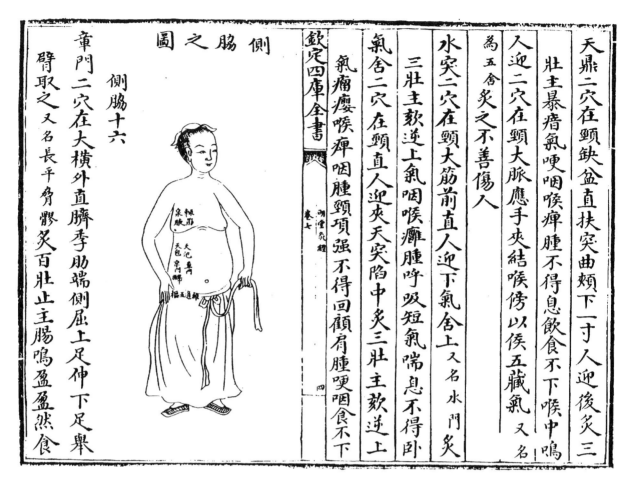

侧肠之图

侧肠十六

天鼎二穴在颈缺盆直扶突曲颊下一寸人迎後灸三壮主暴瘖气哽咽喉痹肿不得息饮食不下喉中鸣

人迎二穴在颈大脉应手挟结喉傍以候五脏气又名为五会灸之不善伤人

水突二穴在颈大筋前直人迎下气舍上又名水门灸三壮主咳逆上气咽喉痈肿呼吸短气喘息不得卧

气舍二穴在颈直人迎挟天突陷中灸三壮主咳逆上气瘤瘿喉痹咽肿颈项强不得回顾肩肿哽咽食不下

章门二穴在大横外直脐季肋端侧屈上足伸下足举臂取之又名长平胁髎灸百壮止主肠鸣盈盈然食

天鼎二穴，在颈缺盆直扶突曲颊下一寸，人迎后。灸三壮。主暴喑，气哽，咽喉痹肿不得息，饮食不下，喉中鸣。

人迎二穴，在颈大脉应手挟结喉旁，以候五脏气。又名为五会[1]。灸之不善伤人。

水突二穴，在颈大筋前直人迎下气舍上。又名水门。灸三壮。主咳逆上气，咽喉痈肿，呼吸短气，喘息不得卧。

气舍二穴，在颈直人迎挟天突陷中。灸三壮。主咳逆上气，瘤瘿，喉痹咽肿，颈项强不得回顾，肩肿，哽咽，食不下。

侧胁之图（图见上）

侧胁十穴

章门二穴，在大横外直脐季肋端，侧卧[2]屈上足伸下足举臂取之。又名长平、胁髎。灸百壮止。主肠鸣，盈盈然，食

---

①会：原作"舍"，据《铜人腧穴针灸图经》卷二改。
②卧：原脱，据《铜人腧穴针灸图经》卷四补。

不下，脅痛不得臥，煩熱口乾，不嗜食，胸脅支滿，喘息心痛，不得轉側，傷飽身黃，羸瘦，賁豚，腹腫脊強，四肢懈惰，善恐少氣，厥逆，肩臂不舉，咳逆吐食，噦噫，食入還出，熱中苦吞而聞食臭，寒中洞泄不化，胸滿嘔無所出，身瞤[1]，石水身腫，諸漏。

京門二穴，在監骨腰中季肋本俠脊。又名氣俞、氣府[2]。主腰痛不得俯仰，寒熱腫脹引背不得息，水道不利，溺黃，小腹急痛腫，腸鳴洞泄，髀樞引痛，肩背寒痙，肩甲內廉痛，脊痙反折，體痛。

帶脈二穴，在季肋下[3]一寸八分。灸五壯。主婦人小腹堅痛，月脈不調，帶下赤白，里急瘕疝。

五樞二穴，在帶脈下三寸。一云：水道下一寸半。灸五壯。主男子寒疝，陰卵上入小腹痛，婦人赤白，里急瘕疝。

維道二穴，在章門下五寸三分。灸三壯。主嘔逆不止，三焦不調，水腫，不嗜食，咳逆不止。

居髎[4]二穴，在長平下八寸三分監骨上陷中。灸三壯。主

---

① 瞤：原作“潤”，據《普濟方》卷四一五引本書改。
② 府：原缺，據《普濟方》卷四一五補。
③ 下：原脫，據《普濟方》卷四一五補。
④ 髎：原作“胶”，據《針灸甲乙經》卷三改。

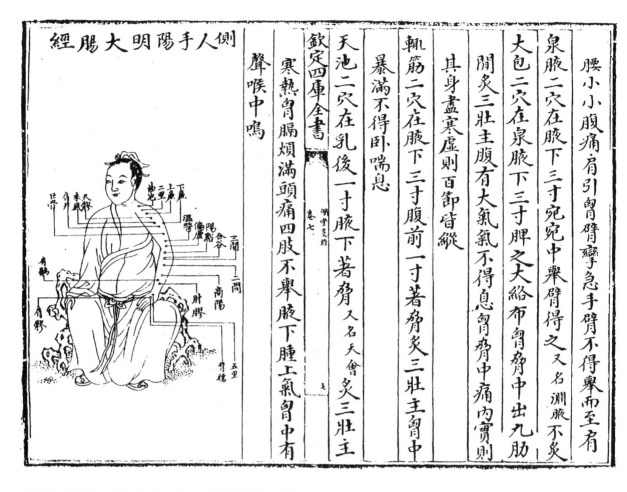

腰引①小腹痛，肩引胸臂挛急，手臂不得举而至肩。

泉腋二穴，在腋下三寸宛宛中，举臂得之。又名渊腋。不灸。

大包二穴，在泉腋下三寸，脾之大络，布胸胁中，出九肋间。灸三壮。主腹有大气，气不得息，胸胁中痛，内实则其身尽寒，虚则百节皆纵。

辄筋二穴，在腋下三寸，腹前一寸，着胁。灸三壮。主胸中暴满，不得卧，喘息。

天池二穴，在乳后一寸，腋下着胁。又名天会。灸三壮。主寒热，胸膈烦满，头痛，四肢不举，腋下肿，上气，胸中有声，喉中鸣。

侧人手阳明大肠经图 （图见上）

---

①引：原作"小"，据《普济方》卷四一五引《铜人经》改。

手陽明大腸經二十穴

商陽二穴在手大指次指內側去爪甲如韭葉又名絶陽主胷中氣滿喘欬支腫熱汗不出耳鳴寒熱頷腫齒痛惡寒肩背急相引缺盆痛目青者可灸三壯左取右右取左如食頃立已胷脇支滿

二間二穴在手大指次指本節前內側陷中又名閒谷灸三壯主喉痹頷腫肩背痛振寒鼻鼽衄血多驚口喎目眥傷寒熱

三間二穴在手大指次指本節之後內側陷中灸三壯又名少谷主喉痹咽中如鯁齒齲痛嗜卧胷滿腸鳴洞洩寒瘧唇焦口乾氣喘目眥急痛目上揷頭熱鼻鼽衄血吐舌戾頸喜驚氣熱身熱喘瘧病

合谷二穴在大指次指歧骨陷中又名虎口灸三壯主寒熱瘧鼻鼽熱病汗不出目視不明頭痛齒齲喉痹瘻臂面腫唇吻不收瘖不能言口噤不開婦人妊娠

欽定四庫全書　明堂灸經　卷七　七

手阳明大肠经二十穴

商阳二穴，在手大指次指内侧去爪甲如韭叶。又名绝阳。主胸中气满，喘咳支肿，热汗不出，耳鸣耳聋，寒热瘰疬，口干，颐[1]颔肿[2]，齿痛，恶寒，肩背急相引，缺盆痛，目青盲[3]。可灸三壮，左取右，右取左，如食顷立已。胸胁支满。

二间二穴，在手大指次指本节前内侧陷中。又名闻谷。灸三壮。主喉痹颔肿，肩背痛，振寒，鼻鼽衄血，多惊口喎，目眦伤，寒热。

三间二穴，在手大指次指本节之后内侧陷中。灸三壮。又名少谷。主喉痹，咽中如鲠，齿龋痛，嗜卧胸满，肠鸣洞泄，寒疟，唇焦口干，气喘，目眦急痛，目上插，头热，鼻鼽衄血，吐舌戾颈，喜惊，气热身热喘，疟病。

合谷二穴，在大指次指歧骨陷中。又名虎口。灸三壮。主寒热疟，鼻衄，热病汗不出，目视不明，头痛，齿龋，喉痹，瘰臂，面肿，唇吻不收，喑不能言，口噤不开。妇人妊娠

---

①瘰疬，口干，颐：原缺，据《铜人腧穴针灸图经》卷五补。

②肿：原作"脑"，据《铜人腧穴针灸图经》卷五改。

③盲：原作"者"，据《铜人腧穴针灸图经》卷五改。

不可刺損胎氣主風頭熱鼻清涕出

陽谿二穴在腕中上側兩筋間陷中又名中魁灸三壯主狂言喜笑見鬼熱病煩心目風赤爛有翳厥逆頭痛胷滿不得息寒熱瘧疾喉痺耳鳴齒痛驚掣肘臂不舉痂疥目痛耳痛鳴聾咽如硬吐舌戾頸妄言心悶而汗不出掌中熱心痛身熱浸淫煩滿舌本痛

偏歷二穴在腕後三寸灸三壯主寒熱瘧風汗不出目視䀮䀮癲疾多言耳鳴口喎齒齲喉痺嗌乾鼻鼽衄血

溫溜二穴在腕後約去五寸又云六寸又名溫溜蛇頭又名逆注蛇頭灸三壯主口喎腸鳴腹痛傷寒身熱頭痛噦逆肩不得舉癲疾吐涎狂言見鬼喉痺面缺腫主狂仆主瘧面赤腫

下廉二穴在輔骨下去上廉一寸輔兌肉其分外斜灸三壯主頭風臂肘痛溺黃腸鳴相追逐

上廉二穴在三里下一寸灸五壯主腦風頭痛小便難

不可刺，损胎气。主风头热，鼻清涕出。

阳溪二穴，在腕中上侧两筋间陷中。又名中魁。灸三壮。主狂言喜笑见鬼，热病烦心，目风赤烂，有翳，厥逆头痛，胸满不得息，寒热疟疾，喉痹耳鸣，齿痛，惊掣，肘臂不举，痂疥，目痛耳痛鸣聋，咽如鲠①，吐舌戾颈，妄言，心闷而汗不出，掌中热，心痛，身热浸淫，烦满，舌本痛。

偏历二穴，在腕后三寸。灸三壮。主寒热疟，风汗不出，目视䀮䀮，癫疾多言，耳鸣，口喎，齿龋，喉痹，嗌干，鼻鼽衄血。

温溜二穴，在腕后约去五寸，又云六寸。又名温溜、蛇头，又名逆注②、蛇头。灸三壮。主口喎，肠鸣腹痛，伤寒身热，头痛哕逆，肩不得举，癫疾吐涎，狂言见鬼，喉痹，面虚③肿。主狂仆。主疟，面赤肿。

下廉二穴，在辅骨下去上廉一寸，辅兑肉其分外斜。灸三壮。主头风，臂肘痛，溺黄，肠鸣相追逐。

上廉二穴，在三里下一寸。灸五壮。主脑风头痛，小便难，

---

① 鲠：原作"硬"，据《普济方》卷四一六引本书改。

② 注：原阙，据《针灸甲乙经》卷三补。

③ 虚：原缺，据《普济方》卷四一六引《铜人经》补。

黄赤腸鳴氣走注痛

三里在曲池下二寸按之肉起兑肉之端灸三壮二穴主手臂不仁肘攣不伸齒痛頰頷腫瘰癧

曲池二穴在肘外輔骨屈肘曲骨之中以手拱胷取之灸大良灸三壮主肘中痛時寒偏風半身不遂刺風癮疹喉痹不能言胷中煩滿筋緩捉物不得挽弓不開屈伸難風臂肘細而無力傷寒餘熱不盡皮膚乾燥頭痛手不可舉重腕急肘節痹痠重腋急痛腕外側痛脫如拔肩重痛不舉身濕搖時時寒瘛瘲癲疾寒熱渴

肘髎二穴在肘大骨外廉陷中灸三壮主肘節風痹臂痛不可舉屈伸攣急

五里二穴在肘上三寸行向裏大脈中央可灸十壮主風勞驚恐吐血肘臂痛嗜卧四肢不能動搖寒熱瘰癮欬嗽目視䀮䀮痎瘧心下脹滿而痛上氣

臂臑二穴在肘上七寸腘肉端灸三壮主寒熱頸項拘

黄赤，肠鸣，气走注痛。

三里二穴①，在曲池下二寸按之肉起兑肉之端。灸三壮。主手臂不仁，肘挛不伸，齿痛，颊颔肿，瘰疬。

曲池二穴，在肘外辅骨屈肘曲骨之中，以手拱胸取之。灸大良，灸三壮。主肘中痛时寒，偏风，半身不遂，刺风②瘾疹，喉痹不能言，胸中烦满，筋缓，捉物不得，挽弓不开，屈伸难，风臂，肘细而无力，伤寒余热不尽，皮肤干燥，耳③痛，手不可举重，腕急，肘节痹酸重，腋急痛，腕外侧痛脱如拔，肩重痛不举，身湿摇时时寒，瘛疭，癫疾，寒热，渴。

肘髎④二穴，在肘大骨外廉陷中。灸三壮。主肘节风痹，臂痛不可举，屈伸挛急。

五里二穴，在肘上三寸行向里大脉中央。可灸十壮。主风劳惊恐，吐血，肘臂痛，嗜卧，四肢不能动摇，寒热，瘰疬，咳嗽，目视䀮䀮，痎疟，心下胀满而痛，上气。

臂臑二穴，在肘上七寸腘⑤肉端。灸三壮。主寒热，颈项拘

---

①二穴：原置于"灸三壮"之下，据《铜人腧穴针灸图经》卷五乙正。
②风：原阙，据《圣济总录》卷一九一补。
③耳：原作"头"，据《普济方》卷四一六引本书改。
④髎：原作"髎"，据《针灸甲乙经》卷三改。
⑤腘：原作"腘"，据《铜人腧穴针灸图经》卷五改。

急療癧肩臂痛不得舉

肩髎二穴在肩端臑上斜舉取之灸三壯主臂重不可
舉臂痛

秉風夾天髎外肩上小髃後舉臂有空灸三壯主肩痛
不能舉

肩井二穴在肩上陷解中缺盆上大骨前一寸半以三
指按取之當中指下陷中又名髆井灸三壯七壯主
五勞七傷頸項不得回顧背髆悶兩手不得向頭或
因撲傷腰髖疼脚氣上攻婦人墮胎後手足厥逆欬
逆寒熱悽索氣不得臥

天髎二穴在肩缺盆中上毖骨之際陷中央灸三壯主
肩肘痛引頸項急寒熱缺盆中痛汗不出胷中煩滿
臂痛不舉

肩髃二穴在肩端兩骨間陷者宛宛中舉臂取之可灸
七壯至二七壯以差為度若灸偏風不遂可七七壯
不宜多灸恐臂細若風病筋骨無力不瘥當灸不畏

急，瘰疬，肩臂痛不得举。

肩髎二穴，在肩端臑上斜举取之。灸三壮。主臂重不可举，臂痛。

秉风二穴，挟天髎外肩上小髃后，举臂有空。灸三壮。主肩痛不能举。

肩井二穴，在肩上陷解中缺盆上大骨前一寸半，以三指按取之，当中指下陷中。又名髆井。灸三壮、七壮。主五劳七伤，颈项不得回顾，背髆闷，两手不得向头，或因扑伤腰髋疼，脚气上攻，妇人堕胎后，手足厥逆，咳逆，寒热凄索，气不得卧。

天髎二穴，在肩缺盆中上毖骨之际陷中央。灸三壮。主肩肘痛引颈项急，寒热，缺盆中痛，汗不出，胸中烦满，臂痛不举。

肩髃二穴，在肩端两骨间陷者宛宛中，举臂取之。可灸七壮至二七壮，以瘥为度。若灸偏风不遂，可七七壮。不宜多灸，恐臂细。若风病，筋骨无力，不瘥，当灸不畏细[1]

---

① 畏细：原脱，据《针灸资生经》卷一补。

欽定四庫全書

明堂灸經

卷七

十一

細主療偏風不遂熱風癮疹手臂攣急捉物不得臂

細無力筋骨痠疼肩中熱頭不可以顧

巨骨二穴在肩端上行兩骨間陷中主背髀痛肩中瘀

血肩臂不能屈伸而痛臂不得伸肩中痛不能動搖

細。主疗偏风不遂，热风癮疹，手臂挛急，捉物不得，臂细无力，筋骨酸疼，肩中热，头不可以顾。

巨骨二穴，在肩端上行两骨间陷中。主背髀痛，胸中瘀血，肩臂不能屈伸而痛[1]，肩中痛不能动摇。

明堂灸经卷七

---

①痛：此字下原衍"臂不得伸"四字，据《普济方》卷四一二引《铜人》删。

侧人足少阳胆经

钦定四库全书

明堂灸经

卷八

足少阳胆经十五穴

窍阴二穴在足小指次指之端去爪甲如韭叶灸三壮主胁痛欬逆不得息足烦热汗不出四肢转筋痛疽头痛心烦喉痹舌强口乾肘不可举猝聋不闻人语

侠谿二穴在足小指二歧骨间本节前陷中灸三壮主胸胁支满寒热汗不出目外眦赤目眩颊颔肿耳聋胸中痛不可转侧痛无常处目系急目下肿皆痛逆

明堂灸经卷八

侧人足少阳胆经图（图见上）

足少阳胆经十五穴

窍阴二穴，在足小指次指之端去爪甲如韭叶。灸三壮。主胁痛，咳逆不得息，手[1]足烦热，汗不出，四肢转筋，痛疽，头痛，心烦，喉痹，舌强，口干，肘不可举，卒聋不闻人语。

侠溪二穴，在足小指次指[2]二歧骨间本节前陷中。灸三壮。主胸胁支满，寒热汗不出，目外眦赤，目眩，颊颔肿，耳聋，胸中痛不可转侧，痛无常处，目系急，目下肿，眦痛，逆

①手：原脱，据《铜人腧穴针灸图经》卷五补。
②次指：原脱，据《铜人腧穴针灸图经》卷五补。

寒泣出，目痒，颔痛引耳嘈嘈无所闻，疟，足痛，腋下肿，马刀瘘，妇人小腹坚痛，月水不通，乳肿溃，胸中寒如风状，头眩，两颊痛。

地五会二穴，在足小指次指本节后陷中去侠溪一寸。不灸。

临泣二穴，在足小指次指本节后间陷中去侠溪一寸五分。灸三壮。主胸中满，缺盆中及[1]腋下肿，马刀疡瘘[2]，善啮颊，天[3]牖[4]中肿，淫泺，骱酸，目眩，枕骨颔厌悬之痛，洒淅振寒，妇人月事不利，季胁支满，乳痛，心痛，周痹，痛无常处，气喘不能行，痠疟，疟日西发，大风目痛，髀[5]中痛不得行，足外皮[6]痛，身痹，洒淅振寒，小儿惊痫反视。

丘墟二穴，在足外踝下如前陷中去临泣三寸。灸三壮。主胸胁满痛不得息，久疟振寒，腋下痛，痿厥，坐不能起，髀枢中痛，目生翳膜，腿胻酸转筋，卒疝，少腹坚，寒热，颈[7]肿，疟振寒，腕不收，目不明。

付阳二穴，在外踝上三寸太阳前少阳后筋骨间。主痿

①及：原脱，据《铜人腧穴针灸图经》卷五补。
②疡瘘：原作"伤瘘"，据《铜人腧穴针灸图经》卷五改。
③天：原缺，据《铜人腧穴针灸图经》卷五补。
④牖：原作"满"，据《铜人腧穴针灸图经》卷五改。
⑤髀：原作"痹"，据《普济方》卷四一六引本书改。
⑥皮：原作"使"，据《针灸甲乙经》卷七改。
⑦颈：原作"头"，据《铜人腧穴针灸图经》卷五改。

厥風痺頭重痛腨外廉骨痛四肢不舉瘈瘲風痺不

仁時有寒熱

懸鍾二穴在足外踝上三寸動脈中炙五壯又名絶骨

主心腹脹滿胃中熱不嗜食膝胻痛筋攣足不收履

坐不能起五淋濕痺流腫筋急瘈瘲胻痛小兒腹滿

不能食飲四肢不舉風勞身重

陽輔二穴在足外踝上四寸輔骨前絶骨端如前二分

去丘墟七寸炙三壯主腰溶溶如坐水中膝下膚腫

筋瘈諸節盡痛痛無常處腋下腫瘻馬刀喉痺膝胻

瘈風痺不仁腰痛不可以顧腰痛如錘居中腫痛不

可欬欬則筋縮急諸節痛寒熱脅痛

光明二穴在足外踝上五寸炙五壯主身懈寒淫濼

胻瘈不能久立與陽輔治病同法熱病汗不出猝

狂虛則瘻痺坐不能起實則足胻熱膝痛身體不

仁善齧頰煩腹足清寒熱膝痛經熱不能行手足偏

小

厥风痺，头重痛，腨外廉骨痛，四肢不举，瘈瘲，风痹不仁，时有寒热。

悬钟二穴，在足外踝上三寸动脉中。灸五壮。又名绝骨。主心腹胀满，胃中热，不嗜食，膝胻痛，筋挛，足不收履，坐不能起，五淋，湿痹，流肿，筋急，瘈瘲，胻痛，小儿腹满，不能食饮，四肢不举，风劳身重。

阳辅二穴，在足外踝上四寸辅骨前绝骨端如前二分，去丘墟七寸。灸三壮。主腰溶溶如坐水中，膝下肤肿，筋瘈，诸节尽痛，痛无常处，腋下肿，瘻马刀，喉痹，膝胻酸，风痹不仁，腰痛不可以顾，腰痛如锤居中，肿痛不可咳，咳则筋缩急，诸节痛，寒热胁痛。

光明二穴，在足外踝上五寸。灸五壮。主身懈寒，淫泺胻酸，不能久立，与阳辅治病同法。热病汗不出，卒狂，虚则瘻[1]痹，坐不能起，实则足胻热，膝痛，身体不仁，善啮颊，腹足清，寒热，膝痛胫[2]热不能行，手足偏小。

---

① 瘻：原作"瘘"，据《普济方》卷四一六引《铜人经》改。
② 胫：原作"经"，据《普济方》卷四一六引本书改。

外丘二穴在足外踝上六寸可灸三壮主膚痛痿痹胃
胕脹滿頸項痛惡風寒癲疾
寒熱
陽交二穴在足外踝上七寸斜屬足三陽肉分之間又
名別陽主寒厥驚狂喉痹胃滿面腫寒痹膝胻不收
陽陵泉二穴在膝下一寸外廉陷中銅人云在外踝上
七寸又以蹲坐取之日可灸七壮至七七壮主膝伸
不能屈冷痹脚下不仁偏風半身不遂脚冷無血色
頭痛寒熱口苦嗌中介介頭面腫胃脅柱滿心中怵
惕恐如人捕
陽關二穴在陽陵泉上三寸犢鼻外陷中不可灸
中瀆二穴在髀骨外膝上五寸分肉間陷中不可灸
環跳二穴在髀樞中側臥伸左足屈上足取之灸五十
壮主風濕痹風胗偏風半身不遂腰胯痛不得轉側
治胸脅痛無常處腰脅相引急痛髀樞中痛不可舉
脛痛不可伸屈脛痹不仁

外丘二穴，在足外踝上六寸。可灸三壮。主肤痛痿痹，胸胁胀满，颈项痛，恶风寒，癫疾。

阳交二穴，在足外踝上七寸，斜属足三阳肉分之间。又名别阳。主寒厥，惊狂，喉痹，胸满，面肿，寒痹，膝胻不收，寒热。

阳陵泉二穴，在膝下一寸外廉陷中。《铜人》云：在外踝上七寸。又以蹲坐取之。日可灸七壮至七七壮。主膝伸不能屈，冷痹，脚下不仁，偏风，半身不遂，脚冷无血色，头痛，寒热，口苦，嗌中介介，头面肿，胸胁柱满，心中怵惕，恐如人捕。

阳关二穴，在阳陵泉上三寸犊鼻外陷中。不可灸。

中渎二穴，在髀骨外膝上五寸分肉间陷中。不可灸。

环跳二穴，在髀枢中，侧卧伸下[1]足屈上足取之。灸五十壮。主风湿痹，风胗，偏风，半身不遂，腰胯痛不得转侧。治胸胁痛无常处，腰胁相引急痛，髀枢中痛不可举，胫痛不可伸屈，胫痹不仁。

①下：原作"左"，据《针灸甲乙经》卷三改。

經肝陰厥足人側

大訓二穴在足大指端去爪甲如韮葉及三毛中灸三
壯主猝疝小便數遺溺陰頭中痛心痛汗出陰跳上
入腹陰偏大腹臍中痛悒悒不樂病左取右右取左
腹脹滿少腹痛中熱喜寐尸厥狀如死婦人血崩不
止目不欲視太息五淋不得尿噦噫
行間二穴在足大指間動脉應手陷中灸三壯主溺難白
濁寒疝少腹腫欬逆嘔血腰痛不可俛仰腹中脹心痛
色蒼蒼如死狀終日不得息口喎四肢逆冷嗌乾煩渴
瞑不欲視目中淚出太息癲疾短氣不閉莖中痛面色
蒼蒼黑短氣嘔血胃背痛心痛數欠心悲不樂婦人月

欽定四庫全書
明堂灸經
卷八
五

侧人足厥阴肝经图（图见上）

足厥阴肝经十一穴[1]

大敦[2]二穴，在足大指端去爪甲如韭叶及三毛中。灸三壮。主卒疝，小便数，遗溺，阴头中痛，心痛，汗出，阴跳上入腹，阴偏大，腹脐中痛，悒悒不乐，病左取右、右取左，腹胀满，少腹痛，中热，喜寐，尸厥状如死，妇人血崩不止，目不欲视，太息，五淋，不得尿，哕噫。

行间二穴，在足大指间动脉应手陷中。灸三壮。主溺难，白浊，寒疝，少腹肿；咳逆呕血，腰痛不可俯仰，腹中胀，心痛，色苍苍如死状，终日不得息，口喎，四肢逆冷，嗌干烦渴，瞑不欲视，目中泪出，太息，癫疾，短气不闭，茎中痛，面色苍苍黑，短气，呕血，胸背痛，心痛数欠[3]，心悲不乐；妇人月

---

①足厥阴肝经十一穴：原脱，据《千金要方》卷二十九补。
②敦：原作"训"，避宋光宗讳，据《针灸甲乙经》卷三改。
③欠：原作"数"，据《普济方》卷四一六引本书改。

事不利見赤白而有身反敗陰寒振寒溲白尿難痛

大衝二穴在足大指本節後二寸或一寸半陷中灸三
壯主腰引少腹痛小便不利狀如淋癩疝少腹腫溏
泄遺溺陰痛面蒼色胷脇支滿足寒大便難嘔血女
子漏血不止小兒卒疝嘔逆發寒嗌乾肘腫內踝前
淫濼䯒酸腋下腫馬刀瘻脣腫善渴喉中鳴不得尿
陰上痛溏泄泄血面陳黑

中封二穴在足內踝前一寸仰足取之陷中伸足乃得
之灸三壯主瘄疟色蒼蒼振寒少腹腫食快快繞臍
痛足逆冷不嗜食身體不仁寒疝引腰中痛或身微
熱小腹痛振寒溲白尿難痛嗌乾善渴身黃有微
少氣身重濕內踝前痛膝腫瘰厥身體不仁癲疝
暴痛瘰厥咽偏腫不可以咽

蠡溝二穴在足內踝上五寸灸三壯主暴疝少腹腫時
少腹卒痛小便不利如癃閉數噫恐悸少氣不足腹
中痛悒悒不樂咽中悶如有瘜肉狀背拘急不可俛

事不利，见赤白而有身反败，阴寒振寒，溲白，尿难痛。

太冲二穴，在足大指本节后二寸或一寸半陷中。灸三壮。主腰引少腹痛，小便不利，状如淋，癞疝，少腹肿，溏泄，遗溺，阴痛，面苍色，胸胁支满，足寒，大便难，呕血，女子漏血不止，小儿卒疝，呕逆发寒，嗌干，肘肿，内踝前痛[1]，淫泺䯒酸，腋下肿，马刀瘘[2]，唇肿，善渴，喉中鸣，不得尿，阴上痛，溏泄，泄血，面陈黑。

中封二穴，在足内踝前一寸，仰足取之陷中，伸足乃得之。灸三壮。主痎疟[3]，色苍苍，振寒，少腹肿，食快快绕脐痛，足逆冷，不嗜食，身体不仁，寒疝，引腰中痛，或身微热，小腹痛，振寒，溲白，尿难痛，嗌干善渴，身黄，有微热，少气，身重湿，内踝前痛，膝肿，瘰厥，身体不仁，癫疝，瘰，暴痛，瘰厥，咽遍[4]肿，不可以咽。

蠡沟二穴，在足内踝上五寸。灸三壮。主暴疝，少腹肿，时少腹卒痛，小便不利如癃闭，数噫，恐悸，少气不足，腹中痛，悒悒不乐，咽中闷如有息肉状，背拘急不可俯

---

①痛：原脱，据《普济方》卷四一六引《铜人经》补。
②瘘：原作"痿"，据《普济方》卷四一六引《铜人经》改。
③痎疟：原作"疟痎"，据《铜人腧穴针灸图经》卷五改。
④遍：原作"偏"，据《普济方》卷四一六引本书改。

仰，女子赤白淫下，时多时少，腹暴刺痛[1]。

中都二穴，在内踝上七寸骱骨中，与少阴相直。又名中郄。灸五壮。主肠澼，癀[2]疝，少腹痛，妇人崩中，因恶露不绝，足下热，胫寒不能久立，湿痹不能行。

膝关二穴，在犊鼻下二寸陷中。灸五壮。主风痹，膝内痛引膑，不可屈伸，喉咽中痛。

曲泉二穴，在膝内[3]辅骨下大筋上小筋下陷中，屈膝乃得。灸三壮。又云：在膝屈内外两筋间宛宛中。又云：在膝曲横纹头。主治女子血瘕，按之如汤浸，股内少腹肿，阴挺出，丈夫癀疝，阴股痛，小便难，腹胁支满，癃闭，少气，泄利，四肢不举，实即身热，目眩痛，汗不出，目䀮䀮，膝痛筋挛不可屈伸，发狂，衄血，喘呼，少腹痛，引喉咽，头风劳，失精，身体极痛[4]，泄水，下利脓血，阴肿，骱[5]痛。

阴包二穴，在膝上四寸股内廉两筋间。灸三壮。主腰尻引少腹痛，遗[6]溺不禁。

五里二穴，在气冲下三寸阴股中动脉。灸五壮。主肠[7]中

---

①腹暴刺痛：原作"暴腹痛刺"，据《普济方》卷四一六引本书改。

②癀：原作"溃"，据《铜人腧穴针灸图经》卷五改。

③内：原脱，据《针灸甲乙经》卷三补。

④痛：原作"漏"，据《铜人腧穴针灸图经》卷五改。

⑤骱：原作"节"，据《针灸资生经》卷三改。

⑥遗：原作"气"，据《铜人腧穴针灸图经》卷五改。

⑦肠：原作"阳"，据《铜人腧穴针灸图经》卷五改。

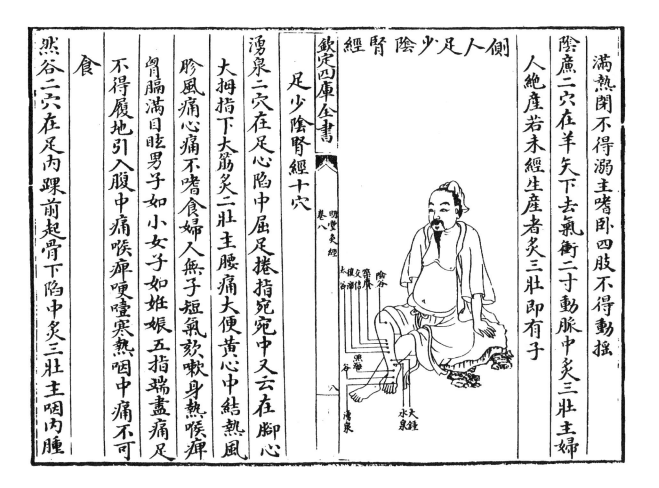

満，热闭不得溺。主嗜卧，四肢不得动摇。

阴廉二穴，在羊矢下去气冲二寸动脉中。灸三壮。主妇人绝产，若未经生产者，灸三壮即有子。

侧人足少阴肾经图（图见上）

足少阴肾经十穴

涌泉二穴，在足心陷中，屈足捲指宛宛中。又云：在脚心大拇指下大筋。灸二壮。主腰痛，大便难[1]，心中结热，风胗，风痛[2]，心痛，不嗜食，妇人无子，短气，咳嗽，身热，喉痹，胸膈满，目眩，男子如蛊[3]，女子如妊娠，五指端尽痛，足不得履地，引入腹中痛，喉痹哽噎，寒热，咽中痛不可食。

然谷二穴，在足内踝前起骨下陷中。灸三壮。主咽内肿，

---

①难：原作"黄"，据《普济方》卷四一六引《铜人经》改。
②痛：原作"痛"，据《普济方》卷四一六引《铜人经》改。
③蛊：原作"小"，据《铜人腧穴针灸图经》卷五改。

心恐惧、如人将捕，涎出，喘呼少气，足跗肿不得履地，寒疝，小腹胀，上抢胸胁，咳唾血，喉痹，淋沥，女子不孕，男子精溢，骱酸不能久立，一足寒一足热，舌纵，烦[1]满，消渴，初生小儿脐风口噤，痿厥，洞泄，胸中寒，脉代时不至，温疟汗出，阴上缩内肿，气走[2]咽喉而不能言，舌下肿难言，舌纵涎[3]出，不嗜食。

太溪二穴，在足内踝后跟骨上动脉陷中。灸三壮。主久疟咳逆心痛，如锥刺其心，手足寒至节，喘息者死，呕吐，口中如胶，善噫，寒疝，热病汗不出，默默嗜卧，溺黄，消瘅[4]，大便难，咽肿唾血，疢癖，寒热咳嗽，不嗜食，腹胁痛，瘦弱，手足逆冷，久疝瘕积聚，与阴相通，及足清不仁，热病多汗，黄疸，多热少寒，腹中肿胀。

大钟二穴，在足跟后冲中。灸三壮。主实则小便淋闭，洒洒腰脊强痛，大便秘涩，嗜卧，口中热，虚则呕逆多寒，欲闭户而处，少气不足，胸胀喘息，舌干，咽中食噎不得下，善惊恐不乐，喉中鸣，咳唾血，腹满便难，多寒少

---

①烦：原作"颊"，据《铜人腧穴针灸图经》卷五改。
②走：原阙，据《千金要方》卷三十《孔穴主对法》补。
③涎：原作"挺"，据《普济方》卷四一六引《铜人经》改。
④瘅：原作"痹"，据《普济方》卷四一六引《铜人经》改。

熱

水泉二穴去太谿下一寸在内踝下灸五壮主月事不来来即多心下闷痛目䀮䀮不能远视阴挺出小便

淋沥腹中痛

照海二穴在足内踝下灸三壮主嗌乾四肢懈惰善悲不乐久癃猝疝少腹痛呕吐嗜卧大风偏枯半身

不遂女子淋沥阴挺出阴暴起疝少腹热而偏痛大

风默默不知所痛视如不明

欽定四庫全書　明堂灸經　卷八　十

復溜二穴在足内踝上二寸陷中灸五壮　又名昌阳伏白

白主腰脊十分痛不得俯仰起坐目䀮䀮视不明口

舌乾涎自出足痿不能履骱痠不自温腹中雷鸣腹

胀如鼓四肢肿十水病溺青赤黄白取井赤取荥

黄取腧黑取合血气泄后肿五淋小便如散火骨寒

热汗注不止脚后廉急不可前却足跗上痛风逆四

肢癈

交信二穴在内踝上二寸少阴前太阴后廉前筋骨间

熱。

水泉二穴，去太溪下一寸在内踝下。灸五壮。主月事不来，来即多，心下闷痛，目䀮䀮不能远视，阴挺出，小便淋沥，腹中痛。

照海二穴，在足内踝下。灸三壮。主嗌干，四肢懈惰①，善悲不乐，久疟，卒疝，少腹痛，呕吐，嗜卧，大风偏枯，半身不遂，女子淋沥，阴挺出，阴暴起疝，少腹热而偏痛，大风默默，不知所痛，视如不明。

复溜二穴，在足内踝上二寸陷中。灸五壮。又名昌阳、伏白。主腰脊十分痛，不得俯仰起坐，目䀮䀮视不明，口舌干，涎自出，足痿不能履，骱酸不自温，腹中雷鸣，腹胀如鼓，四肢肿，十水病；溺青赤黄白黑②，青取井，赤取荥，黄取腧，白取经③，黑取合；血痔④，泄后肿，五淋，小便如散火，骨寒热，汗注不止，脚后廉急，不可前却，足跗上痛，风逆四肢废。

交信二穴，在内踝上二寸少阴前太阴后廉前筋骨间。

①懈惰：原作"懈怠惰"，据《铜人腧穴针灸图经》卷五改。

②黑：原脱，据《铜人腧穴针灸图经》卷五补。

③白取经：原脱，据《铜人腧穴针灸图经》卷五补。

④痔：原作"气"，据《铜人腧穴针灸图经》卷五改。

灸三壯主氣淋癀疝陰急股引膈內廉骨痛洩痢赤
白女子漏血不止
築賓二穴在內踝上腨分中灸五壯主小兒胎疝痛不
得乳癲疾狂言嘔吐沫足腨痛久疝絕子
陰谷二穴在膝內輔骨後大筋下小筋上按之應手屈
膝中取之灸三壯主膝痛如錐不能久立痰涎下煩
逆溺難言主舌下腫及股內廉痛婦人漏下心腹脹
滿不得息小便黃男子如女子如姙娠寒熱腹偏腫
脊內廉痛陰瘻

欽定四庫全書

明堂灸經卷八

灸三壮。主气淋，癀疝，阴急，股引膈内廉骨痛，泄痢赤白，女子漏血不止。

筑宾二穴，在内踝上腨分中。灸五壮。主小儿胎疝，痛不得乳，癫疾狂言，呕吐沫，足腨痛，久疝，绝子。

阴谷二穴，在膝内辅骨后大筋下小筋上，按之应手，屈膝中取之。灸三壮。主膝痛如离[1]，不能久立，痰涎下，烦逆，溺难[2]。主舌下肿，及股内廉痛，妇人漏下，心腹胀满不得息，小便黄，男子如蛊[3]，女子如妊娠，寒热，腹偏肿，脊内廉痛，阴瘻。

明堂灸经卷八

---

① 离：原作"锥"，据《铜人腧穴针灸图经》卷五改。
② 难：此字下原衍"言"字，据《铜人腧穴针灸图经》卷五删。
③ 蛊：原脱，据《铜人腧穴针灸图经》卷五补。

[北宋]王惟一 奉旨编修　王旭东 校订

明正统八年刻本

铜人腧穴针灸图经

《铜人腧穴针灸图经》三卷，全称《新铸铜人腧穴针灸图经》，简称《铜人图经》《铜人针经》《天圣针经》《铜人经》《铜人》。宋代著名针灸学家王惟一（又名王惟德，约 987—1067）奉宋仁宗旨编修。王氏曾任太医院翰林医官、殿中省尚药奉御。宋天圣元年（1023）奉命编修此书，天圣四年（1026）编成。随后设计并主持铸造针灸铜人孔穴模型两具。铜人躯体可分可合，体表刻有穴名，可作为针灸教学与考试之用。是书与铜人模具对我国针灸学的发展具有深远而重大的影响，书于 1027 年由宋代医官院木板刊行，颁行各州，并被刻于石碑（碑中补入《穴腧都数》一卷）立于相国寺仁济殿。这是首次由国家主持的经络腧穴研究，为针灸学发展作出了巨大贡献。

全书三卷，是王氏参考《素问》《甲乙经》等中医经典以及《明堂图》等针灸医籍，结合临床而著成。全书载腧穴 657 个（除去双穴为 354 个），较《针灸甲乙经》增加青灵、厥阴俞、膏肓俞三个双穴和灵台、阳关两个单穴。腧穴的分类与排列，兼采《甲乙》和《外台》之长，分别按十四经之经络分类，以及偃、伏、侧、正等身体部位分类（对四肢穴仍依十二经次序）。兼顾了经络腧穴的系统性，又方便临证取穴。当时因《灵枢》亡佚，王氏未能得见，至宋元祐八年（1093）高丽进呈《黄帝灵枢》而再现天下时，是书已刊行 67 年。故书中十四经流注与《灵枢》不尽相同。全书结构严谨，体例统一，考订有据，兼顾理论与临床，历代均视为针灸学必读之书。

国内现存最早版本为明代天启年间（1621 年前后）三多斋刻本，本丛书所收，乃法国国家图书馆所藏之明正统八年（1443）刻本，比三多斋本早约 180 年。该本为仅存孤本，本书首次影印刊行。

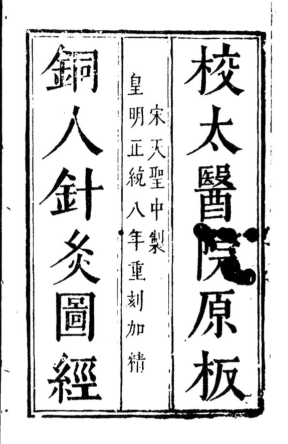

校太医院原版铜人针灸图经

宋天圣中制　皇明正统八年重刻加精

御制铜人腧穴针灸图经序

　　天以保民之任付诸圣人，圣人建保民之教，诏于万世。为政化以全其性，为医药以济其生，一仁道之施也。医肇于三皇，继有明者因之，启其奥，

發其祕窈而彰精而密愈久
愈備具于簡册使人賴之以
免於夭閼聖賢之能事生民
之至幸也人之生稟陰陽五
行而成故人之身皆應乎天
人身經脈十二實應天之節

氣周身氣穴三百六十亦應
周天之度數其理微矣而醫
家砭焫之功尤神且速欲後
之人造其窈奧識其微妙厥
亦難哉宋天聖中創作銅人
腧穴鍼灸圖經三卷刻諸石

发其秘，窈而彰，精而密，愈久愈备。具于简册，使人赖之，以免于夭阏。圣贤之能事，生民之至幸也。人之生，禀阴阳五行而成，故人之身，皆应乎天。人身经脉十二，实应天之节气，周身气穴三百六十，亦应周天之度数，其理微矣。而医家砭焫之功，尤神且速，欲后之人造其窈奥，识其微妙，厥亦难哉。宋天圣中，创作《铜人腧穴针灸图经》三卷，刻诸石，

復範銅肖人分佈腧穴于周
身畫焉竅焉脈絡條貫纖悉
明備考經案圖甚便來學其
亦心前聖之心以仁夫生民
者矣於今四百餘年石刻漫
滅而不完銅像昏暗而難辨

朕重民命之所資念良製之
當繼乃命礱石範銅倣前重
作加精緻焉建諸官醫式廣
教詔鳴呼保民者君人之事
醫雖其道之一端然民命所
繫故聖人肇之歷代尚之夫

复范铜肖人，分布腧穴于周身。画焉窍焉，脉络条贯，纤悉明备，考经案图，甚便来学。其亦心前圣之心，以仁夫生民者矣。于今四百余年，石刻漫灭而不完，铜像昏暗而难辨。朕重民命之所资，念良制之当继，乃命砻石范铜，仿前重作，加精致焉，建诸官医，式广教诏。呜呼！保民者，君人之事。医虽其道之一端，然民命所系，故圣人肇之，历代尚之。夫

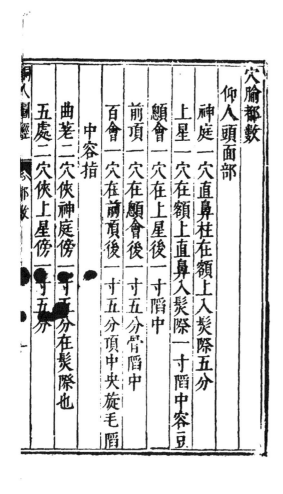

使斯民，皆获保终其天年者，宜必资于此。斯朕所为惓惓体前圣之仁，以贻无穷也。来者尚敬之哉，故引诸其端。

大明正统八年三月二十一日

穴腧都数

仰人头面部

神庭一穴，直鼻柱，在额上入发际五分。

上星一穴，在额上，直鼻，入发际一寸陷中容豆。

囟会一穴，在上星后一寸陷中。

前顶一穴，在囟会后一寸五分，骨陷中。

百会一穴，在前顶后一寸五分，顶中央旋毛陷中容指。

曲差二穴，挟神庭旁一寸五分在发际也。

五处二穴，挟上星旁一寸五分。

承光二穴，在五處後二寸，○通天二穴，在承光後一寸五分。本神二穴，曲差傍一寸五分，入髮際四分。臨泣二穴，當目上眥，直目上，入髮際五分陷中。目窗二穴，在臨泣後一寸。正營二穴，在目窗後一寸。素髎一穴，在鼻柱端也。水溝一穴，在鼻柱下人中是也。齗交一穴，在唇內齒上縫是也。承漿一穴，在頤前唇下陷中也。

銅人圖經

攢竹二穴，在眉頭陷中。睛明二穴，在目內眥是也。巨髎二穴，俠鼻傍八分，直目瞳子是也。迎香二穴，在禾髎上，鼻孔傍五分。禾髎二穴，直鼻孔，俠水溝傍五分。地倉二穴，俠口吻四分是也。陽白二穴，在眉上一寸，直目瞳子是也。承泣二穴，在目下七分，直目瞳子是也。四白二穴，在目下一寸，直瞳子是也。大迎二穴，在曲頷前一寸三分骨陷中動脈應

承光二穴，在五处后二寸。○通天二穴，在承光后一寸五分。

本神二穴，曲差旁一寸五分，入发际四分。

临泣二穴，当目上眦，直目上，入发际五分陷中。

目窗二穴，在临泣后一寸。○正营二穴，在目窗后一寸。

素髎一穴，在鼻柱端也。○水沟一穴，在鼻柱下人中是也。

龈交一穴，在唇内齿上缝是也。○承浆一穴，在颐前唇下陷中也。

攒竹二穴，在眉头陷中。○睛明二穴，在目内眦是也。

巨髎二穴，侠鼻旁八分，直目瞳子是也。○迎香二穴，在禾髎[1]上，鼻孔旁五分。

禾髎二穴，直鼻孔，挟水沟旁五分。○地仓二穴，挟口吻四分是也。

阳白二穴，在眉上一寸，直目瞳子是也。○承泣二穴，在目下七分，直目瞳子是也。

四白二穴，在目下一寸，直瞳子是也。○大迎二穴，在曲颔前一寸三分骨陷中，动脉应

①髎：原作“髃”，据《太平圣惠方》卷九十九引《针经》改。

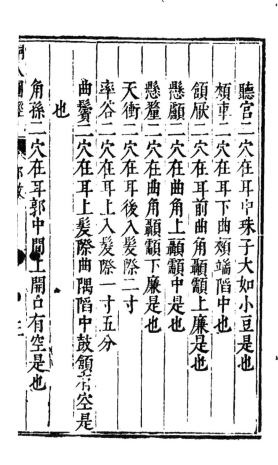

手是也。

头维二穴，在额角发际，本神旁一寸五分。○丝竹空二穴，在眉后陷中。

瞳子髎二穴，在目外眦五分是也。○颧髎二穴，在面鼽骨下廉陷中是也。

侧部

上关二穴，在耳前上廉起骨，开口有空是也。

下关二穴，在耳前下廉，合口有空，张口而合也。

禾髎二穴，在耳前兑发下，按则动脉应手也。

耳门二穴，在耳前起肉，当耳中缺者是也。

听宫二穴，在耳中珠子，大如小豆是也。○颊车二穴，在耳下曲颊端陷中也。

颔厌二穴，在耳前曲角，颞颥上廉是也。○悬颅二穴，在曲角上，颞颥中是也。

悬厘二穴，在曲角，颞颥下廉是也。○天冲二穴，在耳后，入发际二寸。

率谷二穴，在耳上，入发际一寸五分。

曲鬓二穴，在耳上发际曲隅陷中，鼓颔有空是也。

角孙二穴，在耳郭中间上，开口有空是也。

伏人頭部

後頂一穴在百會後一寸五分枕骨上也

強間一穴在後頂後一寸五分

腦戶一穴在枕骨上強間後一寸五分

風府一穴在腦戶後一寸五分入髮際一寸大筋內宛之中

瘖門一穴在項後髮際宛中入系舌本也

絡郄二穴在通天後一寸五分

玉枕二穴在絡郄後一寸五分俠腦戶傍一寸三分起突枕骨上入髮際三寸

天柱二穴在大筋外廉俠項髮陷中也

承靈二穴在正營後一寸五分

腦空二穴在承靈後一寸五分俠玉枕傍骨下陷中也

風池二穴在顳顬後髮際陷中

窾陰二穴在完骨上枕骨下搖動應手也

浮白二穴在耳後入髮際一寸

完骨二穴在耳後入髮際四分

顱息二穴在耳後青脉是也

瘈脉二穴在耳本雞足青脉是也

伏人头部

后顶一穴，在百会后一寸五分枕骨上也。○强间一穴，在后顶后一寸五分。

脑户一穴，在枕骨上强间后一寸五分。

风府一穴，在脑户后一寸五分，入发际一寸大筋内宛之中。

哑门一穴，在项后发际宛中，入系舌本也。○络郄二穴，在通天后一寸五分。

玉枕二穴，在络郄后一寸五分，挟脑户旁一寸三分起肉枕骨上，入发际三寸。

天柱二穴，在大筋外廉，挟项发陷中也。○承灵二穴，在正营后一寸五分。

脑空二穴，在承灵后一寸五分，挟玉枕傍骨下陷中也。

风池二穴，在颞颥后发际陷中。○窍阴二穴，在完骨上，枕骨下，摇动应手也。

浮白二穴，在耳后，入发际一寸。○完骨二穴，在耳后，入发际四分。

颅息二穴，在耳后青脉是也。○瘈脉二穴，在耳本鸡足青脉是也。

翳風二穴在耳後尖角陷中按之引耳中痛是也

頸項部

廉泉一穴在頷下結喉上一名舌本也

人迎二穴在頸大脉動應手俠結喉傍以候五藏氣也

水突二穴在頸大筋前直人迎下氣舍上是也

氣舍二穴在頸直人迎俠天突陷中也

扶突二穴在氣舍後一寸五分仰天鼎而取之

天窗二穴在頸大筋前曲頰下扶突後動應手

天鼎二穴在頸缺盆直扶突後

天容二穴在耳下曲頰後是也

天牖二穴在頸筋缺盆上天容後天柱前完骨下髮際上是也

陷中

伏人背部

大椎一穴在第一椎上陷中

陶道一穴在大椎節下間陷中俛而取之

身柱一穴在第三椎節下間

神道一穴在第五椎節下間仰而取之

翳风二穴，在耳后尖角陷中，按之引耳中痛是也。

颈项部

廉泉一穴，在颔下结喉上，一名舌本也。

人迎二穴，在颈大脉动应手，挟结喉旁，以候五脏气也。

水突二穴，在颈大筋前，直人迎下，气舍上是也。

气舍二穴，在颈，直人迎，挟天突陷中也。

扶突二穴，在气舍后一寸五分，仰天鼎而取之。

天窗二穴，在颈大筋前，曲颊下，扶突后，动应手陷中。

天鼎二穴，在颈缺盆，直扶突后。○天容二穴，在耳下曲颊后是也。

天牖二穴，在颈筋缺盆上，天容后，天柱前，完骨下，发际上是也。

伏人背部

大椎一穴，在第一椎上陷中。○陶道一穴，在大椎节下间陷中，俯而取之。

身柱一穴，在第三椎节下间。○神道一穴，在第五椎节下间，仰而取之。

靈臺一穴在第四椎節下間仰而取之
至陽一穴在第七椎節下間俛而取之
筋縮一穴在第九椎節下間俛而取之
脊中一穴在第十一椎節下間俛而取之
懸樞一穴在第十三椎節下間伏而取之
命門一穴在第十四椎節下間伏而取之
腰腧一穴在第二十一椎節下間
長強一穴在脊髓端也
大杼二穴在第一椎下兩傍各一寸五分陷中是也

風門二穴在第二椎下兩傍各一寸五分
肺腧二穴在第三椎下兩傍各侠脊相去一寸五分
厥陰腧二穴在第四椎下兩傍各一寸五分
心腧二穴在第五椎下兩傍各一寸五分
膈腧二穴在第七椎下兩傍各一寸五分
肝腧二穴在第九椎下兩傍各一寸五分
膽腧二穴在第十椎下兩傍各一寸五分正坐取之
脾腧二穴在第十一椎下兩傍各一寸五分

灵台一穴，在第四椎节下间，仰而取之。

至阳一穴，在第七椎节下间，俯而取之。

筋缩一穴，在第九椎节下间，俯而取之。

脊中一穴，在第十一椎节下间，俯而取之。

悬枢一穴，在第十三椎节下间，伏而取之。

命门二穴，在第十四椎节下间，伏而取之。

腰腧一穴，在第二十一椎节下间。○长强一穴，在脊髓端也。

大杼二穴，在第一椎下两旁各一寸五分陷中是也。

风门二穴，在第二椎下两旁各一寸五分。

肺腧二穴，在第三椎下两旁各挟脊相去一寸五分。

厥阴腧二穴，在第四椎下两旁各一寸五分。

心腧二穴，在第五椎下两旁各一寸五分。○膈腧二穴，在第七椎下两旁各一寸五分。

肝腧二穴，在第九椎下两旁各一寸五分。

胆腧二穴，在第十椎下两旁各一寸五分。正坐取之。

脾腧二穴，在第十一椎下两旁各一寸五分。

上髎二穴在第一空腰果下一寸俠脊陷中
次髎二穴在第二空俠脊陷中
中髎二穴在第三空俠脊陷中
下髎二穴在第四空俠脊陷中
會陽二穴在尾骨兩傍是也
附分二穴在第二椎下兩傍附項內廉兩傍各
魄戶二穴在第三椎下兩傍三寸
膏肓腧二穴在第四椎下近第五椎兩傍各三
三寸正坐取之
寸

胃腧二穴在第十二椎下兩傍各一寸五分
三焦腧二穴在第十三椎下兩傍各一寸五分
腎腧二穴在第十四椎下兩傍各一寸五分
大腸腧二穴在第十五椎下兩傍各一寸五分
小腸腧二穴在第十七椎下兩傍各一寸五分
膀胱腧二穴在第十九椎下兩傍各一寸五分
中膂內腧二穴在第二十椎下兩傍各一寸五
白環腧二穴在第二十一椎下兩傍各一寸五
分俠脊腫果起實是也
分伏而取之

胃腧二穴，在第十二椎下两旁各一寸五分。

三焦腧二穴，在第十三椎下两旁各一寸五分。

肾腧二穴，在第十四椎下两旁各一寸五分。

大肠腧二穴，在第十五椎下两旁各一寸五分。

小肠腧二穴，在第十七椎下两旁各一寸五分。

膀胱腧二穴，在第十九椎下两旁各一寸五分。

中膂内腧二穴，在第二十椎下两旁各一寸五分，挟脊肿髁起肉[1]是也。

白环腧二穴，在第二十一椎下两旁各一寸五分，伏而取之。

上髎二穴，在第一空腰髁下一寸，挟脊陷中。

次髎二穴，在第二空挟脊陷中。○中髎二穴，在第三空挟脊陷中。

下髎二穴，在第四空挟脊陷中。○会阳二穴，在尾骨两旁是也。

附分二穴，在第二椎下两旁，附项内廉两旁各三寸，正坐取之。

魄户二穴，在第三椎下两旁三寸。○膏肓腧二穴，在第四椎下近第五椎两旁各三寸。

---

①肿髁起肉：《针灸甲乙经》卷三第八作"肿而起"；《外台秘要》卷三十九作"胂而起"；《圣济总录》卷
一九一、《针灸资生经卷一》无"肿髁"二字。"髁"，原作"果"，考《针灸资生经》等古籍均作"髁"，
故实为"髁"之简写。故律正为"髁"，下同。

神堂二穴在第五椎下兩傍各三寸
譩譆二穴在肩甲內廉俠第六椎下兩傍各三寸
膈關二穴在第七椎下兩傍各三寸陷中正坐闊肩取之
魂門二穴在第九椎下兩傍各三寸正坐取之
陽綱二穴在第十椎下兩傍各三寸正坐取之
意舍二穴在第十一椎下兩傍各三寸陷中正坐取之
胃倉二穴在第十二椎下兩傍各三寸
坐取之
肓門二穴在第十三椎下兩傍各三寸
志室二穴在第十四椎下兩傍各三寸陷中正坐取之
胞肓二穴在第十九椎下兩傍各三寸伏而取之
秩邊二穴在第二十一椎下兩傍各三寸陷中伏而取之
側肩膊部
肩井二穴在缺盆上肩大骨前是也
天髎二穴在肩缺盆中上毖骨之隔陷中也

神堂二穴，在第五椎下两旁各三寸。

譩嘻二穴，在肩胛内廉，挟第六椎下两旁各三寸。

膈关二穴，在第七椎下两旁各三寸陷中，正坐阔肩取之。

魂门二穴，在第九椎下两旁各三寸，正坐取之。

阳纲二穴，在第十椎下两旁各三寸，正坐取之。

意舍二穴，在第十一椎下两旁各三寸陷中，正坐取之。

胃仓二穴，在第十二椎下两旁各三寸。○肓门二穴，在第十三椎下两旁各三寸。

志室二穴，在第十四椎下两旁各三寸陷中，正坐取之。

胞肓二穴，在第十九椎下两旁各三寸，伏而取之。

秩边二穴，在第二十一椎下两旁各三寸陷中，伏而取之。

侧肩膊部

肩井二穴，在缺盆上，肩大骨前是也。○天髎二穴，在肩缺盆中上毖骨之隔陷中也。

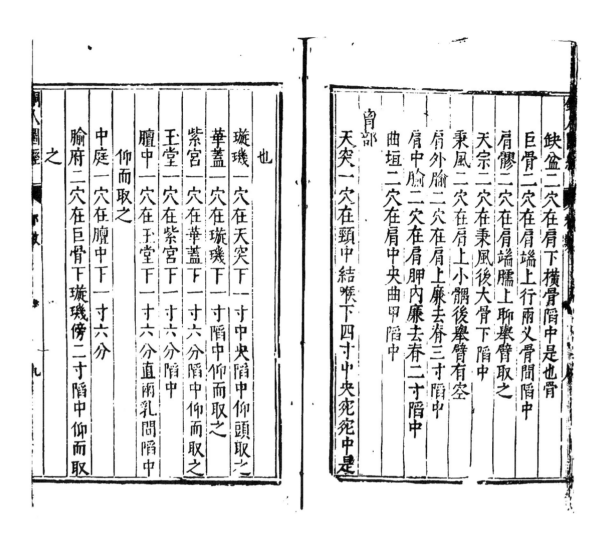

缺盆二穴，在肩下横骨陷中是也①。○巨骨二穴，在肩端上，行两叉骨间陷中。

肩髎二穴，在肩端臑上聊，举臂取之。○天宗二穴，在秉风后大骨下陷中。

秉风二穴，在肩上小髃后，举臂有空。○肩外腧二穴，在肩上廉，去脊三寸陷中。

肩中腧二穴，在肩胛内廉，去脊二寸陷中。○曲垣二穴，在肩中央曲胛陷中。

胸部

天突一穴，在颈中结喉下四寸中央宛宛中是也。

璇玑一穴，在天突下一寸中央陷中，仰头取之。

华盖一穴，在璇玑下一寸陷中，仰而取之。

紫宫一穴，在华盖下一寸六分陷中，仰而取之。

玉堂一穴，在紫宫下一寸六分陷中。

膻中一穴，在玉堂下一寸六分，直两乳间陷中，仰而取之。

中庭一穴，在膻中下一寸六分。

腧府二穴，在巨骨下璇玑旁二寸陷中，仰而取之。

①也：此下原衍"骨"字，据《太平圣惠方》卷九十九引《针经》删。

或中二穴 在腧府下一寸六分陷中仰而取之
神藏二穴 在或中下一寸六分仰而取之
靈墟二穴 在神藏下一寸六分陷中仰而取之
神封二穴 在靈墟下一寸六分
步郎二穴 在神封下一寸六分陷中
氣戶二穴 在巨骨下腧兩傍各二寸陷中仰而取之
庫房二穴 在氣戶下一寸六分陷中仰而取之
屋翳二穴 在庫房下一寸六分陷中仰而取之
膺窓二穴 在屋翳下一寸六分

乳中二穴 當乳是也
乳根二穴 在乳中下一寸四分陷中仰而取之
雲門二穴 在巨骨下俠氣戶傍各二寸陷中按之動脈應手舉臂取之
中府二穴 在雲門下一寸乳上三肋間動脈應手陷中
周榮二穴 在中府下一寸六分陷中仰而取之
胸卿二穴 在周榮下一寸六分陷中仰而取之
天谿二穴 在胸卿下一寸六分陷中仰而取之
食竇二穴 在天谿下一寸六分陷中也

或中二穴，在腧府下一寸六分陷中，仰而取之。

神藏二穴，在或中下一寸六分，仰而取之。

灵墟二穴，在神藏下一寸六分陷中，仰而取之。

神封二穴，在灵墟下一寸六分。

步廊二穴，在神封下一寸六分陷中。

气户二穴，在巨骨下腧两旁各二寸陷中，仰而取之。

库房二穴，在气户下一寸六分陷中，仰而取之。

屋翳二穴，在库房下一寸六分陷中，仰而取之。

膺窗二穴，在屋翳下一寸六分。

乳中二穴，当乳是也。

乳根二穴，在乳中下一寸四分陷中，仰而取之。

云门二穴，在巨骨下，挟气户旁各二寸陷中，按之动脉应手，举臂取之。

中府二穴，在云门下一寸，乳上三肋间，动脉应手陷中。

周荣二穴，在中府下一寸六分陷中，仰而取之。

胸乡二穴，在周荣下一寸六分陷中，仰而取之。

天溪二穴，在胸乡下一寸六分陷中，仰而取之。

食窦二穴，在天溪下一寸六分陷中也。

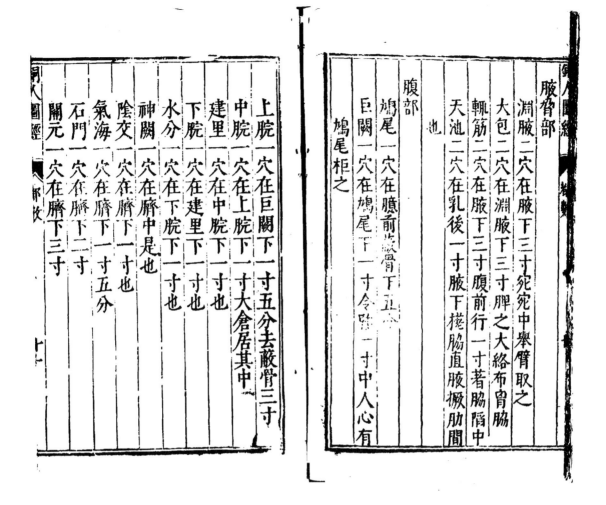

胸胁部

渊腋二穴，在腋下三寸宛宛中，举臂取之。

大包二穴，在渊腋下三寸。脾之大络，布胸胁。

辄筋二穴，在腋下三寸，腹前行一寸着胁陷中。

天池二穴，在乳后一寸，腋下，着胁直腋撅肋间也。

腹部

鸠尾一穴，在臆前蔽骨下五分。

巨阙一穴，在鸠尾下一寸，令强一寸中人心，有鸠尾拒之。

上脘一穴，在巨阙下一寸五分，去蔽骨三寸。

中脘一穴，在上脘下一寸。太仓居其中。

建里一穴，在中脘下一寸也。○下脘一穴，在建里下一寸也。

水分一穴，在下脘下一寸也。○神阙一穴，在脐中是也。

阴交一穴，在脐下一寸也。○气海一穴，在脐下一寸五分。

石门一穴，在脐下二寸。○关元一穴，在脐下三寸。

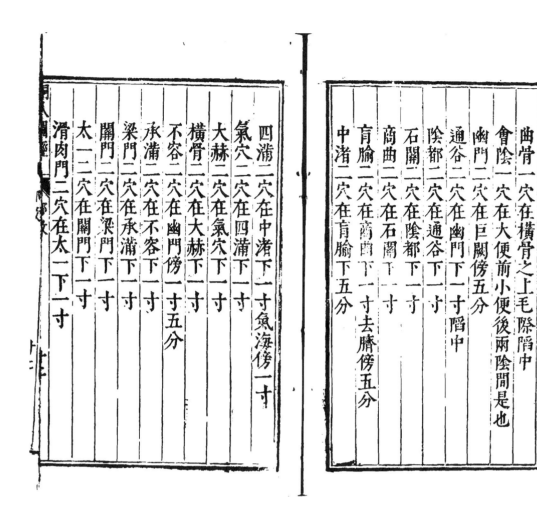

中极一穴，在脐下四寸。○曲骨一穴，在横骨之上毛际陷中。

会阴一穴，在大便前、小便后两阴间是也。○幽门二穴，在巨阙两旁五分。

通谷二穴，在幽门下一寸陷中。○阴都二穴，在通谷下一寸。

石关二穴，在阴都下一寸。○商曲二穴，在石关下一寸。

肓腧二穴，在商曲下一寸，去脐旁五分。○中渚二穴，在肓腧下五分。

四满二穴，在中渚下一寸，气海旁一寸。○气穴二穴，在四满下一寸。

大赫二穴，在气穴下一寸。○横骨二穴，在大赫下一寸。

不容二穴，在幽门旁各一寸五分。○承满二穴，在不容下一寸。

梁门二穴，在承满下一寸。○关门二穴，在梁门下一寸。

太一二穴，在关门下一寸。○滑肉门二穴，在太一下一寸。

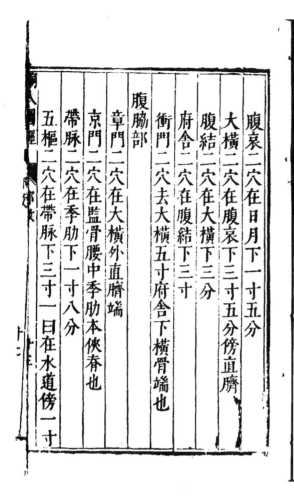

天枢二穴，在滑肉门下一寸，旁去肓腧一寸五分。

外陵二穴，在天枢下一寸。○大巨二穴，在外陵下一寸。

水道二穴，在大巨下三寸。○归来二穴，在水道下二寸。

气冲二穴，在归来下鼠鼷上一寸也。

期门二穴，在不容旁一寸五分，上直乳第二肋端。

日月二穴，在期门下五分。○腹哀二穴，在日月下一寸五分。

大横二穴，在腹哀下三寸五分，旁直脐。

腹结二穴，在大横下三分。○府舍二穴，在腹结下三寸。

冲门二穴，去大横五寸，府舍下横骨端也。

腹胁部

章门二穴，在大横外直脐端。○京门二穴，在监骨腰中季肋本挟脊也。

带脉二穴，在季肋下一寸八分。○五枢二穴，在带脉下三寸。一曰：在水道旁一寸

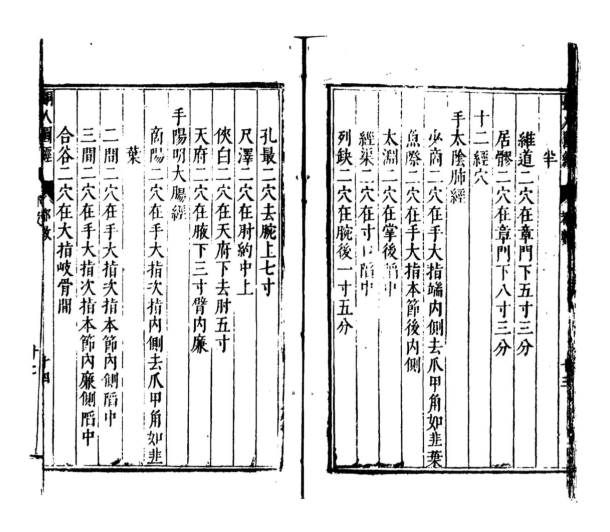

半。

维道二穴，在章门下五寸三分。○居髎二穴，在章门下八寸三分。

十二经穴

手太阴肺经

少商二穴，在手大指端内侧，去爪甲角如韭叶。

鱼际二穴，在手大指本节后内侧。○太渊二穴，在掌后陷中。

经渠二穴，在寸口陷中。○列缺二穴，在腕后一寸五分。

孔最二穴，去腕上七寸。○尺泽二穴，在肘约中上。

侠白二穴，在天府下去肘五寸。○天府二穴，在腋下三寸臂内廉。

手阳明大肠经

商阳二穴，在手大指次指内侧，去爪甲角如韭叶。

二间二穴，在手大指次指本节内侧陷中。

三间二穴，在手大指次指本节内廉侧陷中。

合谷二穴，在手大指歧骨间。

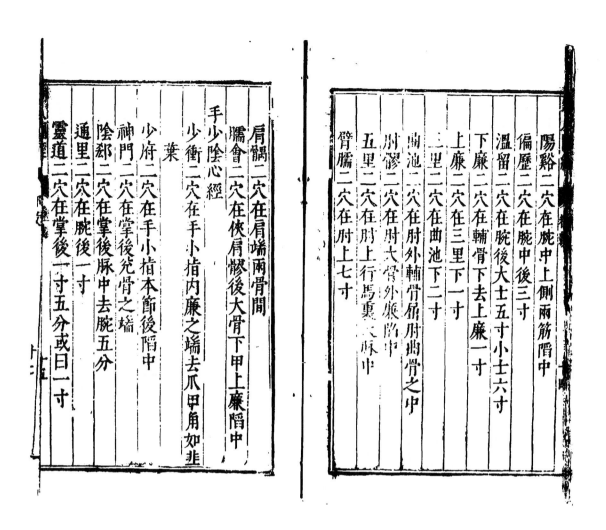

阳溪二穴，在腕中上侧两筋陷中。○偏历二穴，在腕中后三寸。

温溜二穴，在腕后。大士五寸，小士六寸。○下廉二穴，在辅骨下去上廉一寸。

上廉二穴，在三里下一寸。○三里二穴，在曲池下二寸。

曲池二穴，在肘外辅骨屈肘曲骨之中。○肘髎二穴，在肘大骨外廉陷中。

五里二穴，在肘上行马里大脉中。○臂臑二穴，在肘上七寸。

肩髃二穴，在肩端两骨间。○臑会二穴，在挟肩髎后大骨下胛上廉陷中。

手少阴心经

少冲二穴，在手小指内廉之端，去爪甲角如韭叶。

少府二穴，在手小指本节后陷中。○神门二穴，在掌后兑骨之端。

阴郄二穴，在掌后脉中，去腕五分。○通里二穴，在腕后一寸。

灵道二穴，在掌后一寸五分。或曰一寸。

少海二穴在肘内廉節後陷中
青靈二穴在肘上三寸舉臂取之
極泉二穴在腋下筋間
手太陽小腸經
少澤二穴在小指次指之端去爪甲角下一分陷中
前谷二穴在手小指外側本節前陷中
後谿二穴在手小指外側本節後陷中
腕骨二穴在手外側腕前起骨下陷中
陽谷二穴在手外側腕中兌骨之下陷中

養老二穴在踝骨上一空在後一寸陷者中
支正二穴在腕後五寸
小海二穴在肘内大骨外去肘端五分陷中
肩正二穴在肩曲脾下兩骨解間肩髃後陷中
手厥陰包絡脈經
中衝二穴在手中指之端去爪甲角如韭葉
勞宮二穴在掌中央
大陵二穴在掌後兩筋間陷中
内關二穴在掌後去腕二寸
間使二穴在掌後三寸兩筋間陷中

少海二穴，在肘内廉节后陷中。○青灵二穴，在肘上三寸，举臂取之。

极泉二穴，在腋下筋间。

手太阳小肠经

少泽二穴，在小指次指之端，去爪甲角下一分陷中。

前谷二穴，在手小指外侧本节前陷中。○后溪二穴，在手小指外侧本节后陷中。

腕骨二穴，在手外侧腕前起骨下陷中。○阳谷二穴，在手外侧腕中兑骨之下陷中。

养老二穴，在踝骨上一空，在后一寸陷者中。○支正二穴，在腕后五寸。

小海二穴，在肘内大骨外，去肘端五分陷中。

肩正二穴，在肩曲脾下两骨解间，肩髃后陷中。

手厥阴包络脉经

中冲二穴，在手中指之端，去爪甲角如韭叶。

劳宫二穴，在掌中央。○大陵二穴，在掌后两筋间陷中。

内关二穴，在掌后去腕二寸。○间使二穴，在掌后三寸两筋间陷中。

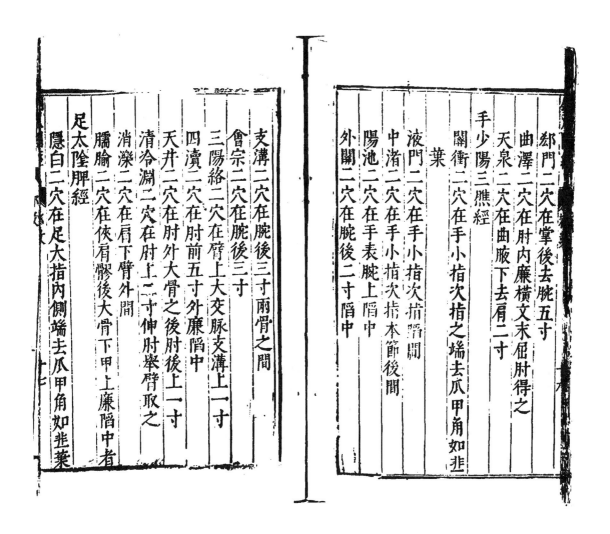

郄门二穴，在掌后去腕五寸。○曲泽二穴，在肘内廉横纹末，屈肘得之。

天泉二穴，在曲腋下去肩二寸。

手少阳三焦经

关冲二穴，在手小指次指之端，去爪甲角如韭叶。

液门二穴，在手小指次指陷间。○中渚二穴，在手小指次指本节后间。

阳池二穴，在手表腕上陷中。○外关二穴，在腕后二寸陷中。

支沟二穴，在腕后三寸两骨之间。○会宗二穴，在腕后三寸。

三阳络二穴，在臂上大交脉，支沟上一寸。○四渎二穴，在肘前五寸外廉陷中。

天井二穴，在肘外大骨之后，肘后上一寸。○清冷渊二穴，在肘上二寸，伸肘举臂取之。

消泺二穴，在肩下臂外间。○臑腧二穴，在挟肩髎后大骨下胛上廉陷中者。

足太阴脾经

隐白二穴，在足大指内侧端，去爪甲角如韭叶。

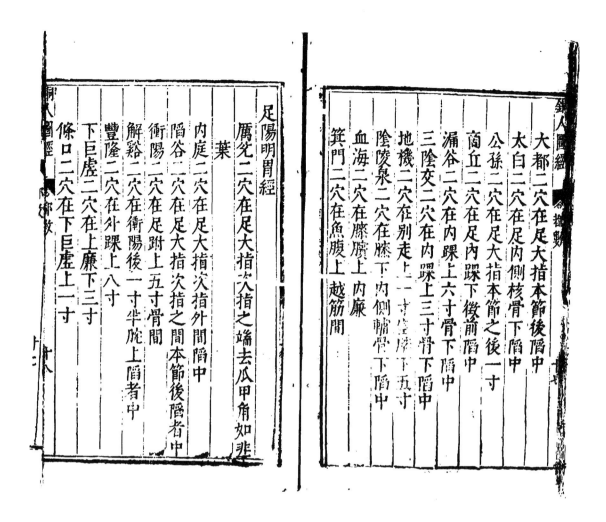

大都二穴，在足大指本节后陷中。○太白二穴，在足内侧核骨下陷中。

公孙二穴，在足大指本节之后一寸。○商丘二穴，在足内踝下微前陷中。

漏谷二穴，在内踝上六寸骨下陷中。○三阴交二穴，在内踝上三寸骨下陷中。

地机二穴，在别走上一寸空，膝下五寸。○阴陵泉二穴，在膝下内侧辅骨下陷中。

血海二穴，在膝膑上内廉。○箕门二穴，在鱼腹上越筋间。

足阳明胃经

厉兑二穴，在足大指次指之端，去爪甲角如韭叶。○内庭二穴，在足大指次指外间陷中。

陷谷二穴，在足大指次指之间本节后陷者中。○冲阳二穴，在足跗上五寸骨间。

解溪二穴，在冲阳后一寸半腕上陷者中。○丰隆二穴，在外踝上八寸。

下巨虚二穴，在上廉下三寸。○条口二穴，在下巨虚上一寸。

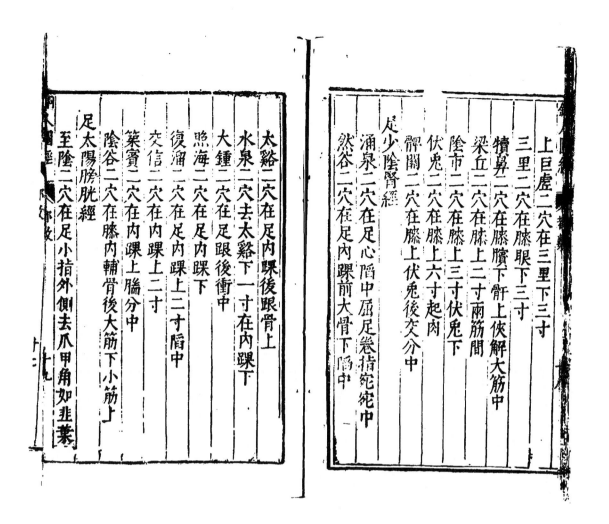

上巨虛二穴，在三里下三寸。○三里二穴，在膝眼下三寸。

犢鼻二穴，在膝臏下，骭上，挾解大筋中。○梁丘二穴，在膝上二寸兩筋間。

陰市二穴，在膝上三寸伏兔下。○伏兔二穴，在膝上六寸起肉。

髀關二穴，在膝上伏兔後交分中。

足少陰腎經

涌泉二穴，在足心陷中，屈足卷指宛宛中。○然谷二穴，在足內踝前大骨下陷中。

太溪二穴，在足內踝後跟骨上。○水泉二穴，去太溪下一寸，在內踝下。

大鍾二穴，在足跟後衝中。○照海二穴，在足內踝下。

復溜二穴，在足內踝上二寸陷中。○交信二穴，在內踝上二寸。

築賓二穴，在內踝上腨分中。○陰谷二穴，在膝內輔骨後，大筋下，小筋上。

足太陽膀胱經

至陰二穴，在足小指外側，去爪甲角如韭葉。

通谷二穴，在足小指外侧本节前陷中。○束骨二穴，在足小指外侧本节后陷中。

京骨二穴，在外侧大骨下赤白肉际陷者中。○金门二穴，在足外踝下。

申脉二穴，在外踝下陷者中。○仆参二穴，在跟骨下陷者中。

昆仑二穴，在足外踝后跟骨上陷者中。○付阳二穴，在外踝上三寸。

飞阳二穴，在外踝上七寸。○承山二穴，在兑腨肠下分肉间陷者中。

承筋二穴，在腨肠中央陷者中。○合阳二穴，在膝约中央下二寸。

委中二穴，在腘中约纹中。○委阳二穴，在足太阳之前，少阳之后。

浮郄二穴，在委阳上一寸。○殷门二穴，在肉郄下六寸。

承扶二穴，在尻臀下股阴下冲纹中。

足厥阴肝经

大敦二穴，在足大指端，去爪甲角如韭叶。○行间二穴，在足大指间动应手陷中。

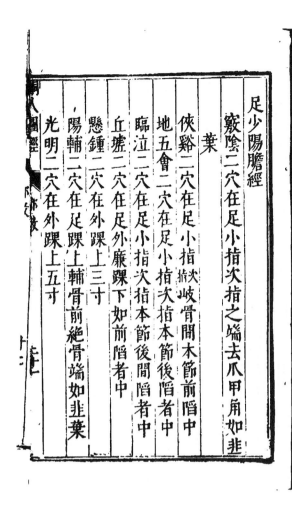

太冲二穴，在足大指本节后二寸，或一寸半陷中。

中封二穴，在足内踝前一寸。○蠡沟二穴，在内踝上五寸。

中都二穴，在内踝上七寸。○膝关二穴，在犊鼻下二寸陷中。

曲泉二穴，在膝内辅骨下，大筋上、小筋下陷中。

阴包二穴，在膝上四寸，股内廉两筋间。

五里二穴，在下去气冲三寸。　　○阴廉二穴，在羊矢下去气冲二寸。

足少阳胆经

窍阴二穴，在足小指次指之端，去爪甲角如韭叶。

侠溪二穴，在足小指次指歧骨间本节前陷中。

地五会二穴，在足小指次指本节后陷者中。

临泣二穴，在足小指次指本节后间陷者中。

丘墟二穴，在足外廉踝下如前陷者中。○悬钟二穴，在外踝上三寸。

阳辅二穴，在足外踝上，辅骨前绝骨端，如韭叶。○光明二穴，在外踝上五寸。

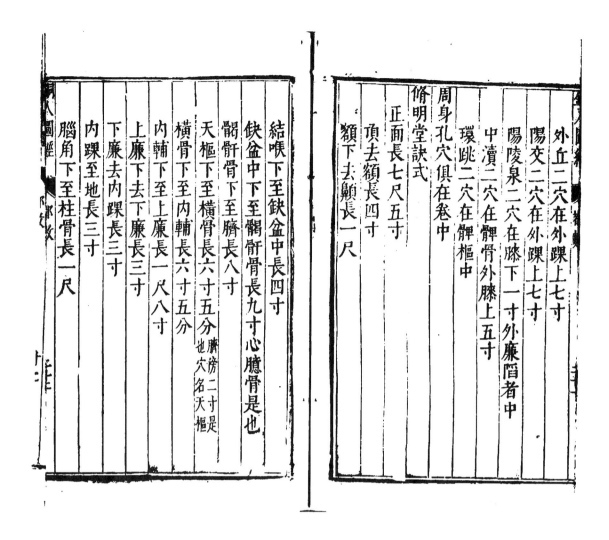

外丘二穴，在外踝上七寸。○阳交二穴，在外踝上七寸。

阳陵泉二穴，在膝下一寸外廉陷者中。○中渎二穴，在髀骨外膝上五寸。

环跳二穴，在髀枢中。○周身孔穴俱在卷中。

修明堂诀式

正面长七尺五寸

顶去额长四寸。○额下去颏长一尺。

结喉下至缺盆中长四寸。○缺盆中下至䯏骭骨长九寸。心臆骨是也。

䯏骭骨下至脐长八寸。

天枢下至横骨长六寸五分。脐旁二寸是也，穴名天枢。

横骨下至内辅长六寸五分。○内辅下至上廉长一尺八寸。

上廉下去下廉长三寸。○下廉去内踝长三寸。

内踝至地长三寸。○脑角下至柱骨长一尺。

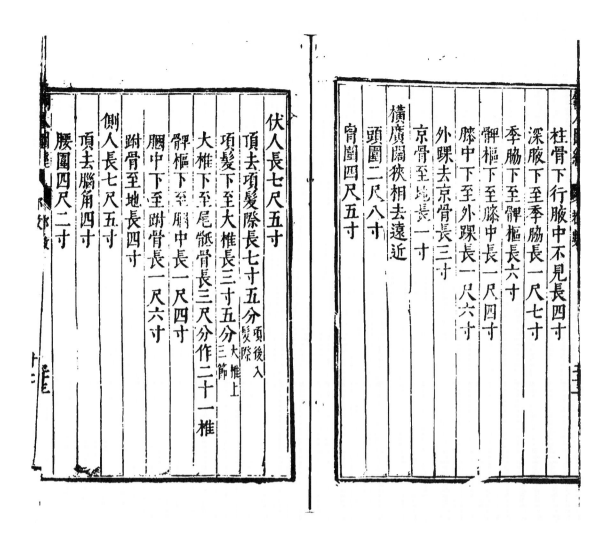

柱骨下行腋中不见，长四寸。○深腋下至季胁长一尺七寸。

季胁下至髀枢长六寸。○髀枢下至膝中长一尺四寸。

膝中下至外踝长一尺六寸。○外踝去京骨长三寸。

京骨至地长一寸。

横广阔狭相去远近

头围二尺八寸。○胸围四尺五寸。

伏人长七尺五寸

顶去项发际长七寸五分。项后入发际。○项发下至大椎长三寸五分。大椎上三节。

大椎下至尾骶骨长三尺，分作二十一椎。○髀枢下至腘中长一尺四寸。

腘中下至跗骨长一尺六寸。○跗骨至地长四寸。

侧人长七尺五寸

项去脑角四寸。○腰围四尺二寸。

两髀枢之间广六寸五分。○耳后完骨广九寸。

耳前当耳门广二寸。○两颧之间广九寸五分。

两乳之间广九寸五分。○两肩相去二尺一寸。

肩下至肘长一尺七寸。○肘去腕长一尺二寸五分。

腕去中指本节长四寸。○本节去指末长四寸五分。

足长一尺二寸，横广四寸五分。○骨格三折各长七尺五寸。

五脏六腑大小形状

五脏大小形状法

肺，六叶两耳，四垂如盖，附第三椎。

心，状如莲花未开。二脏俱在膈上。附第五椎。

肝，七叶，左三叶，右四叶。胆在短叶间，第九椎。

脾，广三寸，长五寸，掩太仓。附第十一椎。

肾，状如石卵，色黑紫，附十四椎。

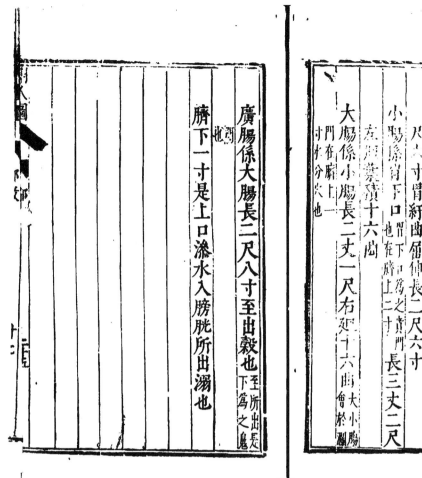
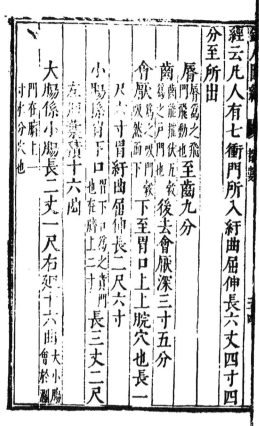

经云：凡人有七冲门，所入纡曲屈伸，长六丈四寸四分至所出。

唇 唇为之飞门，飞，动也。至齿九分。

齿 齿能摧伏五谷，为之户门也。后去会厌深三寸五分。

会厌 为之吸门，谷吸然而下。下至胃口上，上脘穴也，长一尺六寸。胃纡曲屈伸，长二尺六寸。

小肠系胃下口，胃下口为之贲门也，在脐上二寸。长三丈二尺，左迴叶积十六曲。

大肠系小肠，长二丈一尺，右迴十六曲。大小肠会于阑门，在脐上一寸水分穴也。

广肠系大肠，长二尺八寸，至出谷也。至所出是下为之魄门也。

脐下一寸是上口，渗水入膀胱，所出溺也。

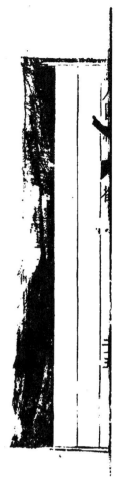

避针灸诀

人神

人神之法将何起？一日先从足大指。

二日外踝三股内，四在腰间五口里。

六手七日内踝看，八腕九尻须在记。

十日腰背一鼻柱，二来发际三牙齿。

十四胃管五遍身，六胸七日气冲起。

八股九足二十踝，二十一朝来小指。

二日外踝及胸、目下三在肝及足，四手阳明胃也须好记。

五足阳明六在胸，七膝八阴知住止。

元来膝胫十足跗　念取人神精妙理
避太一法
太一從來八節遊　立春左足戊寅收
己丑過後春分氣　左畔胸堂己卯留
立夏左手戊辰日　己巳相隨夏至頭
頭首忌來當丙午　立秋右手戊申遊
己未纔過秋分至　立畔胸堂辛酉求
立各便求居右足　戊戌己亥自然周
冬至腰尻壬子是　四季在腹戊己傳
切忌用鍼并用灸　若能迴避福優悠

血忌
血忌正牛二月羊　三寅猴四要商量
若逢五卯六月雞　辰七狗八避寇強
蛇九猪十曆所推　十一即是鼠伏藏
凡當馬位十二月　調攝之道順陰陽

元来膝胫前十足跗，念取人神精妙理。

避太一法

太一从来八节游，立春左足戊寅收。
己丑过后春分气，左畔胸堂己卯留。
立夏左手戊辰日，己巳相随夏至头。
头首忌来当丙午，立秋右手戊申游。
己未才过秋分至，立畔胸堂辛酉求。
立各便求居右足，戊戌己亥自然周。
冬至腰尻壬子是，四季在腹戊己俦。
切忌用针并用灸，若能回避福优悠。

血忌

血忌正牛二月羊，三寅猴四要商量。
若逢五卯六月鸡，辰七狗八避最强。
蛇九猪十历所推，十一即是鼠伏藏。
凡当马位十二月，调摄之道顺阴阳。

铜人腧穴针灸图经卷上

《黄帝内经》云：凡人两手足，各有三阴脉、三阳脉，以合为十二经脉也。手之三阴，从脏走至手；手之三阳，从手走至头；足之三阳，从头下走至足；足之三阴，从足上走入腹。脉络传注，周流不息。故经脉者，行血气，通阴阳，以荣于身者也。其始从中焦，注手太阴、阳明，阳明注足阳明、太阴，太阴注手少阴、太阳，太阳注足太阳、少阴，少阴注手心主、少阳，少阳注足少阳、厥阴，厥阴复注手太阴。其气常以平旦为纪，以漏水下百刻，昼夜行流，与天同度，终而复始也。

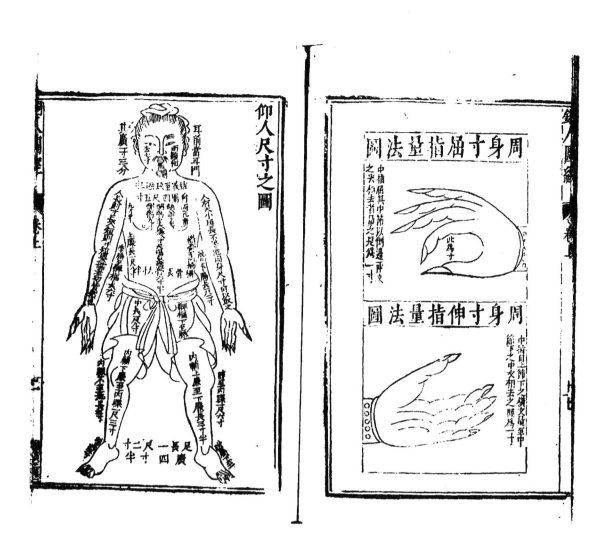

周身寸屈指量法图（图见上）

中指屈其中节，以侧边两文之尖相去者量之，是为一寸。

周身寸伸指量法图（图见上）

中指自上节下之横纹，量至中节下之横纹，相去之间为一寸。

仰人尺寸之图（图见上）

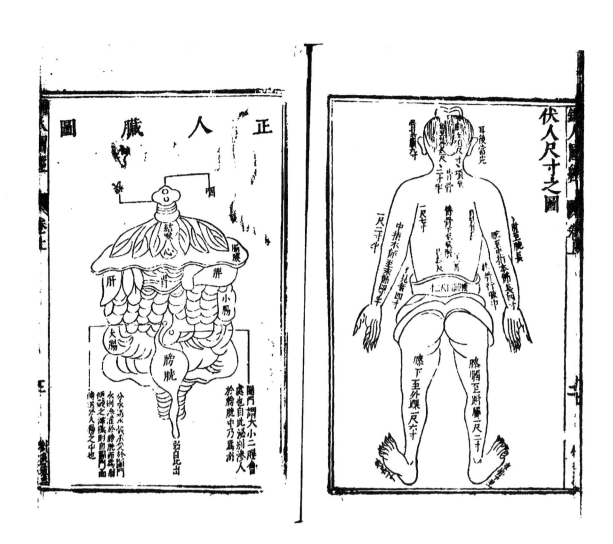

伏人尺寸之图（图见上）

正人脏图（图见上）

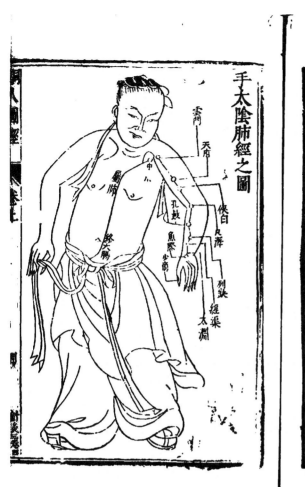

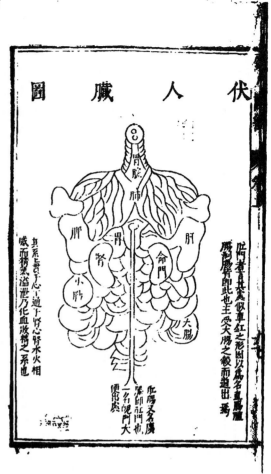

伏人脏图（图见上）

手太阴肺经之图（图见上）

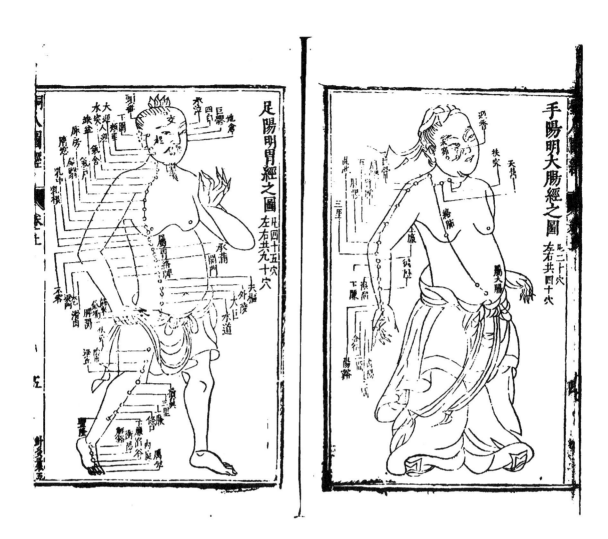

手阳明大肠经之图 （图见上）凡二十穴，左右共四十穴

足阳明胃经之图 （图见上）凡四十五穴，左右共九十穴

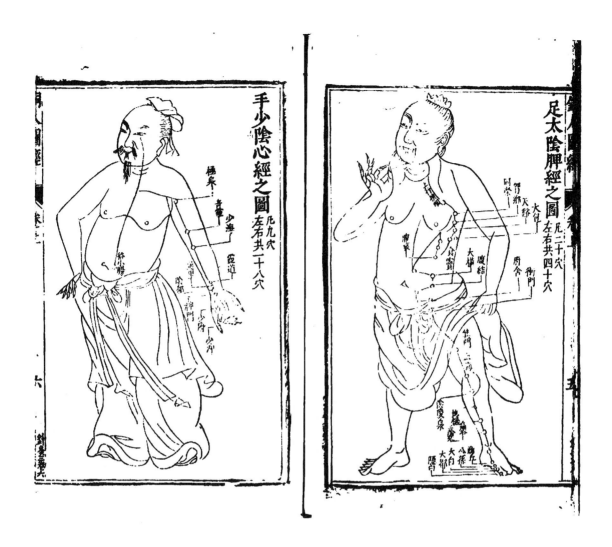

足太阴脾经之图 （图见上） 凡二十穴，左右共四十穴

手少阴心经之图 （图见上） 凡九穴，左右共一十八穴

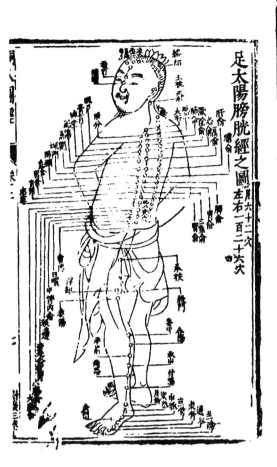

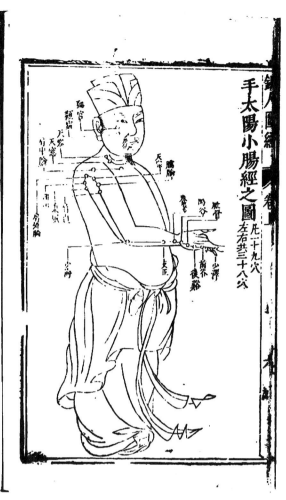

手太阳小肠经之图 （图见上）凡一十九穴，左右共三十八穴

足太阳膀胱经之图 （图见上）凡六十二穴，左右一百二十六穴

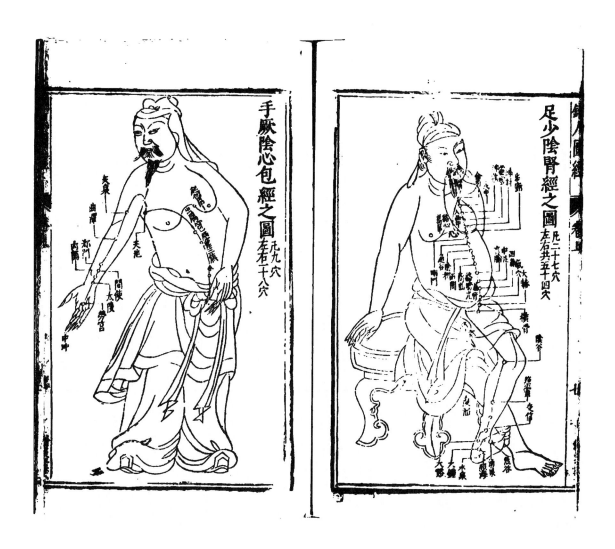

足少阴肾经之图 （图见上）凡二十七穴，左右共五十四穴

手厥阴心包经之图 （图见上）凡九穴，左右一十八穴

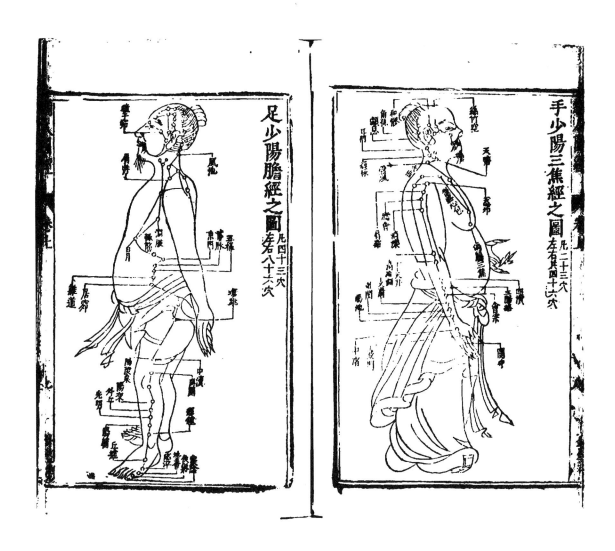

手少阳三焦经之图 （图见上）凡二十三穴，左右共四十六穴

足少阳胆经之图 （图见上）凡四十三穴，左右八十六穴

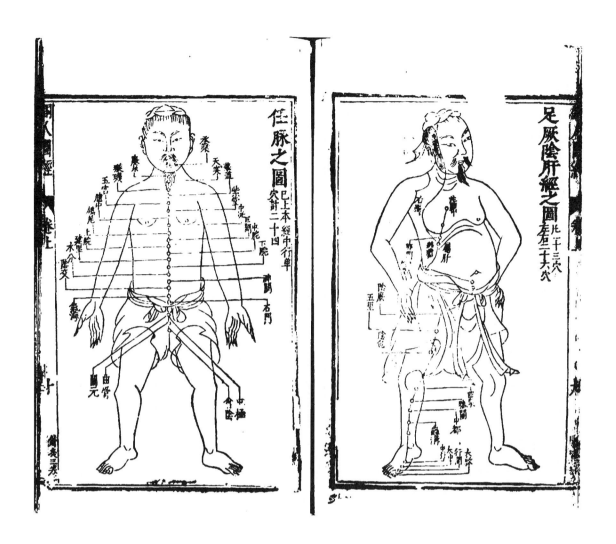

足厥阴肝经之图 （图见上）凡一十三穴，左右二十六穴

任脉之图 （图见上）以上本经中行单穴计二十四

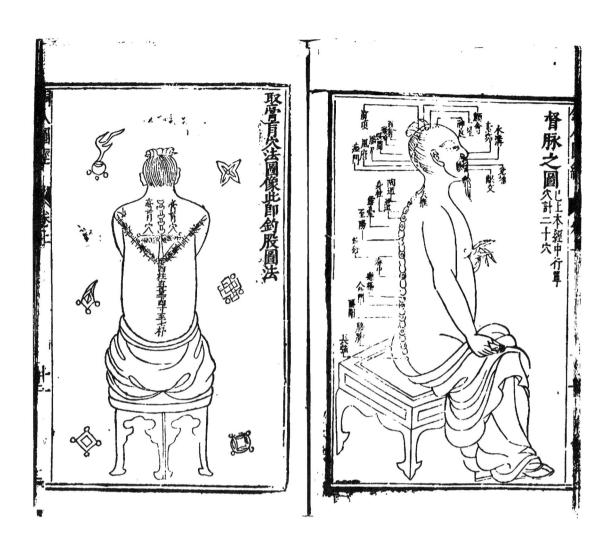

督脉之图（图见上）以上本经中行单穴计二十穴

取膏肓穴法图像，此即钓股图法（图见上）

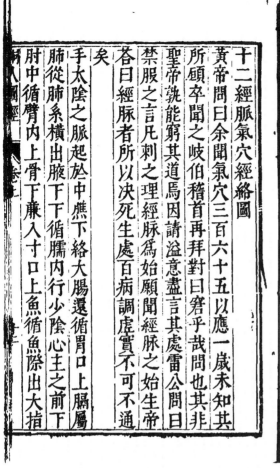

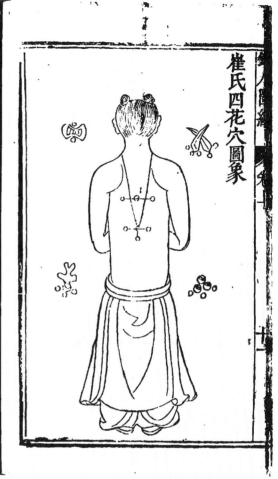

崔氏四花穴图像（图见上）

十二经脉气穴经络图

黄帝问曰：余闻气穴三百六十五，以应一岁，未知其所，愿卒闻之。岐伯稽首再拜对曰：窘乎哉问也！其非圣帝，孰能穷其道焉！因请溢意尽言其处。雷公问曰：禁脉[1]之言，凡刺之理，经脉为始，愿闻经脉之始生。帝答曰：经脉者，所以决死生，处百病，调虚实，不可不通矣。

手太阴之脉，起于中焦，下络大肠，还循胃口，上膈属肺，从肺系横出腋下，下循臑内，行少阴心主之前，下肘中，循臂内上骨下廉，入寸口，上鱼，循鱼际，出大指

---

[1]脉：原作"服"，据《灵枢·经脉》《针灸甲乙经》卷二第一上改。

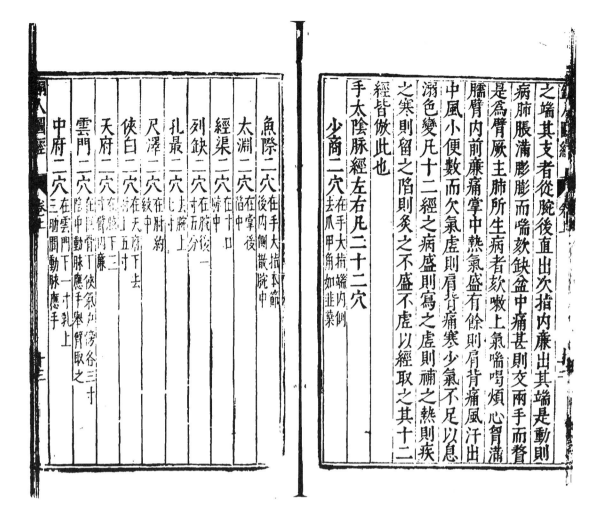

之端。其支者，从腕后直出次指内廉，出其端。是动则病，肺胀满，膨膨而喘咳，缺盆中痛，甚则交两手而瞀，是为臂厥。主肺所生病者，咳嗽上气喘喝，烦心胸满，臑臂内前廉痛，掌中热。气盛有余则肩背痛，风，汗出中风，小便数而欠。气虚则肩背痛寒，少气不足以息，溺色变。凡十二经之病，盛则泻之，虚则补之，热则疾之，寒则留之，陷则灸之，不盛不虚，以经取之。其十二经皆仿此也。

手太阴脉经，左右凡二十二穴

少商二穴，在手大指端内侧，去爪甲角如韭叶。

鱼际二穴，在手大指本节后内侧散腕中。

太渊二穴，在掌后陷中。

经渠二穴，在寸口脉中。

列缺二穴，在腕后一寸五分。

孔最二穴，去腕上七寸。

尺泽二穴，在肘约纹中。

侠白二穴，在天府下，去肘上五寸。

天府二穴，在腋下三寸，臂内廉。

云门二穴，在巨骨下，挟气户旁各三寸陷中，动脉应手，举臂取之。

中府二穴，在云门下一寸，乳上三肋间，动脉应手。

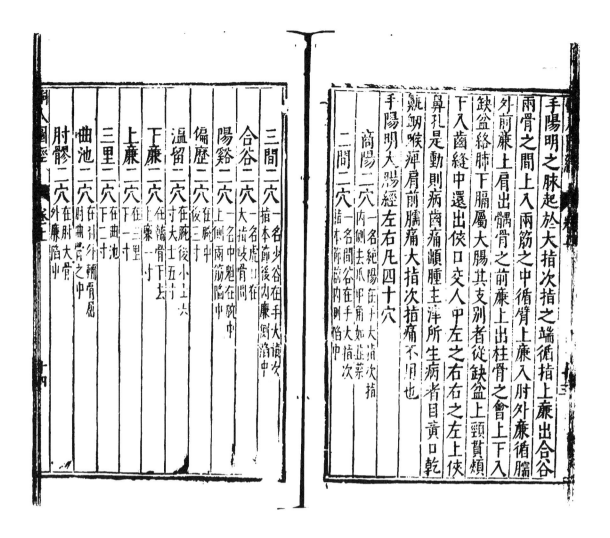

手阳明之脉，起于大指次指之端，循指上廉，出合谷两骨之间，上入两筋之中，循臂上廉，入肘外廉，循臑外前廉，上肩，出髃骨之前廉，上出柱骨之会上，下入缺盆，络肺，下膈，属大肠。其支别者，从缺盆上颈，贯颊，入下齿缝中，还出挟口，交人中，左之右，右之左，上挟鼻孔。是动则病，齿痛颔肿。主津所生病者，目黄口干，鼽衄，喉痹，肩前臑痛，大指次指痛不用也。

手阳明大肠经　左右凡四十穴

商阳二穴，一名绝阳，在手大指次指内侧，去爪甲角如韭叶。

二间二穴，一名间谷，在手大指次指本节前内侧陷中。

三间二穴，一名少谷，在手大指次指本节后内廉侧陷中。

合谷二穴，一名虎口，在大指歧骨间。

阳溪二穴，一名中魁，在腕中上侧两筋陷中。

偏历二穴，在腕中后三寸。

温留二穴，在腕后。小士六寸，大士五寸。

下廉二穴，在辅骨下去上廉一寸。

上廉二穴，在三里下一寸。

三里二穴，在曲池下二寸。

曲池二穴，在肘外辅骨屈肘曲骨之中。

肘髎二穴，在肘大骨外廉陷中。

五里二穴，在肘上三寸脉中。

臑二穴，在肘上七寸。

肩髃二穴，在肩端两骨间。

巨骨二穴，在肩端上行两叉骨间。

天鼎二穴，在颈缺盆直扶突后一寸。

扶突二穴，在气舍后一寸五分。

禾髎二穴，一名长频，直鼻孔挟水沟旁五分。

迎香二穴，一名冲阳，在禾髎上鼻孔旁。

手少阴之脉，起于心中，出属心系，下膈，络小肠。其支者，从心系上挟咽，系目。其直者，复从心系却上肺，出腋下，下循臑内后廉，行太阴心主之后，下肘内廉，循臂内后廉，抵掌后兑骨之端，入掌内廉，循小指之内，出其端。是动则病，嗌干心痛，渴而欲饮，是谓臂厥。是主心所生病者，目黄胁痛，臑臂内后廉痛，厥，掌中热也。

手少阴心经　左右凡一十八穴

少冲二穴，一名经始，在手小指内廉端，去爪甲如韭叶。

少府二穴，在手小指本节后陷中，直劳宫。

神门二穴，一名兑冲，一名中都，在掌后兑骨端。

阴郄二穴，在掌后脉中，去腕五分。

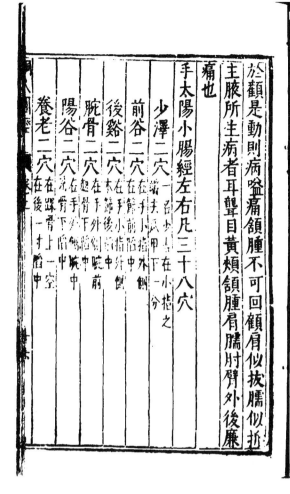

通里二穴，在腕后一寸。〇灵道二穴，在掌后一寸五分。或曰一寸。

少海二穴，一名曲节，在肘内廉节后陷中。〇青灵二穴，在肘上三寸。

极泉二穴，在臂内腋下筋间，动脉入胸。

手太阳之脉，起于小指之端，循手外侧上腕，出踝中，直上循臂骨下廉，出肘内侧两骨之间，上循臑外后廉，出肩解，绕肩胛，交肩上，入缺盆，向腋，络心，循咽下膈，抵胃，属小肠。其支别者，从缺盆循颈上颊，至目锐眦，却入耳中。其支者，别颊上䪼抵鼻，至目内眦，斜络于颧。是动则病，嗌痛颔肿，不可回顾，肩似拔，臑似折。是主液①所生病者，耳聋目黄颊颔肿，肩臑肘臂外后廉痛也。

手太阳小肠经　左右凡三十八穴

少泽二穴，一名少吉。在小指之端，去爪甲下一分。

前谷二穴，在手小指外侧本②节前陷中。〇后溪二穴，在手小指外侧本节后陷中。

腕骨二穴，在手外侧腕前起骨下陷中。〇阳谷二穴，在手外侧腕中兑骨下陷中。

养老二穴，在踝骨上一空，在后一寸陷中。

---

①是主液：原作"主腋"，据《灵枢·经脉》补、改。
②本：原作"在"，据《素问·气穴论》改。

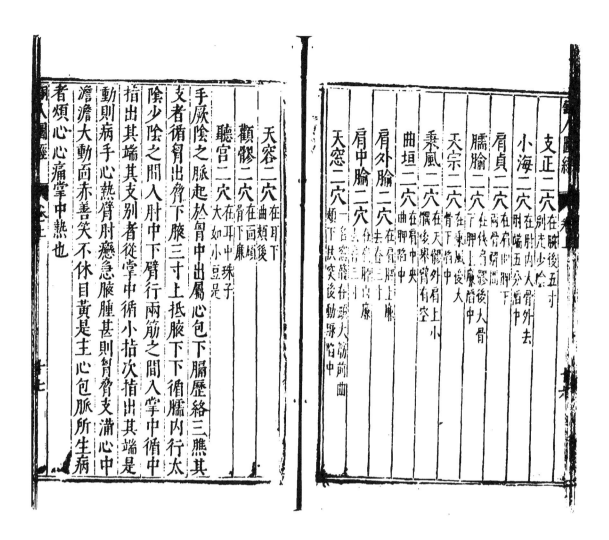

支正二穴，在腕后五寸。别走少阴。

小海二穴，在肘内大骨外，去肘端五分陷中。

肩贞二穴，在肩曲胛下两骨解间。

臑腧二穴，在挟肩髎后大骨下胛上廉陷中。

天宗二穴，在秉风后大骨下陷中。

秉风二穴，在天髎外肩上小髃后，举臂有空。

曲垣二穴，在肩中央曲胛陷中。

肩外腧二穴，在肩胛上廉，去脊三寸。

肩中腧二穴，在肩胛内廉，去脊二寸。

天窗二穴，一名窗笼。在颈大筋前曲颊下，扶突后动脉陷中。

天容二穴，在耳下曲颊后。

颧髎二穴，在面頄骨下廉。

听宫二穴，在耳中珠子大如小豆是。

手厥阴之脉，起于胸中，出属心包，下膈，历络三焦。其支者，循胸出胁，下腋三寸，上抵腋下，下循臑内，行太阴少阴之间，入肘中，下臂行两筋之间，入掌中，循中指，出其端。其支别者，从掌中循小指次指，出其端。是动则病，手心热，臂肘挛急，腋肿，甚则胸胁支满，心中澹澹大动，面赤，喜笑不休，目黄。是主心包脉所生病者，烦心，心痛，掌中热也。

手厥阴心包经　左右凡一十八穴

中冲二穴，在手中指之端，去爪甲如韭叶。

劳宫二穴，在掌中央，屈无[1]名指取之。○太陵二穴，在掌后两筋间陷中。

内关二穴，在掌后去腕二寸。○间使二穴，在掌后三寸两筋间陷中。

郄门二穴，在掌后去腕五寸。○曲泽二穴，在肘内廉陷中，屈肘得之。

天泉二穴，一名天湿。在曲腋下，去臂二寸，举臂得之。

天池二穴，一名天会。在腋下乳后一寸，着胁直腋撅肋间。

手少阳之脉，起于小指次指之端，上出两指之间，循手表腕，出臂外两骨之间，上贯肘，循臑外上肩，交出足少阳之后，入缺盆，交膻中，散络心包，下膈，遍属三焦。其支者，从膻中上出缺盆，上项，挟耳后直上，出耳上角，以屈下颊至𩑪。其支者，从耳后入耳中，走出耳前，过客主人前，交颊，却出至目锐眦。是动则病，耳聋耳鸣瑭瑭，嗌肿喉痹。是主气所生病者，汗出，目锐眦痛，耳后、肩、臑、肘、臂外皆痛，小指次指不用也。

手少阳三焦经　左右凡四十六穴

关冲二穴，在手小指次指之端，去爪甲如韭叶。

①无：此上原衍一"无"字，据《素问·气穴论》删。又，本页有多处衍文，均据《素问·气穴论》删，不另出注。

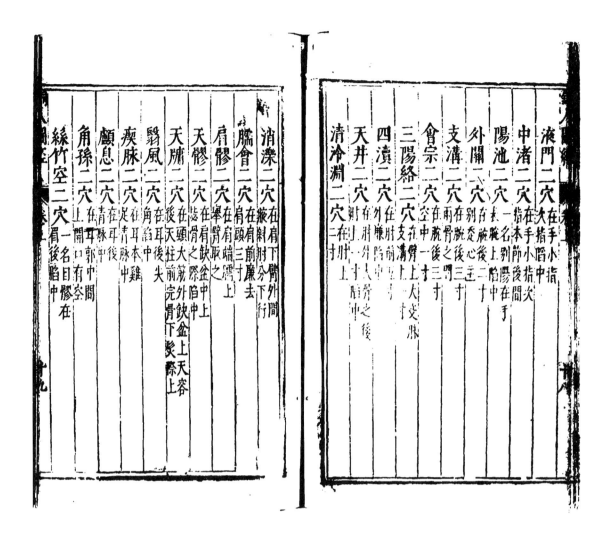

液门二穴，在手小指次指陷中。

中渚二穴，在手小指次指本节后间。

阳池二穴，一名别阳。在手表腕上陷中。

外关二穴，在腕后二寸，别走心主。

支沟二穴，在腕后三寸两骨之间。

会宗二穴，在腕后三寸空中一寸。

三阳络二穴，在臂上大交脉支沟上一寸。

四渎二穴，在肘前五寸外廉陷中。

天井二穴，在肘外大骨之后，肘上一寸陷中。

清冷渊二穴，在肘上二寸。

消泺二穴，在肩下臂外间腋斜肘分下行。

臑会二穴，在肩前廉，去肩头三寸。

肩髃二穴，在肩端臑上，举臂取之。

天髎二穴，在肩缺盆中，上毖骨之际陷中。

天牖二穴，在颈大筋外，缺盆上，天容后，天柱前，完骨下，发际上。

翳风二穴，在耳后尖角陷中。

瘈脉二穴，在耳本鸡足青脉中。

颅息二穴，在耳后青脉中。

角孙二穴，在耳郭中间上开口有空。

丝竹空二穴，一名目髎。在眉后陷中。

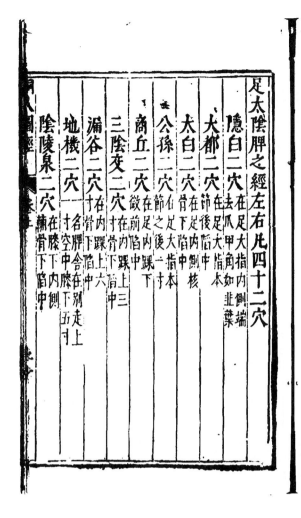

和髎二穴，在耳前兑发陷中。○耳门二穴，在耳前起肉当耳中缺者。

足太阴之脉，起于大指之端，循指内侧白肉际，过核骨后，上内踝前廉，上腨内，循骱骨后，交出厥阴之前，上循膝股内前廉，入腹，属脾，络胃。上膈，挟咽，连舌本，散舌下。其支别者，复从胃别上膈，注心中。是动则病舌本强，食则吐，胃脘痛，腹胀善噫，得后出余气则快然而衰，身体皆重。是主脾所生病者，舌本痛，体不能动摇，食不下，烦心，心下急痛，寒疟，溏瘕泄水下，黄疸，不能卧，强欠，股膝内肿，厥，足大指不用也。

足太阴脾之经　左右凡四十二穴

隐白二穴，在足大指内侧端，去爪甲角如韭叶。

大都二穴，在足大指本节后陷中。

太白二穴，在足内侧核骨下陷中。

公孙二穴，在足大指本节之后一寸。

商丘二穴，在足内踝下微前陷中。

三阴交二穴，在内踝上三寸骨下陷中。

漏谷二穴，在内踝上六寸骨下陷中。

地机二穴，一名脾舍，在别走上一寸空中，膝下五寸。

阴陵泉二穴，在膝下内侧辅骨下陷中。

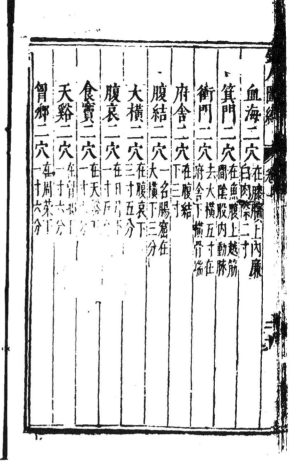

周荣二穴

大包二穴，在渊腋下三寸九肋间。

足阳明之脉，起于鼻交頞中，下循鼻外，出挟口环唇，下交承浆，却循颐后下廉，出大迎，循颊车，上耳前，过客主人，循发际，至额颅。其支别者，从大迎前下人迎，循喉咙，入缺盆，下膈，属胃，络脾。其直行者，从缺盆下乳内廉，下挟脐，入气冲中。其支者，起胃下口，循腹里，下至气冲中而合，以下髀关，抵伏兔，下入膝膑中，下循胻外廉，下足跗，入中指内间。其支者，下膝三寸而别，以下入中指外间。其支者，别跗上，入

血海二穴，在膝膑上内廉，白肉际二寸。

箕门二穴，在鱼腹上越筋间阴股内动脉。

冲门二穴，去大横五寸，在府舍下横骨端。

府舍二穴，在腹结下三寸。

腹结二穴，一名肠窟，在大横下三分。

大横二穴，在腹哀下三寸五分。

腹哀二穴，在日月下一寸五分。

食窦二穴，在天溪下一寸五分。

天溪二穴，在胸乡下一寸六分。

胸乡二穴，在周荣下一寸六分。

周荣二穴，在中府下一寸六分陷中。

大包二穴，在渊腋下三寸九肋间。

足阳明之脉，起于鼻交頞中，下循鼻外，入上齿中，还出挟口环唇，下交承浆，却循颐后下廉，出大迎，循颊车，上耳前，过客主人，循发际，至额颅。其支别者，从大迎前下人迎，循喉咙，入缺盆，下膈，属胃，络脾。其直行者，从缺盆下乳[1]内廉，下挟脐，入气冲中。其支者，起胃下口，循腹里，下至气冲中而合，以下髀关，抵伏兔，下入膝膑中，下循胻外廉，下足跗，入中指内间。其支者，下膝三寸而别，以下入中指外间。其支者，别跗上，入

①乳：原作"耳"，与经络循行路线不符，据《素问·厥论篇》改。

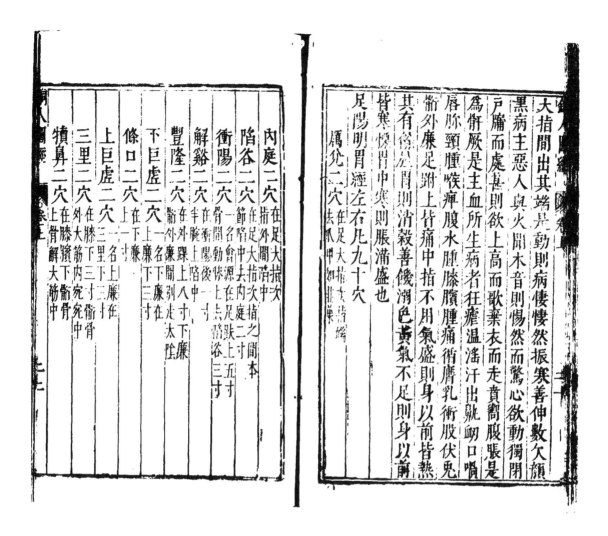

大指间，出其端。是动则病，凄凄然振寒，善伸，数欠，颜黑，病至则[1]恶人与火，闻木音则惕然而惊，心欲动，独闭户牖而处，甚则欲上高而歌，弃衣而走，贲响腹胀，是为骭厥。是主血所生病者，狂疟，温淫汗出，鼽衄，口喎唇胗，颈肿喉痹，腹水肿，膝膑肿痛，循膺、乳、冲、股、伏兔、骭外廉、足跗上皆痛，中指不用。气盛则身以前皆热，其有余于胃，则消谷善饥，溺色黄。气不足则身以前皆寒栗，胃中寒则胀满盛也。

足阳明胃经　左右凡九十穴

厉兑二穴：在足大指次指端，去爪甲如韭叶。

内庭二穴：在足大指次指外间陷中。

陷谷二穴：在足大指次指之间本节陷中，去内庭二寸。

冲阳二穴：一名会源。在足跗上五寸骨间动脉上，去陷谷三寸。

解溪二穴：在冲阳后一寸半腕上陷中。

丰隆二穴：在外踝上八寸下廉，骱外廉间，别走太阴。

下巨虚二穴：一名下廉。在上廉下三寸。

条口二穴：在下廉上一寸。

上巨虚二穴：一名上廉。在三里下三寸。

三里二穴：在膝下三寸骱骨外大筋内宛宛中。

犊鼻二穴：在膝膑下骱骨上骨解大筋中。

---

①病至则：原作"病主"，据《针灸甲乙经》卷二第一上改。

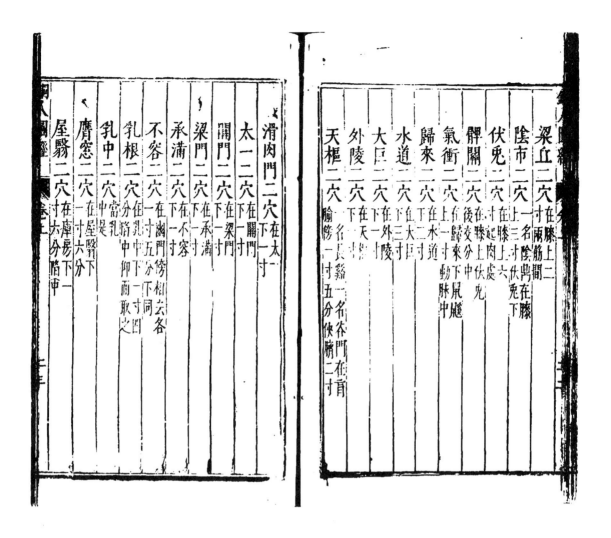

梁丘二穴，在膝上二寸两筋间。

阴市二穴，一名阴鼎。在膝上三寸伏兔下。

伏兔二穴，在膝上六寸起肉处。

髀关二穴，在膝上伏兔后交分中。

气冲二穴，在归来下，鼠鼷上一寸动脉中。

归来二穴，在水道下二寸。

水道二穴，在大巨下三寸。

大巨二穴，在外陵下一寸。

外陵二穴，在天枢下一寸。

天枢二穴，一名长溪，一名谷门。在肓腧旁一寸五分，挟脐二寸。

滑肉门二穴，在太一下一寸。

太一二穴，在关门下一寸。

关门二穴，在梁门下一寸。

梁门二穴，在承满下一寸。

承满二穴，在不容下一寸。

不容二穴，在幽门旁相去各一寸五分。下同。

乳根二穴，在乳中下一寸四分陷中，仰而取之。

乳中二穴，当乳中是。

膺窗二穴，在屋翳下一寸六分。

屋翳二穴，在库房下一寸六分陷中。

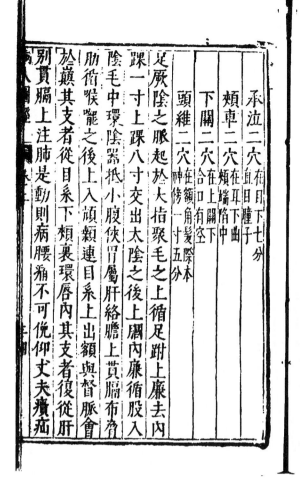

库房二穴，在气户下一寸六分陷中。

气户二穴，在巨骨下腧府两旁，相去各二寸陷中。下同。

缺盆二穴，一名天盖。在肩下横骨陷中。

气舍二穴，在颈直人迎下挟天突陷中。

水突二穴，一名水门。在颈大筋前直人迎下气舍上。

人迎二穴，一名五会。在颈大脉动应手挟结喉旁一寸五分，以候五脏气。

大迎二穴，在曲颔前一寸三分陷中动脉。

地仓二穴，一名胃维，挟口吻旁四分，跷脉、足阳明之交会。

巨髎二穴，挟鼻旁八分，直目瞳子。○四白二穴，在目下[1]一寸，直目瞳子。

承泣二穴，在目下七分，直目瞳子。○颊车二穴，在耳下曲颊端陷中。

下关二穴，在上关下，合口有空。○头维二穴，在额角发际本神旁一寸五分。

足厥阴之脉，起于大指聚毛之上，循足跗上廉，去内踝一寸，上踝八寸，交出太阴之后，上腘内廉，循股阴入阴毛中，环阴器，抵小腹，挟胃，属肝，络胆，上贯膈，布胁肋，循喉咙之后，上入颃颡，连目系，上出额，与督脉会于巅。其支者，从目系下颊里，环唇内。其支者，复从肝别贯膈，上注肺。是动则病，腰痛不可俯仰，丈夫癀疝，

①下：原无，据《针灸甲乙经》卷三第十补。

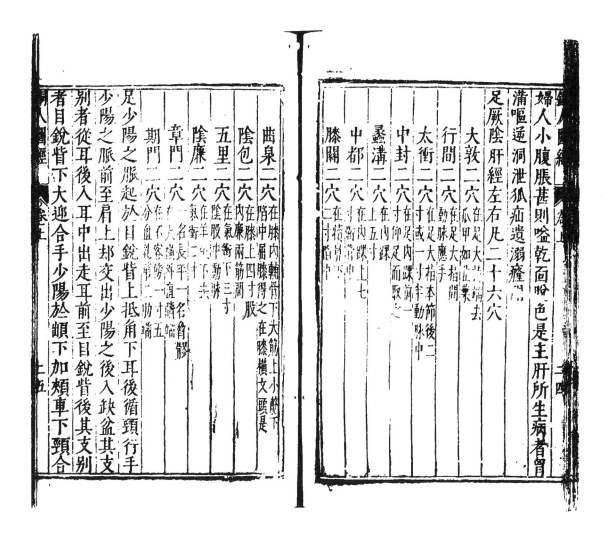

妇人少腹胀，甚则嗌干，面脱色。是主肝所生病者，胸满，呕逆，洞泄，狐疝，遗溺，闭癃。

足厥阴肝经　左右凡二十六穴

大敦二穴，在足大指端，去爪甲如韭叶。○行间二穴，在足大指间动脉应手。

太冲二穴，在足大指本节后二寸或一寸半动脉中。

中封二穴，在足内踝前一寸，仰足而取之。○蠡沟二穴，在内踝上五寸。

中都二穴，在内踝上七寸骱骨间。○膝关二穴，在犊鼻下二寸陷中。

曲泉二穴，在膝内辅骨下大筋上小筋下陷中，屈膝得之，在膝横纹头是。

阴包二穴，在膝上四寸股内廉两筋间。○五里二穴，在气冲下三寸阴股中动脉。

阴廉二穴，在羊矢下，去气冲二寸。

章门二穴，一名长平，一名胁髎。在大横外直脐端。

期门二穴，在不容旁一寸五分，直乳第二肋端。

足少阳之脉，起于目锐眦，上抵角，下耳后，循颈，行手少阳之脉前，至肩上，却交出少阳之后，入缺盆。其支别者，从耳后入耳中，出走耳前，至目锐眦后。其支别者，别[1]锐眦，下大迎，合手少阳于颛，下加颊车，下颈，合

①别：原作"目"，据《针灸四书·子午流注针经》卷上改。

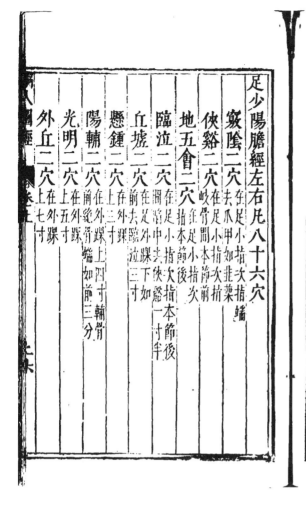

缺盆，下胸中，贯膈，络肝，属胆，循胁里，出气冲，绕毛际，横入髀厌中。其直者，从缺盆下腋，循胸过季胁，下合髀厌中，以下循髀阳①，出膝外廉，下外辅骨之前，直下抵绝骨之端，下出外踝之前，循足跗上，入小指次指之间。其支别者，从跗上，入大指，循歧骨内，出其端，还贯入爪甲，出三毛。是动则病口苦，善太息，心胁痛不能转侧，甚则面微尘，体无膏泽，足外反热，是为阳厥。是主胆所生病者，头痛，目锐眦痛，缺盆中肿痛，腋下肿，马刀侠瘿，汗出振寒，疟，胸中胁肋髀膝外至胻绝骨外踝前及诸节皆痛，小指次指不用也。

足少阳胆经　左右凡八十六穴

窍阴二穴，在足小指次指端，去爪甲如韭叶。

侠溪二穴，在足小指次指歧骨间本节前。

地五会二穴，在足小指次指本节后。

临泣二穴，在足小指次指本节后间陷中，去侠溪一寸半。

丘墟二穴，在足外踝下，如前去临泣三寸。

悬钟二穴，在外踝上三寸。

阳辅二穴，在外踝上四寸，辅骨前绝骨端，如前三分。

光明二穴，在外踝上五寸。

外丘二穴，在外踝上七寸。

①髀阳：原作"髀太阳"，据《针灸四书·子午流注针经》卷上删"太"字。

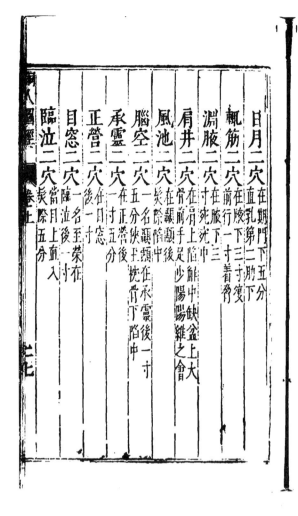

阳交二穴，一名别阳。在外踝上七寸。
阳陵泉二穴，在膝下一寸外廉陷中。
阳关二穴，在阳陵泉上三寸。
中渎二穴，在髀骨外膝上五寸。
环跳二穴，在髀枢中。
居髎二穴，在章门下八寸三分。
维道二穴，在章门下五寸三分。
五枢二穴，在带脉下三寸水道旁一寸五分。
带脉二穴，在季肋下一寸八分。
京门二穴，一名气府，一名气腧。在监骨腰中挟脊季肋外。
日月二穴，在期门下五分，直乳第二肋下。
辄筋二穴，在腋下三寸复前行一寸着胁。
渊腋二穴，在腋下三寸宛宛中。
肩井二穴，在肩上陷解中缺盆上大骨前。手足少阳、阳维之会。
风池二穴，在颞颥后发际陷中。
脑空二穴，一名颞颥。在承灵后一寸五分，挟玉枕骨下陷中。
承灵二穴，在正营后一寸五分。
正营二穴，在目窗后一寸。
目窗二穴，一名至荣。在临泣后一寸。
临泣二穴，当目上直入发际五分。

阳白二穴，在眉①上一寸，直目瞳子。

本神二穴，在曲差旁一寸五分，入发际。

完骨二穴，在耳后入发际四分。

窍阴二穴，在完骨上枕骨下。

浮白二穴，在耳后入发际一寸。

天冲二穴，在耳后入发际二寸。

率谷二穴，在耳上入发际一寸五分。

曲鬓二穴，在耳上发际曲隅陷中，鼓颔有孔。

悬厘二穴，在曲周上颞颥下廉。

悬颅二穴，在曲周上颞颥中。

颔厌二穴，在曲周下颞颥上廉。

客主人二穴，一名上关。在耳前上廉起骨，开口有空。

听会二穴，在耳前陷中，开口有空。

瞳子髎二穴，在目外眦五分。

足少阴之脉，起于小指之下，斜趋足心，出然谷之下，循内踝之后，别入跟中，上腨内，出腘内廉，上股内后廉，贯脊，属肾，络膀胱。其直者，从肾上贯肝膈，入肺中，循喉咙，挟舌本。其支者，从肺出络心，注胸中。是动则病，饥不欲食，面黑如漆柴，咳唾则有血，喝喝而喘，坐而欲起，目䀮䀮如无所见，心如悬若饥。气不足则善

①眉：原作"肩"，据《针灸甲乙经》卷三第十改。

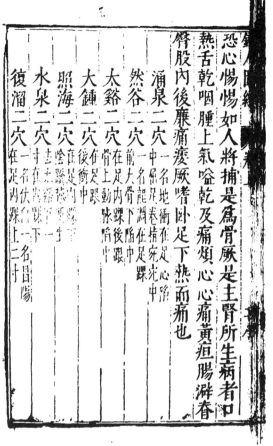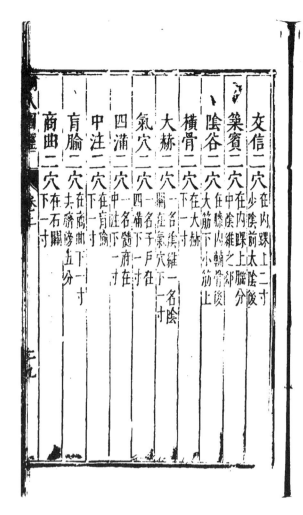

恐，心惕惕如人将捕，是为骨厥。是主肾所生病者，口热舌干，咽肿上气，嗌干及痛，烦心心痛，黄疸肠澼，脊臀股内后廉痛，痿厥嗜卧，足下热而痛也。

足少阴肾经　左右凡五十四穴[①]
涌泉二穴，一名地冲。在足心陷中，屈足卷指宛宛中。
然谷二穴，一名龙渊。在足内踝前大骨下陷中。
太溪二穴，在足内踝后跟骨上动脉陷中。
大钟二穴，在足跟后冲中。
照海二穴，在足内踝下，阴跷脉所生。
水泉二穴，去太溪下一寸，直内踝下。
复溜二穴，一名伏白，一名昌阳。在足内踝上二寸。
交信二穴，在内踝上二寸，少阴前，太阴后。
筑宾二穴，在内踝上腨分中，阴维之郄。
阴谷二穴，在膝内辅骨后，大筋下，小筋上。
横骨二穴，在大赫下一寸。
大赫二穴，一名阴维，一名阴关。在气穴下一寸。
气穴二穴，一名子户。在四满下一寸。
四满二穴，一名髓府。在中注下一寸。
中注二穴，在肓腧下一寸。
肓腧二穴，在商曲下一寸，去脐旁五分。
商曲二穴，在石关下一寸。

———————
①足少阴肾经　左右凡五十四穴：此十二字原脱，据体例补。

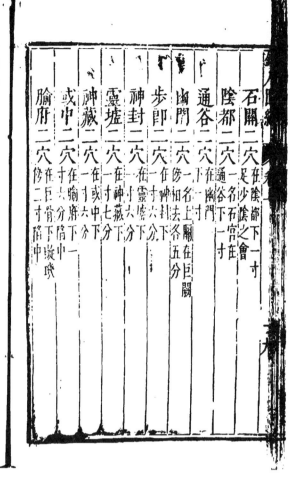

石关二穴，在阴都下一寸，足少阴之会。

阴都二穴，一名食宫①。在通谷下一寸。○通谷二穴，在幽门下一寸。

幽门二穴，一名上关。在巨阙旁相去各五分。

步廊二穴，在神封下一寸六分。○神封二穴，在灵墟下一寸六分。

灵墟二穴，在神藏下一寸六分。○神藏二穴，在或中下一寸六分。

或中二穴，在腧府下一寸六分陷中。○腧府二穴，在巨骨下璇玑旁二寸陷中。

足太阳之脉，起于目内眦，上额，交巅上。其支别者，从巅至耳上角。其直行者，从巅入络脑，还出别下项，循肩膊内，挟脊抵腰中，入循膂，络肾，属膀胱。其支别者，从腰中下贯臀，入腘中。其支别者，从膊内左右，别下贯胂，挟脊内，过髀枢，循髀外从后廉，下合腘中，下贯腨内，出外踝之后，循京骨，至小指外侧端。是动则病，头痛，目②似脱，项似拔，脊痛，腰似折，髀不可回转；腘如结，腨如裂，是为踝厥。是主筋所生病者，痔，疟，癫疾，头项痛，目黄泪出鼽衄，项背腰尻腘腨脚皆痛，小指不用也。

足太阳膀胱经　左右凡一百二十六穴

---

①食宫：原作"石宫"，据《针灸甲乙经》卷三第二十改。
②目：原脱，据《针灸甲乙经》卷二第一上补。

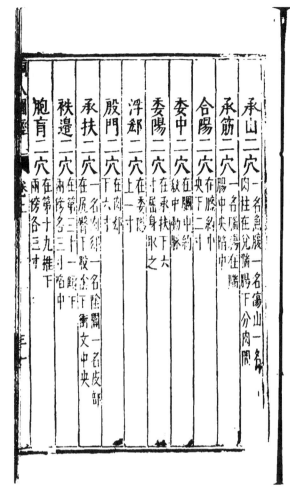

至阴二穴，在足小指外侧，去爪甲角如韭叶。

通谷二穴，在足小指外侧本节前陷中。

束骨二穴，在足小指外侧本节后陷中。

京骨二穴，在足外侧大骨下赤白肉际。

金门二穴，一名关梁。在足外踝下。

申脉二穴，在外踝下陷中，阳跷脉所生。

仆参二穴，一名安邪。在跟骨下陷中。

昆仑二穴，在足外踝后跟骨上陷中。

跗阳二穴，在外踝上三寸。

飞阳二穴，一名厥阳。在外踝上七寸。

承山二穴，一名鱼腹，一名伤山，一名肉柱。在兑腨肠下分肉间。

承筋二穴，一名腨肠。在腨肠中央陷中。

合阳二穴，在膝约纹中央下二寸。

委中二穴，在腘中约纹中动脉。

委阳二穴，在承扶下六寸，屈身取之。

浮郄二穴，在委阳上一寸。

殷门二穴，在肉郄下六寸。

承扶二穴，一名肉郄，一名阴关，一名皮部。在尻臀下股阴下冲纹中央。

秩边二穴，在第二十一椎下两旁各三寸陷中。

胞肓二穴，在第十九椎下两旁各三寸。

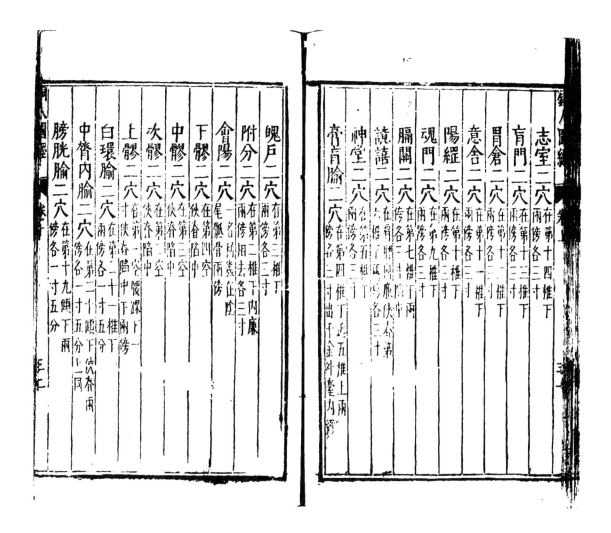

志室二穴，在第十四椎下两旁各三寸。○肓门二穴，在第十三椎下两旁各三寸。

胃仓二穴，在第十二椎下两旁各三寸。○意舍二穴，在第十一椎下两旁各三寸。

阳纲二穴，在第十椎下两旁各三寸。○魂门二穴，在第九椎下两旁各三寸。

膈关二穴，在第七椎下两旁各三寸陷中。

噫嘻二穴，在肩胛内廉，挟脊第六椎下两旁各三寸。

神堂二穴，在第五椎下两旁各三寸。

膏肓腧二穴，在第四椎下近五椎上两旁各三寸。出《千金》《外台》《内经》。

魄户二穴，在第三椎下两旁各三寸。

附分二穴，在第二椎下内廉两旁相去各三寸。

会阳二穴，一名利机。在阴尾骨两旁[1]。

下髎二穴，在第四空挟脊陷中。○中髎二穴，在第三空挟脊陷中。

次髎二穴，在第二空挟脊陷中。○上髎二穴，在第一空腰髁下一寸挟脊陷中下两旁。

白环腧二穴，在二十一椎下两旁各一寸五分。

中膂内腧二穴，在第二十椎下侠脊两旁各一寸五分。上同。

膀胱腧二穴，在第十九椎下两旁各一寸五分。

①一名利机……两旁：原作"一名利几，在阴尾骶骨两旁"，据《外台秘要》卷三十九第十二、《针灸资生经》卷一改。又，"阴尾骨"，《针灸甲乙经》卷三第八作"阴毛骨"。

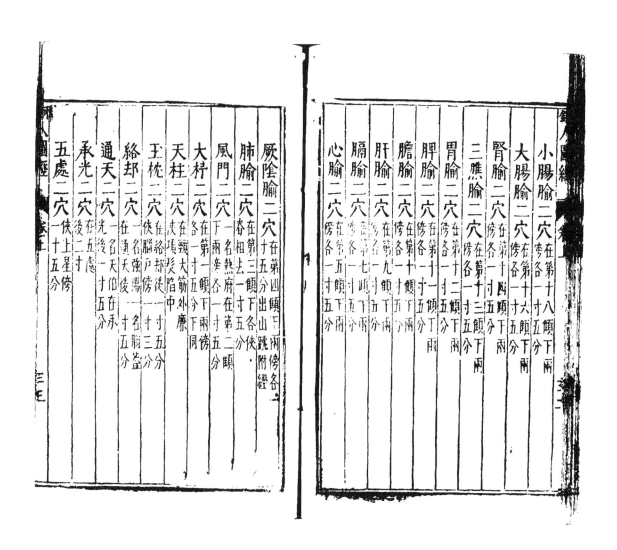

小肠腧二穴，在第十八椎下两旁各一寸五分。

大肠腧二穴，在第十六椎下两旁各一寸五分。

肾腧二穴，在第十四椎下两旁各一寸五分。

三焦腧二穴，在第十三椎下两旁各一寸五分。

胃腧二穴，在第十二椎下两旁各一寸五分。

脾腧二穴，在第十一椎下两旁各一寸五分。

胆腧二穴，在第十椎下两旁各一寸五分。

肝腧二穴，在第九椎下两旁各一寸五分。

膈腧二穴，在第七椎下两旁各一寸五分。

心腧二穴，在第五椎下两旁各一寸五分。

厥阴腧二穴，在第四椎下两旁各一寸五分。出《山眺[1]附经》

肺腧二穴，在第三椎下各挟脊相去一寸五分。

风门二穴，一名热府。在第二椎下两旁各一寸五分。

大杼二穴，在第一椎下两旁各一寸五分。下同。

天柱二穴，在颈大筋外廉挟项发陷中。

玉枕二穴，在络却后一寸五分，挟脑户旁一寸三分。

络却二穴，一名强阳，一名脑盖。在通天后一寸五分。

通天二穴，一名天伯。在承光后一寸五分。

承光二穴，在五处后二寸。

五处二穴，挟上星旁一寸五分。

①眺：原作"跳"，据《普济方》卷四一五引《西方子》"出《山眺经》"之文改。

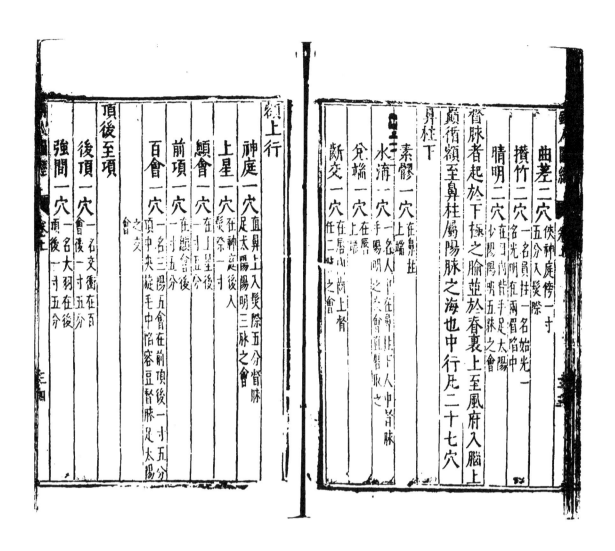

曲差二穴，挟神庭旁一寸五分入发际。

攒竹二穴，一名员柱，一名始光，一名光明。在两眉陷中。

睛明二穴，在目内眦。手足太阳、少阳、阳明五脉之会。

督脉者，起于下极之腧，并于脊里，上至风府，入脑上巅，循额，至鼻柱，属阳脉之海也。

中行凡二十七穴

鼻柱下

素髎一穴，在鼻柱上端。

水沟一穴，一名人中。在鼻柱下人中，督脉、手阳明之交会。直唇取之。

兑端一穴，在唇上端。〇龈交一穴，在唇内齿上。督、任二脉之会。

额上行

神庭一穴，直鼻上，入发际五分。督脉、足太阳、阳明三脉之会。

上星一穴，在神庭后，入发际一寸。

囟会一穴，在上星后一寸五分。〇前顶一穴，在囟会后一寸五分。

百会一穴，一名三阳五会。在前顶后一寸五分，顶中央旋毛中陷容豆。督脉、足太阳之交会。

顶后至项

后顶一穴，一名交冲。在百会后一寸五分。〇强间一穴，一名大羽。在后顶后一寸五分。

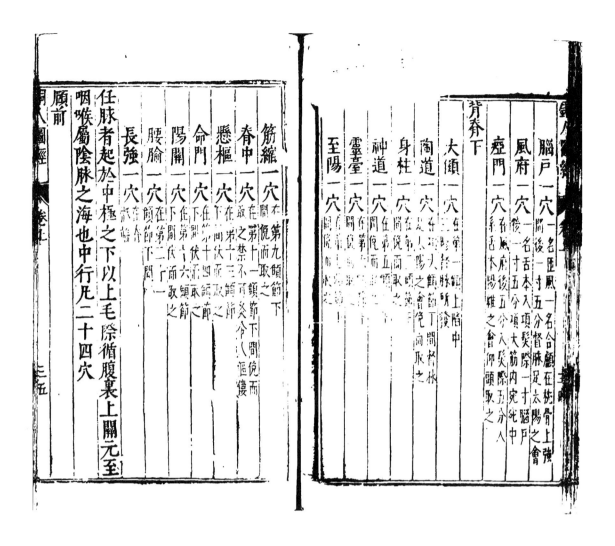

脑户一穴，一名匝风，一名合颅。在枕骨上强间后一寸五分，督脉、足太阳之会。

风府一穴，一名舌本。入项发际一寸，脑户后一寸五分，项大筋内宛宛中。

哑门一穴，在风府后五分，入发际五分，入系舌本，阳维之会。仰头取之。

背脊下

大椎一穴，在第一椎上陷中，三阳、督脉所发。

陶道一穴，在项大椎节下间，督脉，足太阳之会，俯而取之。

身柱一穴，在第三椎节下间，俯而取之。〇神道一穴，在第五椎节下间，俯而取之。

灵台一穴，在第六椎节下间，俯而取之。〇至阳一穴，在第七椎节下间，俯而取之。

筋缩一穴，在第九椎节下间，俯而取之。

脊中一穴，在第十一椎节下间，俯而取之。禁不可灸，令人伛偻。

悬枢一穴，在第十三椎节下间，伏而取之。

命门一穴，在第十四椎节下间，伏而取之。

阳关一穴，在第十六椎节下间，伏而取之。

腰腧一穴，在第二十一椎节下间。〇长强一穴，在脊骶端。

任脉者，起于中极之下，以上毛际，循腹里，上关元，至咽喉，属阴脉之海也。

中行凡二十四穴
颐前

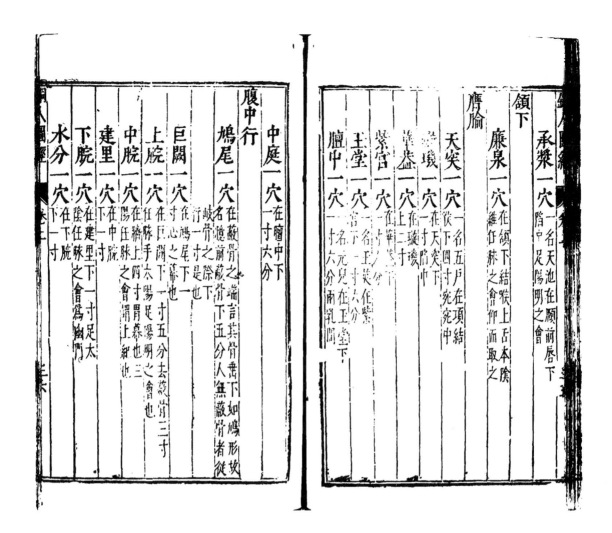

承浆一穴，一名天池。在颐前唇下陷中。足阳明之会。

颔下
廉泉一穴，在颔下结喉上，舌本下[①]，阴维、任脉之会。仰而取之。

膺腧
天突一穴，一名五户。在颈结喉下四寸宛宛中。
璇玑一穴，在天突下一寸陷中。○华盖一穴，在璇玑上二寸。
紫宫一穴，在华盖下一寸六分。○玉堂一穴，一名玉英。在紫宫下一寸六分。
膻中一穴，一名元儿。在玉堂下一寸六分，两乳间。
中庭一穴，在膻中下一寸六分。

腹中行
鸠尾一穴，在蔽骨之端，言其骨垂下如鸠形，故名，臆前蔽骨下五分，人无蔽骨者，从歧骨之际下行一寸是也。
巨阙一穴，在鸠尾下一寸。心之募也。
上脘一穴，在巨阙下一寸五分，去蔽骨三寸。任脉、手太阳、足阳明之会也。
中脘一穴，在脐上四寸，胃募也。三阳、任脉之会，谓上纪也。
建里一穴，在中脘下一寸。○下脘一穴，在建里下一寸。足太阴、任脉之会，为幽门。
水分一穴，在下脘下一寸。

①下：原无，据《针灸甲乙经》卷三第十二补。

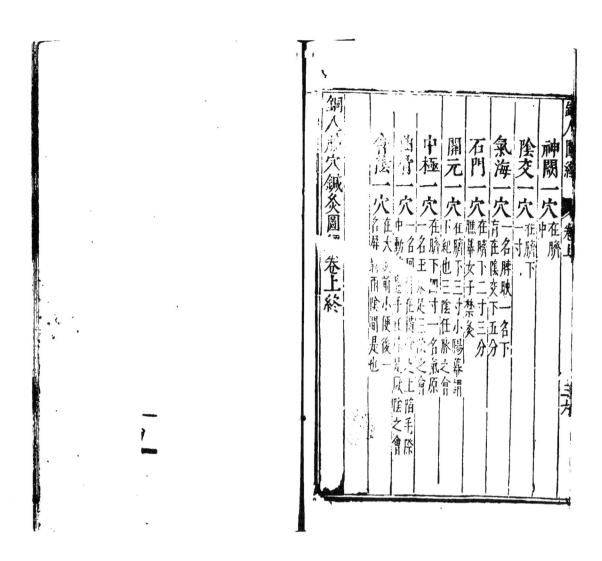

神阙一穴，在脐中。

阴交一穴，在脐下一寸。

气海一穴，一名脖胦，一名下肓。在阴交下五分。

石门一穴，在脐下二寸，三焦募①。女子禁灸。

关元一穴，在脐下三寸，小肠募。谓下纪也。三阴、任脉之会。

中极一穴，在脐下四寸。一名气原，一名玉泉。足三阴之会。

曲骨一穴，一名回骨。在横骨之上陷毛际中动脉应手。任脉、足厥阴之会。

会阴一穴，在大便前、小便后。一名屏翳。两阴间是也。

铜人腧穴针灸图经卷上终

---

①二寸，三焦募：原作"二寸三分焦募"，据《针灸甲乙经》卷三第十九改。

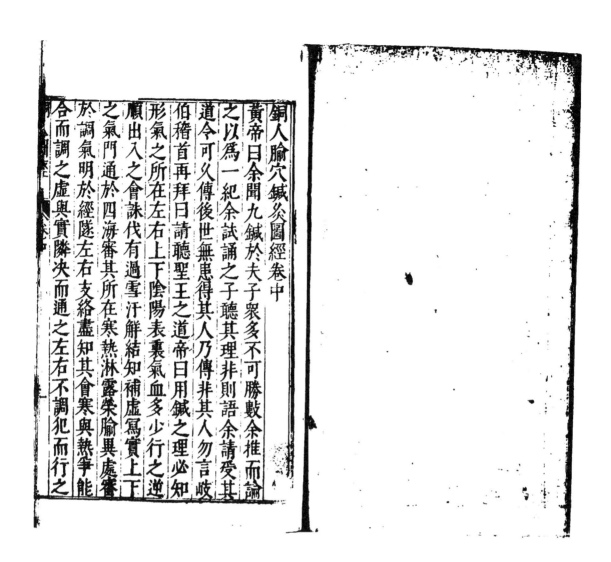

铜人腧穴针灸图经卷中

黄帝曰：余闻九针于夫子，众多不可胜数。余推而论之，以为一纪。余试诵之，子听其理，非则语余，请受其道，令可久传后世无患，得其人乃传，非其人勿言。

岐伯稽首再拜曰：请听圣王之道。帝曰：用针之理，必知形气之所在，左右上下，阴阳表里，气血多少，行之逆顺，出入之会。诛伐有过，雪污解结，知补虚泻实。上下之气门通于四海，审其所在，寒热淋露，荣腧异处，审于调气，明于经隧，左右支络，尽知其会。寒与热争，能合而调之。虚与实邻，决而通之；左右不调，犯而行之。

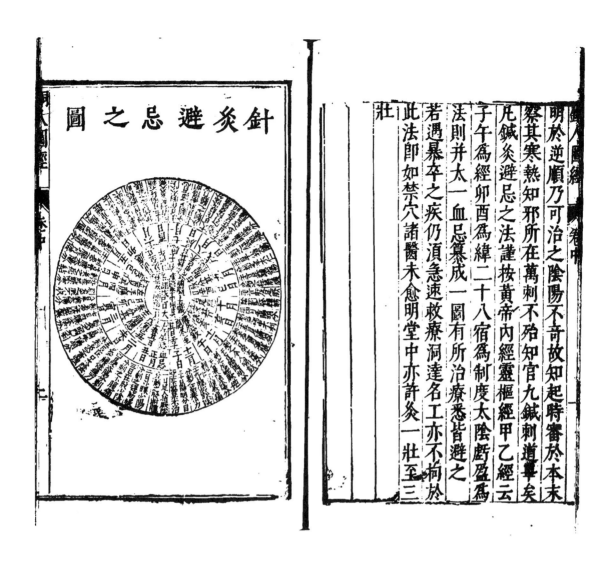

明于逆顺，乃可治之。阴阳不奇，故知起时；审于本末，察其寒热，知邪所在，万刺不殆。知官九针，刺道毕矣。

凡针灸避忌之法，谨按《黄帝内经·灵枢经》《甲乙经》云：子午为经，卯酉为纬；二十八宿为制度，太阴亏盈为法则，并太一血忌，纂成一图，有所治疗，悉皆避之。

若遇暴卒之疾，仍须急速救疗，洞达名工，亦不拘于此法，即如禁穴，诸医未愈，《明堂》中亦许灸一壮至三壮。

针灸避忌之图（图见上）

偃伏頭部中行凡一十穴

神庭　上星　顖會　前頂　百會
後頂　強間　腦戶　風府　瘖門

偃伏第二行左右凡十四穴

曲差　五處　承光　通天　絡却
玉枕　天柱

偃伏第三行左右凡十二穴

臨泣　目窻　正營　承靈　腦空
風池

側頭部左右凡二十六穴

頷厭　懸顱　懸釐　天衝　率谷
曲鬢　角孫　竅陰　浮白　頦息
瘈脉　完骨　翳風

正面部中行凡六穴

素髎　水溝　兌端　齗交　承漿
廉泉

面第二行左右凡一十穴

攢竹　睛明　巨髎　迎香　禾髎

面第三行左右凡一十穴

陽白　承泣　四白　地倉　大迎

偃伏头部中行凡一十穴

神庭　上星　囟会　前顶　百会
后顶　强间　脑户　风府　哑门

偃伏第二行左右凡十四穴

曲差　五处　承光　通天　络却　玉枕　天柱

偃伏第三行左右凡十二穴

临泣　目窗　正营　承灵　脑空　风池

侧头部左右凡二十六穴

颔厌　悬颅　悬厘　天冲　率谷　曲鬓　角孙
窍阴　浮白　颅息　瘈脉　完骨　翳风

正面部中行凡六穴

素髎　水沟　兑端　龈交　承浆　廉泉

面第二行左右凡一十穴

攒竹　睛明　巨髎　迎香　禾髎

面第三行左右凡一十穴

阳白　承泣　四白　地仓　大迎

面第四行左右凡八穴

本神　丝竹空　瞳子髎　颧髎

侧面部左右凡一十六穴

头维　客主人　下关　和髎　听会　耳门　听宫　颊车

偃伏头部中行

神庭一穴，在鼻直入发际五分，督脉、足太阳、阳明三脉之会。治癫疾风痫，戴目上不识人，头风目眩，鼻出清涕不止，目泪出，惊悸不得安寝。可灸二七壮，至七七壮止。岐伯曰：凡欲疗风，勿令灸多，缘风性轻，多即伤，惟宜灸七壮至三七壮止。禁不可针，针即发狂。忌生冷、鸡、猪、酒面、动风物等。

上星一穴，在鼻直上入发际一寸陷中，督脉气所发。治头风，面虚肿，鼻塞不闻香臭，目眩，痰疟，振寒热，病汗不出，目睛痛，不能远视，以细三棱针刺之，即宣泄诸阳热气，无令上冲头目。可灸七壮，不宜多灸。若频灸，即拔气上，令人目不明。忌如前法。

囟会一穴，在上星后一寸陷中，可容豆，督脉气所发。治目眩面肿，鼻塞不闻香臭，惊痫，戴目上，不识人。可灸二七壮，至七七壮。初灸即不痛，病去即痛，痛即罷灸。若是鼻塞，灸至四日渐退，七日顿愈。针入二分，留三呼，得气即泻。头风，生白屑，多睡，针之弥佳，针讫以末盐、生麻油相和，揩发根下，头风即永除。若八岁以下，即不得针，盖缘囟门未合，刺之不幸令人夭。忌热面、猪鱼等物。

前顶一穴，在囟会后一寸五分骨陷中，督脉所发。据甄权《针经》云是一寸。今即依《素问》一寸五分为定。疗头风目眩，面赤肿，小儿惊痫风痫，瘀疭，发即无时，鼻多清涕，项肿痛。针入一分，可灸三壮，至七七壮即止。忌如前法。

百会一穴，一名三阳五会。在前顶后一寸五分，顶中央旋毛中，可容豆，督脉、足太阳交会于巅上。治小儿脱肛久不瘥，风痫中风，角弓反张，或多哭，言语不择，发即无时，盛即吐沫，心烦，惊悸健忘，瘀疟，耳鸣耳聋，鼻塞不闻香臭。针入二分，得气即泻。可灸七壮，至七七壮即止。唐秦鸣鹤刺微出血，头痛立愈。凡灸头项，不得过七七壮，缘头顶皮肤浅薄，灸不宜多。

后顶一穴，一名交冲。在百会后一寸五分，枕骨上，督脉气所发。治目䀮䀮，颈项恶风寒，目眩，头偏痛。可灸五壮，针入二分。

强间一穴，一名大羽。在后顶后一寸五分，督脉气所发。治脑旋目运，头痛不可忍，烦心，呕吐涎沫，发即无时，颈项强，左右不得回顾。可灸七壮，针入二分。

脑户一穴，一名合颅。在枕骨上，强间后一寸五分，督脉、足太阳之会。禁不可针，针之令人哑，不能言。治目睛痛，不能远视，面赤目黄头肿。可灸七壮，亦不可妄灸，令人失音。

风府一穴，一名舌本。在项发际上一寸，大筋内宛宛中，疾言，其肉立起，言休立下。督脉、阳维之会。禁不可灸，不幸使人失音。治头痛，颈项急，不得回顾，目眩鼻衄，喉咽痛，狂走，目妄视。针入三分。

哑门一穴，一作瘖门[1]，一名舌横，一名舌厌。在项中央，入发际五分宛宛中，督脉、阳维之会。入系舌本，仰头取之，禁不可灸，灸之令人哑。治颈项强，舌缓不能言，诸阳热气盛，鼻衄血不止，头痛风汗不出，寒热风痉，脊强反折，瘛疭、癫疾，头重。针入二分。

偃伏第二行

曲差二穴，在神庭旁一寸五分入发际，足太阳脉气所发。治心中烦满，汗不出，头顶痛，身体烦热，目视

不明鍼入二分可炙三壯

五處二穴在上星傍一寸五分足太陽脉氣所發治
目不明頭風目眩瘛瘲目戴上不識人鍼入三分
留七呼可炙三壯

承光二穴在五處後一寸五分足太陽脉氣所發治
鼻塞不聞香臭口喎鼻多清涕風眩頭痛嘔吐心
煩目生白膜鍼入三分禁不可炙忌如前法

通天二穴在承光後一寸三分足太陽脉氣所發治
頸項轉側難鼻塞悶偏風口喎鼻多清涕衄血頭
重鍼入三分留七呼可炙三壯

絡却二穴一名強陽又名腦蓋在通天後一寸五分
足太陽脉氣所發治青風內障目無所見頭旋耳
鳴可炙三壯

玉枕二穴在絡却後一寸五分挾腦戶傍一寸三分
起肉枕骨入髮際上三寸足太陽脉氣所發治目
痛不能視腦風疼痛不可忍可炙三壯

天柱二穴挾項後髮際大筋外廉陷中足太陽脉氣
所發治足不任身體肩背痛欲折目瞑視今附治
頸項筋急不得回顧頭旋腦痛鍼入五分得氣卽
寫立愈

不明。针入二分，可灸三壮。

五处二穴，在上星旁一寸五分，足太阳脉气所发。治目不明，头风目眩，瘛瘲，目戴上，不识人。针入三分，留七呼，可灸三壮。

承光二穴，在五处后一寸五分，足太阳脉气所发。治鼻塞不闻香臭，口喎，鼻多清涕，风眩头痛，呕吐心烦，目生白膜。针入三分，禁不可灸。忌如前法。

通天二穴，在承光后一寸五[1]分，足太阳脉气所发。治颈项转侧难，鼻塞闷，偏风口喎，鼻多清涕，衄血，头重。针入三分，留七呼，可灸三壮。

络却二穴，一名强阳，又名脑盖。在通天后一寸五分，足太阳脉气所发。治青风内障，目无所见，头旋耳鸣。可灸三壮。

玉枕二穴，在络却后一寸五分，挟脑户旁一寸三分起肉，枕骨入发际上三寸，足太阳脉气所发。治目痛不能视，脑风疼痛不可忍。可灸三壮。

天柱二穴，挟项后发际大筋外廉陷中，足太阳脉气所发。治足不任身体，肩背痛欲折，目瞑视。今附：治颈项筋急，不得回顾，头旋脑痛。针入五分，得气即泻，立愈。

---

①五：原作"三"，据《针灸甲乙经》卷三第六改。

偃伏第三行

临泣二穴，在目上直入发际五分陷中，足太阳、少阳之会。治卒中风不识人，目眩鼻塞，目生白翳，多泪。针入三分，留七呼，得气即泻。忌如前法。

目窗二穴，在临泣后一寸，足少阳、阳维之会。治头面浮肿，痛引目外眦赤痛，忽头旋，目䀮䀮，远视不明。针入三分，可灸五壮。今附：三度刺，目大明。

正营二穴，在目窗后一寸，足少阳、阳维之会。治牙齿痛，唇吻急强，齿龋痛，头项偏痛。针入三分，可灸五壮[1]。

承灵二穴，在正营后一寸五分，足少阳阳维之会。治脑风头痛，恶风寒，衄衊鼻塞，息不利。可灸三壮。

脑空二穴，一名颞颥。在承灵后一寸五分，挟玉枕骨下陷中，足少阳、阳维之会。治脑风头痛不可忍，目瞑心悸，发即为癫风引目眇，劳疾羸瘦，体热，颈项强，不得回顾。针入五分，得气即泻，可灸三壮。魏公苦患头风，发即心闷乱，目眩，华佗当针而立愈。忌如前法。

风池二穴，在颞颥后发际陷中，足少阳、阳维之会。治洒淅寒热，温病汗不出，目眩，苦头痛，痎疟，颈项痛

① 会……针入三分，可灸五壮：此二十四字版阙，据《圣济总录》卷一九一补。

不得回顧顴目淚出欠氣多鼻衄衄目內眥赤痛氣
發耳塞目不明腰傴僂引項筋無力不收鍼入七
分留七呼可灸七壯

側頭部

頷厭二穴在曲周下顳顬上廉手足少陽陽明之交
會治頭風眩目無所見偏頭痛引目外眥急耳鳴
多嚏頸項痛鍼入七分留七呼可灸三壯忌如前
法

懸顱二穴在曲周上顳顬中足少陽脈氣所發治熱
病煩滿汗不出頭偏痛引目外眥赤身熱齒痛面

膚赤痛鍼入三分留三呼可灸三壯忌如前法

懸釐二穴在曲周上顳顬下廉手足少陽陽明之交
會治熱病汗不出頭偏痛煩心不欲食目兌眥赤
痛鍼入三分可灸三壯

天衝二穴在耳後入髮際二寸治頭痛癲疾風痙牙
齗腫善驚恐可灸七壯鍼入三分

率谷二穴在耳上入髮際一寸五分足太陽少陽之
會治膈胃寒痰傷酒風發腦兩角弦痛不能飲食
煩滿嘔吐不止可灸三壯鍼入三分

曲鬢二穴在耳上髮際曲隅陷中鼓頷有空足太陽

不得回顾，目泪出，欠气多，鼻衄衄，目内眦赤痛，气发耳塞，目不明，腰伛偻引项，筋无力不收。针入七分，留七呼，可灸七壮。

侧头部

颔厌二穴，在曲周下颞颥上廉，手足少阳、阳明之交会。治头风眩，目无所见，偏头痛，引目外眦急，耳鸣多嚏，颈项痛。针入七分，留七呼，可灸三壮。忌如前法。

悬颅二穴，在曲周上颞颥中，足少阳脉气所发。治热病烦满，汗不出，头偏痛，引目外眦赤，身热齿痛，面肤赤痛。针入三分，留三呼，可灸三壮。忌如前法。

悬厘二穴，在曲周上颞颥下廉，手足少阳、阳明之交会。治热病汗不出，头偏痛，烦心不欲食，目锐眦赤痛。针入三分，可灸三壮。

天冲二穴，在耳后入发际二寸。治头痛，癫疾，风痉，牙龈肿，善惊恐。可灸七壮，针入三分。

率谷二穴，在耳上入发际一寸五分，足太阳、少阳之会。治膈胃寒痰，伤酒风发，脑两角弦痛，不能饮食，烦满，呕吐不止。可灸三壮，针入三分。

曲鬓二穴，在耳上发际曲隅陷中，鼓颔有空，足太阳

少陽之會治頰頷腫引牙車不得開急痛口噤不能言灸亦良可灸七壯鍼入三分

角孫二穴在耳郭中間上開口有空手足少陽之會治目生膚翳齒齗腫可灸三壯明堂別無療病法

竅陰二穴在枕骨下搖動有空足太陽少陽之會治營疽發厲項痛引頭目痛鍼入三分可灸七壯

浮白二穴在耳後入髮際一寸足太陽少陽之會治發寒熱喉痹欬逆痰沫胸中滿不得喘息耳鳴瞶瞶無所聞頸項痛腫及瘿氣肩背不舉悉皆治之鍼入五分可灸七壯

顱息二穴在耳後間青絡脉足少陽脉氣所發治身熱頭重脅痛不得轉側風痓耳鳴小兒發癇瘛瘲嘔吐涎沫驚恐失精瞻視不明不宜鍼即可灸七壯

瘈脉二穴一名資脉在耳本後雞足青絡脉刺出血如豆汁不宜出血多治頭風耳鳴小兒驚癇瘛瘲嘔吐洩痢無時驚恐眵瞢目睛不明可灸三壯鍼入一分

完骨二穴在耳後入髮際四分治頭痛煩心癲疾頭面虛腫齒齲偏風口眼喎斜頸項痛不得回顧小

少阳之会。治颊颔肿，引牙车不得开，急痛，口噤不能言。灸亦良。可灸七壮，针入三分。

角孙二穴，在耳郭中间上开口有空，手足少阳之会。治目生肤翳，齿龈肿。可灸三壮。《明堂》别无疗病法。

窍阴二穴，在枕骨下摇动有空，足太阳、少阳之会。治营疽发厉，项痛引头目痛。针入三分，可灸七壮。

浮白二穴，在耳后入发际一寸，足太阳、少阳之会。治发寒热，喉痹，咳逆痰沫，胸中满，不得喘息，耳鸣瞶瞶无所闻，颈项痛肿，及瘿气，肩背不举，悉皆治之。针入五分，可灸七壮。

颅息二穴，在耳后间青络脉，足少阳脉气所发。治身热头重，胁痛不得转侧，风痓耳鸣，小儿发痫瘛疭，呕吐涎沫，惊恐失精，瞻视不明。不宜针，即可灸七壮。

瘈脉二穴，一名资脉。在耳本后鸡足青络脉，刺出血如豆汁，不宜出血多。治头风耳鸣，小儿惊痫瘛疭，呕吐泄痢无时，惊恐，眵瞢，目睛不明。可灸三壮，针入一分。

完骨二穴，在耳后入发际四分。治头痛烦心，癫疾，头面虚肿，齿龋，偏风，口眼㖞斜，颈项痛不得回顾，小

便赤黃喉痹頰腫鍼入五分可灸七壯
翳風二穴在耳後陷中按之引耳中手足少陽之會
治耳聾口眼喎斜失欠脫頷口噤不開吃不能言
頰腫牙車急痛鍼入七分可灸七壯

正面部中行
素髎一穴一名正面在鼻柱之端督脉所發此穴諸
方闕治療法外臺云不宜灸千金治鼻塞息肉不
消多涕生瘡鍼入一分
水溝一穴在鼻柱下一名人中督脉手足陽明之會
消渇飲水無度水氣遍身腫失笑無時癲癇語不

讖尊甲乍喜乍哭牙關不開面腫唇動狀如蟲行
卒中惡鍼入四分留五呼得氣即寫灸亦得然不
及鍼若灸可小雀糞大為艾炷日可灸三壯至七
壯即罷風水面腫鍼此一穴出水盡即頓愈忌如
前法
兌端一穴在唇上端治癲疾吐沫小便黃舌乾消渇
衂血不止唇吻強齒齗痛鍼入二分可灸三壯
炷如大麥出千金外臺甲乙經
齗交一穴在唇內齒上齗縫筋中治面赤心煩痛頸
項急不得回顧新附治小兒面瘡癬久不除點烙

便赤黄，喉痹颊肿。针入五分，可灸七壮。

翳风二穴，在耳后陷中，按之引耳中，手足少阳之会。治耳聋，口眼㖞斜，失欠脱颌，口噤不开，吃不能言，颊肿，牙车急痛。针入七分，可灸七壮。

正面部中行

素髎一穴，一名正面①。在鼻柱之端，督脉所发。此穴诸方阙治疗法，《外台》云：不宜灸；《千金》治鼻塞，息肉不消，多涕生疮。针入一分。

水沟一穴，在鼻柱下，一名人中。督脉、手足阳明之会。治消渴，饮水无度，水气遍身肿，失笑无时，癫痫，语不识尊卑，乍喜乍哭，牙关不开，面肿唇动，状如虫行，卒中恶。针入四分，留五呼，得气即泻。灸亦得，然不及针。若灸，可小雀粪大为艾炷，日可灸三壮至七壮，即罢。风水面肿，针此一穴，出水尽，即顿愈。忌如前法。

兑端一穴，在唇上端。治癫疾吐沫，小便黄，舌干消渴，衄血不止，唇吻强，齿龈痛。针入二分，可灸三壮，炷如大麦。出《千金》《外台》《甲乙经》。

龈交一穴，在唇内齿上龈缝筋中。治面赤心烦痛，颈项急，不得回顾。新附治小儿面疮癣久不除，点烙

①正面：《外台秘要》卷三十九引《明堂》作"面王"。

亦佳；鼻塞不利，目泪眵汁，内眦赤痒痛，生白肤翳，鼻中息肉蚀疮。针入三分，可灸三壮。

承浆一穴，一名悬浆。在颐前唇下宛宛中，足阳明、任脉之会。疗偏风口㖞，面肿消渴，口齿疳蚀生疮，灸亦佳，日可灸七壮至七七壮止。灸即血脉通宣，其风应时立愈。其艾炷不用大，一依小竹箸头作炷，脉粗细状如细线，艾炷破肉，但令当脉灸，亦能愈疾。凡灸脐下久冷，疝瘕痃癖气块，伏梁积气，宜艾炷大，故《小品诸方》云：腹背宜灸五百壮。四肢则但去风邪，不宜多灸，七壮至七七壮止，不得过，随年数。如巨阙、鸠尾，虽是胸腹之穴，灸不过七七壮，艾炷不须大，以竹箸头作炷，正当脉上灸之。若灸胸腹，艾炷大灸多，令人永无心力。如头顶穴若灸多，令人失精神。臂脚穴灸多，令人血脉枯竭，四肢细瘦无力，既复失精神，又加于细瘦，即脱人真气。针入三分，得气即泻。忌如前法。

廉泉一穴，一名舌本。在颔下结喉上，阴维、任脉之会。治舌下肿难言，舌纵涎出，咳嗽上气，喘息呕沫，口噤，舌根急缩，下食难。可灸三壮，针入三分，得气即泻。

攢竹二穴一名始光一名員柱在兩眉頭
陷中足太陽脉氣所發治目眣眣視物不明眼中
赤痛及瞼瞤動鍼入一分留三呼寫三吸徐徐而
出鍼不宜灸宜以細三稜鍼刺之宣洩熱氣三度
刺目大明忌如前法
睛明二穴一名淚孔在目內眥手足太陽少陽陽明
五脉之會治攀睛翳膜覆瞳子惡風淚出目內眥
癢痛小兒雀目疳眼大人氣眼冷淚膿目視物不
明大眥胬肉侵睛鍼入一寸五分留三呼禁不可

灸雀目者宜可久留鍼然後速出鍼忌如前法
巨髎二穴俠鼻孔傍一作傍八分直目瞳子蹻脉足
陽明之會治青盲目無所見遠視眈眈白翳覆瞳
子面風寒鼻頞上腫壅痛瘲疭口喎鍼入三分得
氣即寫灸亦良可灸七壯
迎香二穴在禾髎上一寸鼻孔傍五分手足陽明之
會治鼻有瘜肉不聞香臭衂血偏風口喎面癢浮
腫風動葉葉狀如蟲行或唇腫痛鍼入三分留三
呼不宜灸忌如常法
禾髎二穴在鼻孔下俠水溝傍五分手陽明脉氣所

面第二行

攢竹二穴，一名始光，一名光明，一名員柱。在两眉头陷中，足太阳脉气所发。治目眣眣，视物不明，眼中赤痛，及睑瞤动。针入一分，留三呼，泻三吸，徐徐而出针，不宜灸，宜以细三棱针刺之，宣泄热气，三度刺，目大明。忌如前法。

睛明二穴，一名泪孔。在目内眦，手足太阳、少阳、阳明五脉之会。治攀睛翳膜覆瞳子，恶风泪出，目内眦痒痛，小儿雀目疳眼，大人气眼冷泪，臁目，视物不明，大眦胬肉侵睛。针入一寸五分，留三呼，禁不可灸。雀目者宜可久留针，然后速出针。忌如前法。

巨髎二穴，挟鼻孔傍一作傍八分，直目瞳子，跷脉、足阳明之会。治青盲目无所见，远视眣眣，白翳覆瞳子，面风寒，鼻頞上肿壅①痛，瘲疭口喎。针入三分，得气即泻。灸亦良，可灸七壮②。

迎香二穴，在禾髎上一寸，鼻孔旁五分，手足阳明之会。治鼻有息肉，不闻香臭，衄血，偏风口喎，面痒浮肿，风动叶叶，状如虫行，或唇肿痛。针入三分，留三呼，不宜灸。忌如常法。

禾髎二穴，在鼻孔下挟水沟旁五分，手阳明脉气所

①壅：原作"在"，据《圣济总录》卷一九一改。
②壮：原作"共"，据体例改。

發治鼻衄血不止鼻清涕生瘡口噤不開鍼入二

面第三行

陽白二穴在眉上一寸直目瞳子足少陽陽維之會
治頭目痛目眵背膝寒慄重衣不得溫可灸三壯
鍼入二分
承泣二穴在目下七分直目瞳子陷中蹻脈任脈足
陽明之會治口眼喎斜目瞤面葉葉動牽口眼目
視䀮䀮冷淚眼眥赤痛禁不宜鍼鍼之令人目烏
色可灸三壯炷如大麥忌如常法

四白二穴在目下一寸足陽明脈氣所發治頭痛目
眩眼生白翳微風目瞤動不息可灸七壯鍼入三
分凡用鍼穩審方得下鍼也若鍼深即令人目烏
色
地倉二穴俠口吻傍四分外如近下有脈微微動蹻
脈手陽明之交會若久患風其脈亦有不動者治
偏風口喎目不得閉失音不語飲食不收水漿漏
落眼瞤動不止病左治右病右治左鍼入三分留
五呼得氣即寫灸亦得日可灸之二七壯重者七
七壯其艾作炷大小狀如粗釵腳大灸炷若大口

発。治鼻衄血不止，鼻清涕生疮，口噤不开，针入二分。

面第三行

阳白二穴，在眉上一寸，直目瞳子，足少阳、阳维之会。治头目痛，目眵，背膝寒栗，重衣不得温。可灸三壮，针入二分。

承泣二穴，在目下七分，直目瞳子陷中，蹻脉、任脉、足阳明之会。治口眼喎斜，目瞤，面叶叶动，牵口眼，目视䀮䀮，冷泪，眼眥赤痛。禁不宜针，针之令人目乌色。可灸三壮，炷如大麦。忌如常法。

四白二穴，在目下一寸，足阳明脉气所发。治头痛目眩，眼生白翳，微风，目瞤动不息。可灸七壮，针入三分。凡用针稳审方得下针也，若针深，即令人目乌色。

地仓二穴，挟口吻旁四分外，如近下有脉微微动，蹻脉、手足阳明之交会。若久患风，其脉亦有不动者。治偏风口喎，目不得闭，失音不语，饮食不收，水浆漏落，眼瞤动不止。病左治右，病右治左。针入三分，留五呼，得气即泻，灸亦得，日可灸之二七壮，重者七七壮。其艾作炷，大小状如粗钗脚大，灸炷若大，口转喎，却灸承浆七七壮即愈。慎猪鱼、热面、房劳等。

大迎二穴，在曲颔前一寸二分骨陷中动脉，又以口下当两肩，足阳明脉气所发。治寒热颈痛瘰疬，口喎，齿龋痛，数欠气，风痉口噤，牙疼，颊颔肿，恶寒，舌强不能言。针入三分，留七呼，可灸三壮。今附：风壅面浮肿，目不得闭，唇吻眮动不止，当针之，顿愈。

面第四行

本神二穴，在曲差旁一寸五分，一曰直耳上，入发际四分，足少阳、阳维之会。治目眩，颈项强急痛，胸胁相引，不得转侧，癫疾，呕吐涎沫。针入三分，可灸七壮。

丝竹空二穴，一名目髎。在眉后陷中，足少阳脉气所发，禁不可灸，不幸使人目小，又令人目无所见。治目眩头痛，目赤，视物晾晾，风痫，目戴上，不识人，眼睫毛倒，发狂吐涎沫，发即无时。针入三分，留三呼。宜泻不宜补。

瞳子髎二穴，在目外眦五分，手太阳、手足少阳之会。治青盲目无所见，远视晾晾，目中肤翳白膜，头痛，目外眦赤痛。可灸三壮，针入三分。

颧髎二穴，在面頄骨下廉兑骨端陷中，手少阳、太阳之会。治口㖞，面赤目黄，眼瞤动不止，颔肿齿痛。针入二分。

侧面部

头维二穴，在额角入发际本神旁一寸五分，足少阳、阳明脉之交会。治头偏痛，目视物不明。今附：治微风，眼睑瞤动不止，风泪出。针入三分，禁不可灸。

客主人二穴，一名上关。在耳前起骨上廉，开口有空，动脉宛宛中，足阳明、少阳之会。治唇吻强，耳聋，瘈疭，口沫出，目眩，牙车不开，口噤，嚼食鸣，偏风，口眼㖞斜，耳中状如蝉声。可灸七壮，艾炷不用大，箸头作炷。若针，必须侧卧，张口取之乃得。禁不可针深。问曰：何以不得针深？岐伯曰：上关若刺深，令人欠而不得㰦；下关不得久留针，即㰦而不得欠，牙关急。是故上关不得刺深，下关不得久留针也。

下关二穴，在客主人下耳前动脉下廉，合口有空，开口即闭，足阳明、少阳之会。疗聤耳有脓汁出，偏风口目㖞，牙车脱臼，其穴侧卧闭口取之，针入四分，得气即泻，禁不可灸，牙龈肿处，张口以三棱针出脓血，多含盐汤，即不畏风。慎如前法。

和髎二穴，在耳前兑发下横动脉，手少阳脉气所发。

治牙车引急，头重痛，耳中嘈嘈，颔颊肿。针入七分，可灸三壮。

听会二穴，在耳前陷中，上关下一寸动脉宛宛中，张口得之，手少阳脉气所发。治耳聋，耳中状如蝉声，通耳食[1]，牙车急，疼痛不得嚼[2]，牙车脱臼，相离一二寸。其穴侧卧张口取之，针入七分，留三呼，得气即泻，不须补。灸亦良，日可灸五壮至二七壮止。十日后依前报灸之，即愈。忌食动风、生冷、猪鱼等物。

耳门二穴，在耳前起肉当耳缺者。治耳有脓汁出，生疮，瞤耳、聤耳，耳鸣如蝉声，重听无所闻，齿龋。针入三分，留三呼，可灸三壮。

听宫二穴，在耳中珠子大如赤小豆，手足少阳、太阳三脉之会。治耳聋，如物填塞，无所闻，耳中嘈嘈，心腹满，臂痛失声。针入三分，可灸三壮。

颊车二穴，在耳下曲颊端陷中，足阳明脉气所发。治牙关不开，口噤不语，失音，牙车疼痛，颔颊肿，颈强不得回顾。其穴侧卧开口取之，针入四分，得气即泻。灸亦良，日可灸七壮至七七壮止，炷如大麦。慎如常法。

肩髆部左右凡二十六穴

①食：《太平圣惠方》卷九十九、《圣济总录》卷一九一无此字。又《普济方》卷四一四此句作"通耳疼痛，不得嚼食"。

②牙车急，疼痛不得嚼：此八字原脱，据《太平圣惠方》卷九十九引《甄权针经》补。

肩井　天髎　巨骨　臑会　肩髃　肩髎　肩贞

天宗　秉风　臑腧　曲垣　肩外腧　肩中腧

背腧部中行凡一十三穴

大椎　陶道　身柱　神道　灵台　至阳　筋缩

脊中　悬枢　命门　阳关　腰腧　长强

背腧第二行左右凡四十四穴

大杼　风门　肺腧　厥阴腧　心腧　膈腧　肝腧　胆腧

脾腧　胃腧　三焦腧　肾腧　大肠腧　小肠腧　膀胱腧

中膂内腧　白环腧　上髎　次髎　中髎　下髎　会阳

背腧第三行左右凡二十八穴

附分　魄户　膏肓腧　神堂　噫嘻　膈关　魄门

阳纲　意舍　胃仓　肓门　志室　胞肓　秩边

肩髆部

肩井二穴，在肩上陷，缺盆上大骨前一寸半，以三指按取之，当中指下陷中者是。一名髆井。手足少阳、

陽維之會治五勞七傷頸項不得回顧背髖悶兩
手不得向頭或因撲傷腰髖痛脚氣上攻甲乙經
云只可鍼入五分此髆井足陽明之會乃連入五
藏氣若刺深則令人悶倒不識人即速須三里下
氣先補不寫須臾平復如故凡鍼肩井皆以三里
下其氣若婦人墮胎後手足厥逆鍼肩井立愈若
炙更勝鍼可炙七壯
天髎二穴在肩缺盆中上毖骨之際陷中央手少陽
陽維之會治肩肘痛引頸項急寒熱缺盆中痛汗
不出胸中煩滿鍼入八分可炙三壯

巨骨二穴在肩端上行兩叉骨間陷中手陽明蹻脉
之會治背髖痛胸中有瘀血肩臂不得屈伸而痛
炙五壯鍼入一寸
髃會一穴一名髃髎在肩前廉去肩頭三寸手陽明
之絡治項瘿氣瘤臂痛不能舉氣腫痠痛鍼入七
分留十呼得氣即寫可炙七壯
肩髃二穴在肩端兩骨間陷者宛宛中舉臂取之手
陽明蹻脉之會療偏風半身不遂熱風癮疹手臂
攣急捉物不得挽弓不開臂細無力筋骨痠疼可
炙七壯至二七壯以差為度若炙偏風不遂可七

阳维之会。治五劳七伤，颈项不得回顾，背髃闷，两手不得向头，或因扑伤腰髃疼，脚气上攻。《甲乙经》云：只可针入五分。此髆井足阳明之会，乃连入五脏气。若刺深，则令人闷倒不识人，即速须三里下气，先补不泻，须臾平复如故。凡针肩井，皆以三里下其气。若妇人堕胎后手足厥逆，针肩井立愈。若灸更胜针，可灸七壮。

天髎二穴，在肩缺盆中上毖骨之际陷中央，手少阳、阳维之会。治肩肘痛引颈项急，寒热，缺盆中痛，汗不出，胸中烦满。针入八分，可灸三壮。

巨骨二穴，在肩端上行两叉骨间陷中，手阳明、跷脉之会。治背髃痛，胸中有瘀血，肩臂不得屈伸而痛。灸五壮，针入一寸。

髃会二穴，一名髃髎。在肩前廉去肩头三寸，手阳明之络。治项瘿气瘤，臂痛不能举，气肿痠痛。针入七分，留十呼，得气即泻，可灸七壮。

肩髃二穴，在肩端两骨间陷者宛宛中，举臂取之，手阳明、跷脉之会。疗偏风半身不遂，热风癮疹，手臂挛急，捉物不得，挽弓不开，臂细无力，筋骨酸疼，可灸七壮至二七壮，以瘥为度，若灸偏风不遂，可七七壯止，不宜多灸，恐手臂細。若風病，筋骨無力，久不瘥，當灸不畏細也。刺即泄肩臂熱氣，唐庫狄欽若患風痺，手臂不得伸引，諸醫莫能愈，甄權針肩髃一穴，令將弓箭向垛射之，如故。

肩髃二穴，在肩端臑上陷中，舉臂取之。治肩重不可舉臂肘。可灸三壯，針入七分。

肩貞二穴，在肩曲胛下兩骨解間，肩髃後陷中。治風痺，手臂不舉，肩中熱痛。針入五分。

臑腧二穴，在肩髃後大骨下胛上廉陷中，手足太陽、陽維、蹻脈之會。治寒熱肩腫，引胛中痛，臂痠無力。針入八分，可灸三壯。

天宗二穴，在秉風後大骨下陷中，手太陽脈氣所發。治肩胛痛，臂肘外後廉痛，頰頷腫。可灸三壯，針入五分，留六呼。

秉風二穴，在肩上小髃後，舉臂有空，手太陽、陽明、手足少陽之會。治肩痛不能舉。可灸五壯，針入五分。

曲垣二穴，在肩中央曲胛陷中，按之應手痛。治肩痛周痺氣注，肩髃拘急疼悶。可灸三壯，針入五分。

肩外腧二穴，在肩胛上廉，去脊三寸陷中。治肩胛痛，熱而寒至肘。可灸三壯，針入六分。

肩中腧二穴，在肩胛内廉，去脊二寸陷中。治寒熱，目視不明，欬嗽上氣，唾血。鍼入三分，留七呼，可灸十壯。

背腧部中行

大顀一穴，一本作椎，今從頁作顀，餘皆倣此。在第一顀上陷中，手足三陽、督脈之會。療五勞七傷，溫瘧、疢瘧，氣疰，背髆拘急，頸項強，不得回顧，風勞食氣。鍼入五分，留三呼，寫五吸。若灸，以年為壯。甲乙經云：大顀下至尾骶骨二十一顀，長三尺，折量取腧穴，凡度周身孔穴遠近分寸，以男左女右，取中指内文為一寸，素問曰：同身寸是也。又多用繩度量孔穴，繩多出縮，取穴不准，今以薄竹片，點量分寸，療病准的。

陶道一穴，在大顀節下間，俯而取之，督脈、足太陽之會。治頭重目瞑，洒淅寒熱，脊強汗不出。可灸五壯，鍼入五分。

身柱一穴，在第三顀節下間，督脈氣所發。治癲疾瘈瘲，怒欲煞人，身熱狂走，譫言見思。鍼入五分，灸七七壯。

神道一穴，在第五顀節下間，俯而取之，督脈氣所發。

肩中腧二穴，在肩胛内廉，去脊二寸陷中。治寒热，目视不明，咳嗽上气，唾血。针入三分，留七呼，可灸十壮。

背腧部中行

大顀[1]一穴，一本作椎，今从页作顀，余皆仿此。在第一椎上陷中，手足三阳、督脉之会。疗五劳七伤，温疟、痎疟，气痉，背髃拘急，颈项强，不得回顾，风劳食气。针入五分，留三呼，泻五吸。若灸，以年为壮。《甲乙经》云：大椎下至尾骶骨二十一椎，长三尺，折量取腧穴，凡度周身孔穴远近分寸，以男左女右，取中指内纹为一寸，《素问》曰：同身寸是也。又多用绳度量孔穴，绳多出缩，取穴不准，今以薄竹片，点量分寸，疗病准的。

陶道一穴，在大椎节下间，俯而取之，督脉、足太阳之会。治头重目瞑，洒淅寒热，脊强汗不出。可灸五壮，针入五分。

身柱一穴，在第三椎节下间，督脉气所发。治癫疾瘈疭，怒欲杀人，身热狂走，谵言见鬼。针入五分，灸七七壮。

神道一穴，在第五椎节下间，俯而取之，督脉气所发。

---

①顀："椎"之异体字，下文自注"一本作椎"，且原书均以"顀"为"椎"。今依异体字校注规范，以下仍律齐为规范简体字"椎"。

治寒熱頭痛進退往來瘈瘲恍惚悲愁健忘驚悸
可灸七七壯至百壯止小兒風癇瘈瘲可灸七壯
經關療病法出素問
靈臺一穴在第六椎節下間俛而取之督脈氣所發
至陽一穴在第七椎節下間俛而取之督脈氣所發
治寒熱解散淫濼脛痠四肢重痛少氣難言可灸
三壯鍼入五分
筋縮一穴在第九椎節下間俛而取之督脈氣所發
治驚癇狂走癲疾脊急強目轉上垂可灸三壯鍼
入五分

脊中一穴一名神宗在第十一椎節下間俛而取之
督脈氣所發治風癇癲邪溫病積聚下利禁不可
灸灸則令人腰背傴僂鍼入五分得氣即寫
懸樞一穴在第十三椎節下間伏而取之督脈氣所
發治積氣上下行水穀不化下利腰脊強不得屈
伸腹中留積鍼入三分可灸三壯
命門一穴一名屬累在第十四椎節下間伏而取之
督脈氣所發治頭痛不可忍身熱如火汗不出瘈
瘲裏急腰腹相引痛鍼入五分可灸三壯
陽關一穴在第十六椎節下間伏而取之鍼入五分

治寒热头痛，进退往来，瘈疭，恍惚悲愁，健忘，惊悸。可灸七七壮至百壮止。小儿风痫瘈疭，可灸七壮。

灵台一穴，在第六椎节下间，俯而取之，督脉气所发。经阙疗病法，出《素问》。

至阳一穴，在第七椎节下间，俯而取之，督脉气所发。治寒热解散，淫泺胫酸，四肢重痛，少气难言。可灸三壮，针入五分。

筋缩一穴，在第九椎节下间，俯而取之，督脉气所发。治惊痫狂走，癫疾，脊急强，目转上垂。可灸三壮，针入五分。

脊中一穴，一名神宗。在第十一椎节下间，俯而取之，督脉气所发。治风痫癫邪，温病，积聚下利。禁不可灸，灸则令人腰背伛偻。针入五分，得气即泻。

悬枢一穴，在第十三椎节下间，伏而取之，督脉气所发。治积气上下行，水谷不化，下利，腰脊强，不得屈伸，腹中留积。针入三分，可灸三壮。

命门一穴，一名属累。在第十四椎节下间，伏而取之，督脉气所发。治头痛不可忍，身热如火，汗不出，瘈疭里急，腰腹相引痛。针入五分，可灸三壮。

阳关一穴，在第十六椎节下间，伏而取之。针入五分，

風門二穴一名熱府在第二顀下兩傍相去各一寸

入五分可炙七壯

强喉痺煩滿風勞氣欬嗽肓中鬱鬱身熱目眩鍼

可俛仰頭痛振寒瘶疿氣實脅滿傷寒汗不出脊

陷中甲乙經云足太陽少陽之會療瘧頸項强不

大杼二穴在項後第一顀下兩傍相去各一寸五分

背腧第二行

二寸留七呼

壯止此痔根本是冷愼冷食房勞甲乙經云鍼入

玫之乃得炙亦得然不及鍼日炙三十壯至二百

可炙三壯闕療病法出素問

腰腧一穴一名背解一名腰尹在第二十

一顀節下間宛宛中以挺腹地舒身兩手相重支

額縱四體然後乃取得其穴督脉氣所發治腰髖

疼腰脊强不得回轉溫瘧痎瘧鍼入八分留三呼

寫五吸可炙七壯至七七壯愼房勞舉重强力甲

乙經云鍼入二寸留七呼可炙七七壯

長强一穴一名氣之陰郄督脉絡別甲乙經云在脊

骶端足少陰少陽所結會治腸風下血五種痔瘻

蝕下部鼉鍼入三分抽鍼以大痛爲度其穴趺地

可灸三壮。阙疗病法，出《素问》。

腰腧一穴，一名背解，一名腰柱，一名腰户①。在第二十一椎节下间宛宛中，以挺腹地舒身，两手相重支额，纵四体，然后乃取得其穴。督脉气所发。治腰髋疼，腰脊强，不得回转，温疟、痎疟。针入八分，留三呼，泻五吸，可灸七壮，至七七壮。慎房劳、举重、强力。《甲乙经》云：针入二寸，留七呼，可灸七七壮。

长强一穴，一名气之阴郄。督脉络别，《甲乙经》云：在脊骶端。足少阴、少阳所结会。治肠风下血，五种痔，瘘蚀下部疒鼉。针入三分，抽针以大痛为度，其穴趺②地取之乃得。灸亦得，然不及针，日灸三十壮，至二百壮止。此痔根本是冷，慎冷食、房劳。《甲乙经》云：针入二寸，留七呼。

背腧第二行

大杼二穴，在项后第一椎下，两旁相去各一寸五分陷中，《甲乙经》云：足太阳、少阳之会。疗疟，颈项强不可俯仰，头痛振寒，瘶疿，气实胁满，伤寒汗不出，脊强喉痹，烦满风劳气，咳嗽，胸中郁郁，身热目眩。针入五分，可灸七壮。

风门二穴，一名热府。在第二椎下，两旁相去各一寸

①腰户：原作"腰尹"，据《针灸甲乙经》卷三第七改。
②趺：《圣济总录》卷一九二作"伏"。

五分，督脉、足太阳之会。治伤寒颈项强，目瞑多嚏，鼻衄出清涕，风劳，呕逆上气，胸背痛，喘气，卧不安。针入五分，留七呼。今附：若频刺，泄诸阳热气，背永不发痈疽，可灸五壮。

肺腧二穴，在第三椎下，两旁相去各一寸五分，足太阳脉气所发。治上气呕吐，支满不嗜食，汗不出，腰背强痛，寒热喘满，虚烦口干，传尸骨蒸劳，肺痿咳嗽。针入三分，留七呼，得气即泻。出《甲乙》。甄权《针经》云：在第三椎下两旁，以搭手左取右，右取左，当中指末是穴。治胸中气满，背偻如龟，腰强，头目眩，令人失颜色。针入五分，留七呼，可灸百壮。

厥阴腧二穴，在第四椎下，两旁相去各一寸五分。治逆气呕吐，心痛留结，胸中烦闷。针入三分，可灸七七壮。出《山眺经》。

心腧二穴，在第五椎下，两旁相去各一寸五分。治心中风，狂走发痫，语悲泣，心胸闷乱烦满，汗不出，结积寒热，呕吐不下食，咳唾血。针入三分，留七呼，得气即泻，不可灸。

膈腧二穴，在第七椎下，两旁相去各一寸五分。治咳而呕逆，膈胃寒痰，食饮不下，胸满支肿，两胁痛，腹

胀胃脘暴痛熱病汗不出喉痺腹中積癖默默嗜
臥四肢怠隋不欲動身常濕不能食食則心痛周
痺身皆痛鍼入三分留七呼可灸三壯
肝腧二穴在第九顀下兩傍相去各一寸五分治欬
引兩脅急痛不得息轉側難撅脅下與脊相引而
反折目上視目眩循眉頭痛驚狂衄衊起則目䀮
眦目生白瞖欬引胸中痛寒疝少腹痛唾血短氣
膽腧二穴在第十顀下兩傍相去各一寸五分治心
腹脹滿嘔則食無所出口苦舌乾咽中痛食不

目黃肓脅不能轉側頭痛振寒汗不出腋下腫鍼
入五分可灸三壯
脾腧二穴在第十一顀下兩傍相去各一寸五分治
腹脹引肓背痛食飲倍多身漸羸瘦黃疸善欠脅
下滿洩利體重四肢不收痎癖積聚腹痛不嗜食
痰瘧寒熱鍼入三分留七呼可灸三壯
胃腧二穴在第十二顀下兩傍相去各一寸五分治
胃中寒腹脹不嗜食羸瘦腸鳴腹痛胸脅支滿脊
痛筋攣鍼入三分留七呼可灸隨年為壯
三膲腧二穴在第十三顀下兩傍相去各一寸五分

胀，胃脘暴痛，热病汗不出，喉痹，腹中积癖，默默嗜卧，四肢怠惰，不欲动，身常湿，不能食，食则心痛，周痹身皆痛。针入三分，留七呼，可灸三壮。

肝腧二穴，在第九椎下，两旁相去各一寸五分。治咳引两胁急痛，不得息，转侧难，撅胁下与脊相引而反折，目上视，目眩，循眉头痛，惊狂，衄衊，起则目䀮䀮，目生白翳，咳引胸中痛，寒疝少腹痛，唾血短气。针入三分，留六呼，可灸三壮。

胆腧二穴，在第十椎下，两旁相去各一寸五分。治心腹胀满，呕则食无所出，口苦舌干，咽中痛，食不下，目黄，胸胁不能转侧，头痛振寒，汗不出，腋下肿。针入五分，可灸三壮。

脾腧二穴，在第十一椎下，两旁相去各一寸五分。治腹胀引胸背痛，食饮倍多，身渐羸瘦，黄疸，善欠，胁下满，泄利，体重，四肢不收，痎癖积聚，腹痛不嗜食，痰疟寒热。针入三分，留七呼，可灸三壮。

胃腧二穴，在第十二椎下，两旁相去各一寸五分。治胃中寒，腹胀不嗜食，羸瘦，肠鸣腹痛，胸胁支满，脊痛筋挛。针入三分，留七呼；可灸，随年为壮。

三焦腧二穴，在第十三椎下，两旁相去各一寸五分。

治腸鳴腹脹，水穀不化，腹中痛，欲泄注，目眩頭痛，吐逆，飲食不下，肩背拘急，腰脊強不得俯仰。鍼入五分，留七呼，可灸三壯。

腎腧二穴，在第十四顀下，兩傍相去各一寸五分，與臍平。治虛勞羸瘦，耳聾腎虛，水臟久冷，心腹䐜脹，兩脇滿，引少腹急痛，目視䀮䀮，少氣溺血，小便濁出精，陰中疼，五勞七傷虛憊，腳膝拘急，足寒如冰，頭重身熱振慄，腰中四肢淫濼，洞泄食不化，身腫如水。鍼入三分，留七呼；可灸，以年爲壯。慎如前法。

大腸腧二穴，在第十六顀下，兩傍相去各一寸五分。治腰痛腸鳴腹脹，繞臍切痛，大小便不利，洞泄食不化，脊強不得俯仰。鍼入三分，留六呼，可灸三壯。慎猪魚、酒麵、生冷物等。

小腸腧二穴，在第十八顀下，兩傍相去各一寸五分。治小便赤澀淋瀝，少腹疞痛，腳腫，短氣不嗜食，大便膿血出，五痔疼痛，婦人帶下。鍼入三分，留六呼，可灸三壯。

膀胱腧二穴，在第十九顀下，兩傍相去各一寸五分，足太陽脉氣所發。治風勞腰脊痛，泄利腹痛，小便赤澀，遺溺，陰生瘡，少氣，足胻寒，拘急不得屈伸，女

子瘕聚脚膝無力鍼入三分留六呼可灸三壯

中膂内腧二穴一名脊内腧在第二十椎下兩傍相去各一寸五分侠脊起肉治腸冷赤白痢腎虛消渴汗不出腰脊不得俛仰腹脹脅痛鍼入三分留十呼可灸三壯

白環腧二穴在第二十一椎下兩傍相去各一寸五分足太陽脈氣所發治腰脊攣急痛大小便不利甲乙經云鍼如腰戶法同挺腹地端身兩手相重支額縱息令皮膚俱緩乃取其穴鍼入八分得氣即先寫訖多補之治腰髖疼腳膝不遂溫瘧腰脊冷疼不得安臥勞損風虛不宜灸慎房勞不得舉重物

上髎二穴在第一空腰髁下侠脊陷中足太陽少陽絡治腰膝冷痛嘔逆鼻衄寒熱瘧婦人絕嗣陰挺出不禁鍼入三分可灸七壯

次髎二穴在第二空侠脊陷中治疝氣下墜腰脊痛不得轉搖急引陰器痛不可忍腰已下至足不仁背膝寒小便赤淋心下堅脹可灸七壯鍼入三分

中髎二穴在第三空侠脊陷中厥陰少陽所結治丈夫五勞七傷六極腰痛大便難腹脹下利小便淋

子瘕聚，脚膝无力。针入三分，留六呼，可灸三壮。

中膂内腧二穴，一名脊内腧。在第二十椎下，两旁相去各一寸五分，挟脊起肉。治肠冷赤白痢，肾虚消渴，汗不出，腰脊不得俯仰，腹胀胁痛。针入三分，留十呼，可灸三壮。

白环腧二穴，在第二十一椎下，两旁相去各一寸五分，足太阳脉气所发。治腰脊挛急痛，大小便不利，《甲乙经》云：针如腰户法同。挺腹地端身，两手相重支额，纵息，令皮肤俱缓，乃取其穴。针入八分，得气即先泻，讫，多补之。治腰髋疼，脚膝不遂，温疟，腰脊冷疼，不得安卧，劳损风虚。不宜灸，慎房劳，不得举重物。

上髎二穴，在第一空腰髁下，挟脊陷中，足太阳、少阳络。治腰膝冷痛，呕逆，鼻衄，寒热疟，妇人绝嗣，阴挺出不禁。针入三分，可灸七壮。

次髎二穴，在第二空挟脊陷中。治疝气下坠，腰脊痛不得转摇，急引阴器，痛不可忍，腰以下至足不仁，背膝寒，小便赤淋，心下坚胀。可灸七壮，针入三分。

中髎二穴，在第三空挟脊陷中，厥阴、少阳所结。治丈夫五劳七伤六极，腰痛，大便难，腹胀下利，小便淋

澁食洩婦人絕子帶下月事不調鍼入二分留十
呼可灸三壯

下髎二穴在第四空俠脊陷中足太陽厥陰所結治
腰痛不得轉側女子下蒼汁不禁中痛引少腹急
疼大便下血寒濕內傷鍼入二分留十呼可灸三
壯

會陽二穴一名利機在陰尾骨兩傍督脈氣所發治
腹中冷氣洩利不止久痔陽氣虛乏陰汗濕鍼入
八分可灸五壯

背腧第三行

附分二穴在第二顀下附項內廉兩傍相去各三寸
手足太陽之會正坐取之治肩背拘急風冷客於
膝頸項強痛不得回顧風勞臂肘不仁可灸五
鍼入三分

魄戶二穴在第三顀下兩傍相去各三寸正坐取之
足太陽脈氣所發治背髆痛欬逆上氣嘔吐煩滿
虛勞肺痿五尸走注項強不得回顧鍼入五分得
氣即寫又宜久留鍼灸亦得日可灸七壯至百壯
止忌豬魚酒麵生冷物等

膏肓腧二穴在第四顀下兩傍相去各三寸主無所

涩，飧泄，妇人绝子带下，月事不调。针入二分，留十呼，可灸三壮。

下髎二穴，在第四空挟脊陷中，足太阳、厥阴所结。治腰痛不得转侧，女子下苍汁不禁，阴[1]中痛引少腹急疼，大便下血，寒湿内伤。针入二分，留十呼，可灸三壮。

会阳二穴，一名利机。在阴尾骨两旁，督脉气所发。治腹中冷气，泄利不止，久痔，阳气虚乏，阴汗湿。针入八分，可灸五壮。

背腧第三行

附分二穴，在第二椎下，附项内廉，两旁相去各三寸，手足太阳之会。正坐取之。治肩背拘急，风冷客于腠，颈项强痛，不得回顾，风劳，臂肘不仁。可灸五壮，针入三分。

魄户二穴，在第三椎下，两旁相去各三寸，正坐取之，足太阳脉气所发。治背髆痛，咳逆上气，呕吐烦满，虚劳肺痿，五尸走注，项强不得回顾。针入五分，得气即泻。又宜久留针，灸亦得，日可灸七壮，至百壮止。忌猪鱼、酒面、生冷物等。

膏肓腧二穴，在第四椎下，两旁相去各三寸。主无所

①阴：原脱，据《普济方》卷四一五引《铜人》补。

不療羸瘦虛損夢中失精上氣欬逆發狂健忘又
取穴之法令人正坐曲脊伸兩手以臂著膝前令
正直手大指與膝頭齊以物支肘勿令臂得動搖
也從胛骨上角摸揉至骨下頭其間當有四肋三
間灸中間從胛骨之裏去胛容側指許摩臂胛去表
肋間空處按之自覺牽引於肩中灸兩胛中一處
至百壯多至三百壯當覺下嚨嚨似流水之狀亦
當有所下出若得痰疾則無所不下也如病人已
困不能正坐當令側臥挽上臂令前取穴灸之又
以右手從左肩上住指頭所不及者是穴也左取
亦然乃以前法灸之若不能久坐當伸兩臂令人
挽兩胛骨俠相離不尒即胛骨覆其穴灸之無驗
此灸訖後令人陽氣康盛當消息以自補養論曰
昔在和緩不救晉侯之疾其在膏之上肓之下鍼
藥不能及即此穴是也人不能求得此穴所以宿
病難遣若能用心此方便求得灸之無疾不愈出
千金外臺
神堂二穴在第五顀下兩傍相去各三寸正坐取之
足太陽脉氣所發治肩痛胷腹滿洒淅寒熱背脊
強急可灸五壯鍼入三分

不疗，羸瘦虚损，梦中失精，上气咳逆，发狂健忘。又，取穴之法，令人正坐曲脊，伸两手，以臂着膝前，令正直，手大指与膝头齐，以物支肘，勿令臂得动摇也。从胛骨上角，摸索至骨下头，其间当有四肋三间，灸中间。从胛骨之里，去胛容侧指许，摩臂，去表肋间空处，按之自觉牵引于肩中，灸两胛中一处，至百壮，多至三百壮。当觉下咙咙似流水之状，亦当有所下出，若得痰疾，则无所不下也。如病人已困，不能正坐，当令侧卧，挽①上臂令前，取穴灸之。又，以右手从左肩上住，指头所不及者，是穴也，左取亦然。乃以前法灸之。若不能久坐，当伸两臂，令人挽两胛骨挟相离，不尔，即胛骨覆其穴，灸之无验。此灸讫后，令人阳气康盛，当消息以自补养。论曰：昔在和缓，不救晋侯之疾。以其在膏之上、肓之下，针药不能及，即此穴是也。人不能求得此穴，所以宿病难遣，若能用心此方，便求得灸之，无疾不愈。出《千金》《外台》。

神堂二穴，在第五椎下，两旁相去各三寸，正坐取之，足太阳脉气所发。治肩痛，胸腹满，洒淅寒热，背脊强急。可灸五壮，针入三分。

---

①挽：原作"俛"，据《千金要方》卷三十第七改。下一个"挽"字同。

膈關二穴在第七顀下兩傍相去各三寸陷中正坐取之足太陽脉氣所發治背痛惡寒脊強俛仰難食飲不下嘔噦多涎唾胸中噎悶可灸五壯鍼入五分

噫嘻二穴在肩髆內廉俠第六顀下兩傍相去各三寸正坐取之足太陽脉氣所發以手痛按之病者言噫嘻鍼入六分留三呼寫五吸治腋胕內廉痛目眩鼻衄暴脉逆腹脹肩髆內廉痛不得俛仰可灸三七壯至百壯止忌莧菜白酒物等

意舍二穴在第十一顀下兩傍相去各三寸陷中正坐取之足太陽脉氣所發治腹滿虛脹大便滑洩背痛惡風寒食飲不下嘔吐不止消渴目黃可灸五十壯至百壯鍼入五分

陽綱二穴在第十顀下兩傍相去各三寸陷中正坐治腹滿膹脹大便洩利小便赤澁身熱目黃可灸三壯鍼入五分

魂門二穴在第九顀下兩傍相去各三寸陷中正坐取之足太陽脉氣所發治食飲不節小便赤黃可灸三壯鍼入五分

　　噫嘻二穴，在肩髆內廉，挾第六椎下，兩旁相去各三寸，正坐取之，足太阳脉气所发。以手痛按之，病者言噫嘻。针入六分，留三呼，泻五吸，治腋拘挛，暴脉急引胁痛，热病汗不出，温疟，肩背痛，目眩鼻衄，喘逆腹胀，肩髆內廉痛不得俯仰。可灸三七壯，至百壯止。忌苋菜、白酒物等。

　　膈关二穴，在第七椎下，兩旁相去各三寸陷中，正坐取之，足太阳脉气所发。治背痛恶寒，脊强，俯仰难，食饮不下，呕哕多涎唾，胸中噎闷。可灸五壯，针入五分。

　　魂门二穴，在第九椎下，兩旁相去各三寸陷中，正坐取之，足太阳脉气所发。治食饮不下，腹中雷鸣，大便不节，小便赤黄。可灸三壯，针入五分。

　　阳纲二穴，在第十椎下，兩旁相去各三寸陷中，正坐取之，足太阳脉气所发。治腹满膹胀，大便泄利，小便赤涩，身热目黄。可灸三壯，针入五分。

　　意舍二穴，在第十一椎下，兩旁相去各三寸陷中，正坐取之，足太阳脉气所发。治腹满虚胀，大便滑泄，背痛恶风寒，食饮不下，呕吐不止，消渴目黄。可灸五十壯至百壯，针入五分。

胃仓二穴，在第十二椎下，两旁相去各三寸，足太阳脉气所发。治腹内虚胀，水肿，食饮不下，恶寒，背脊不得俯仰。可灸五十壮，针入五分。

肓门二穴，在第十三椎下，两旁相去各三寸叉肋间，经云：与鸠尾相直。治心下肓大坚，妇人乳有余疾。可灸三十壮，针入五分。

志室二穴，在第十四椎下，两旁相去各三寸陷中，足太阳脉气所发。治腰脊强痛，食饮不消，腹中坚急，阴痛下肿失精，小便淋沥。针入五分，可灸三壮。

胞肓二穴，在第十九椎下，两旁相去各三寸陷中，伏而取之，足太阳脉气所发。治腰痛恶寒，少腹坚急，癃闭重，不得小便，涩痛，腰背卒痛。可灸五七壮，针入五分。

秩边二穴，在第二十椎两旁相去各三寸陷中，伏而取之，足太阳脉气所发。治腰痛不能俯仰，小便赤涩，腰尻重不能举，五痔发肿。针入五分，可灸三壮。慎如前法。

侧颈项部左右凡一十八穴

天容　天牖　天窗　天鼎　扶突　缺盆　人迎　水突　气舍

膺腧部中行凡七穴
　　天突　璇玑　华盖　紫宫　玉堂　膻中　中庭
膺腧第二行左右凡一十二穴
　　腧府　或中　神藏　灵墟　神封　步廊
膺腧第三行左右凡一十二穴
　　气户　库房　屋翳　膺窗　乳中　乳根
膺腧第四行左右凡一十二穴
　　云门　中府　周荣　胸乡　天溪　食窦
侧胁左右凡八穴
　　渊腋　辄筋　天池　大包

侧颈项部

天容二穴，在耳下曲颊后，手太阳脉气所发。治喉痹寒热，咽中如鲠。针入一寸，可灸三壮。

天牖二穴，在颈筋缺盆上，天容后，天柱前，完骨下，发际上，手少阳脉气所发。治头风面肿，项强不得回顾。针入一寸，留七呼。不宜补之，亦不宜灸，若灸之，

面腫眼合先取譩譆後鍼天牖風池其病即差若
不先鍼譩譆即難瘥其疾也

天窗三穴一名窻籠在頸大筋前曲頰下扶突後動
脈應手陷中手太陽脉氣所發治耳鳴聾無所聞
頰腫喉中痛暴瘖不能言肩痛引項不得回顧可
灸三壯鍼入三分

天鼎二穴在頸缺盆直扶突後一寸手陽明脉氣所
發治暴瘖氣哽喉痹咽腫不得息飲食不下喉中
鳴可灸三壯鍼入三分慎如常法

扶突二穴一名水穴在人迎後一寸五分手陽明脉
氣所發治欬多唾上氣咽引喘息喉中如水雞鳴
可灸三壯鍼入三分

缺盆二穴一名天蓋在肩下橫骨陷中治寒熱瘰癧
缺盆中腫外潰則生胷中熱滿腹大水氣缺盆中
痛汗出喉痹欬嗽可灸三壯鍼入三分不宜刺太
深使人逆息也

人迎二穴一名五會在頸大脉動脉應手挾結喉傍
仰而取之以候五藏氣足陽明之氣所發禁不可
灸灸之不幸傷人治吐逆霍亂胷滿喘呼不得息
項氣悶腫食不下鍼入四分

面肿眼合。先取噫嘻，后针天牖、风池，其病即瘥。若不先针噫嘻，即难瘥其疾也。

天窗二穴，一名窗笼。在颈大筋前，曲颊下，扶突后，动脉应手陷中，手太阳脉气所发。治耳鸣聋无所闻，颊肿喉中痛，暴喑不能言，肩痛引项，不得回顾。可灸三壮，针入三分。

天鼎二穴，在颈缺盆直扶突后一寸，手阳明脉气所发。治暴喑气哽，喉痹咽肿不得息，饮食不下，喉中鸣。可灸三壮，针入三分。慎如常法。

扶突二穴，一名水穴。在人迎后一寸五分，手阳明脉气所发。治咳多唾，上气咽引喘息，喉中如水鸡鸣。可灸三壮，针入三分。

缺盆二穴，一名天盖，在肩下横骨陷中。治寒热瘰疬，缺盆中肿，外溃则生，胸中热满，腹大水气，缺盆中痛，汗出，喉痹，咳嗽。可灸三壮，针入三分。刺不宜太深，使人逆息也。

人迎二穴，一名五会。在颈大脉动脉应手挟结喉旁，仰而取之，以候五脏气，足阳明之气所发。禁不可灸，灸之不幸伤人。治吐逆霍乱，胸满喘呼不得息，项气闷肿，食不下。针入四分。

水突二穴在頸大筋前直人迎下氣舍上一名水門足陽明脉氣所發治欬逆上氣咽喉癰腫呼吸短氣喘息不得鍼入三分可灸三壯

氣舍二穴在頸直人迎挾天突陷中足陽明脉氣所發治欬逆上氣瘤癭喉痺咽腫頸項強不得回顧鍼入三分可灸三壯

膺腧部中行

天突一穴在結喉下一寸宛宛中陰維任脉之會鍼入五分留三呼得氣即寫治欬嗽上氣胸中氣嗌喉中狀如水雞聲肺癰咯唾膿血氣咽乾舌下急

喉中生瘡不得下食灸亦得即不及鍼其下鍼直橫下不得低手卽五藏之氣傷令人慎如藥法及辛酸物等

璇璣一穴在天突下一寸陷中仰頭取之任脉氣所發治胸皮滿痛喉痺咽腫水漿不下可灸五壯鍼入三分

華蓋一穴在璇璣下一寸陷中仰頭取之任脉氣所發治胸脅支滿痛引胸中欬逆上氣喘不能言可灸五壯鍼入三分

紫宮一穴在華蓋下一寸六分陷中仰頭取之任脉

　　水突二穴，在颈大筋前，直人迎下，气舍上，一名水门，足阳明脉气所发。治咳逆上气，咽喉痛肿，呼吸短气，喘息不得。针入三分，可灸三壮。

　　气舍二穴，在颈直人迎，挟天突陷中，足阳明脉气所发。治咳逆上气，瘤瘿，喉痹，咽肿，颈项强，不得回顾。针入三分，可灸三壮。

膺腧部中行

　　天突一穴，在结喉下一寸宛宛中，阴维、任脉之会。针入五分，留三呼，得气即泻。治咳嗽上气，胸中气噎，喉中状如水鸡声，肺壅咯唾脓血，气咽干，舌下急，喉中生疮，不得下食。灸亦得，即不及针。其下针直横下，不得低手，即五脏之气伤，令人短寿[1]。慎如药法，及辛酸物等。

　　璇玑一穴，在天突下一寸陷中，仰头取之，任脉气所发。治胸皮满痛，喉痹咽肿，水浆不下。可灸五壮，针入三分。

　　华盖一穴，在璇玑下一寸陷中，仰头取之，任脉气所发。治胸胁支满，痛引胸中，咳逆上气，喘不能言。可灸五壮，针入三分。

　　紫宫一穴，在华盖下一寸六分陷中，仰头取之，任脉

---

①令人短寿：原作一个"人"字，据《太平圣惠方》卷九十九引《针经》改。

気所發治胸脅支滿及胷骨疼飲食不下嘔逆上

氣煩心可灸五壯鍼入三分

玉堂一穴在紫宮下一寸六分陷中一名玉英任脉

氣所發治胸滿不得喘息胷骨疼嘔吐寒痰上

氣煩心可灸五壯鍼入三分

膻中一穴一作亶一名元兒在玉堂下一寸六分直

兩乳間陷中仰臥取之任脉氣所發治肺氣欬嗽

上喘唾膿不得下食胸中如塞可灸二七壯今附

療膈氣嘔吐涎沫婦人乳汁少其穴禁不可鍼不

幸令人夭折慎猪魚酒麺物等

中庭一穴在膻中下一寸六分陷中任脉氣所發治

胸脅支滿噎塞食飲不下嘔吐食還出可灸五壯

鍼入二分

膺腧第二行

腧府二穴在巨骨下璇璣傍各二寸陷中仰而取之

足少陰脉氣所發治欬逆上喘嘔吐胸滿不得飲

食可灸五壯鍼入三分

或中二穴在腧府下一寸六分陷中仰而取之足少

陰脉氣所發治胸脅支滿欬逆喘不能食飲鍼入

四分可灸五壯

气所发。治胸胁支满，胸膺骨疼，饮食不下，呕逆上气，烦心。可灸五壮，针入三分。

玉堂一穴，在紫宫下一寸六分陷中，一名玉英。任脉气所发。治胸满不得喘息，胸膺骨疼，呕吐寒痰，上气烦心。可灸五壮，针入三分。

膻中一穴，一作亶，一名元儿。在玉堂下一寸六分，直两乳间陷中，仰卧取之，任脉气所发。治肺气咳嗽上喘唾脓，不得下食，胸中如塞。可灸二七壮。今附：疗膈气，呕吐涎沫，妇人乳汁少。其穴禁不可针，不幸令人夭折。慎猪鱼、酒面物等。

中庭一穴，在膻中下一寸六分陷中，任脉气所发。治胸胁支满，噎塞，食饮不下，呕吐食还出。可灸五壮，针入二分。

膺腧第二行

腧府二穴，在巨骨下，璇玑旁各二寸陷中，仰而取之，足少阴脉气所发。治咳逆上喘，呕吐胸满，不得饮食。可灸五壮，针入三分。

或中二穴，在腧府下一寸六分陷中，仰而取之，足少阴脉气所发。治胸胁支满，咳逆喘，不能食饮。针入四分，可灸五壮。

神藏二穴在彧中下一寸六分陷中仰而取之足少
陰脈氣所發治胸脅支滿欬逆喘不得息嘔吐胸
滿不嗜食可灸五壯鍼入三分
靈墟二穴在神藏下一寸六分陷中仰而取之足少
陰脈氣所發治胸脅支滿痛引胸不得息欬逆嘔
吐胸滿不嗜食鍼入三分可灸五壯
神封二穴在靈墟下一寸六分仰而取之足少陰脈
氣所發治胸滿不得息欬逆乳癰洒淅惡寒可灸
五壯鍼入三分
步郎二穴在神封下一寸六分陷中仰而取之足少

腷腧第三行
氣戶二穴在巨骨下腧府兩傍各二寸陷中仰而取
之足陽明脈氣所發治胸脅支滿喘逆上氣胸背
急不得息不知食味鍼入三分可灸五壯
庫房二穴在氣戶下一寸六分陷中仰而取之足陽
明脈氣所發治胸脅支滿欬逆上氣多唾濁沫膿
血可灸五壯鍼入三分
屋翳二穴在庫房下一寸六分陷中仰而取之足陽

　　神藏二穴，在彧中下一寸六分陷中，仰而取之，足少阴脉气所发。治胸胁支满，咳逆喘不得息，呕吐胸满，不嗜食。可灸五壮，针入三分。

　　灵墟二穴，在神藏下一寸六分陷中，仰而取之，足少阴脉气所发。治胸胁支满，痛引胸不得息，咳逆呕吐，胸满不嗜食。针入三分，可灸五壮。

　　神封二穴，在灵墟下一寸六分，仰而取之，足少阴脉气所发。治胸满不得息，咳逆，乳痈，洒淅恶寒。可灸五壮，针入三分。

　　步廊二穴，在神封下一寸六分陷中，仰而取之，足少阴脉气所发。治胸胁支满，鼻塞不通，呼吸少气，喘息，不得举臂。针入三分，灸五壮。

膺腧第三行

　　气户二穴，在巨骨下，腧府两旁各二寸陷中，仰而取之，足阳明脉气所发。治胸胁支满，喘逆上气，胸背急，不得息，不知食味。针入三分，可灸五壮。

　　库房二穴，在气户下一寸六分陷中，仰而取之，足阳明脉气所发。治胸胁支满，咳逆上气，多唾浊沫脓血。可灸五壮，针入三分。

　　屋翳二穴，在库房下一寸六分陷中，仰而取之，足阳

明脉氣所發治欬逆上氣呼吸多唾濁沫膿身體腫皮膚痛不可近衣淫濼瘈瘲不仁可灸五壯鍼入三分

膺窗二穴在屋翳下一寸六分足陽明脉氣所發治胸滿短氣脣腫乳癰寒熱臥不安可灸五壯鍼入四分

乳中二穴當乳是足陽明脉氣所發禁不可灸灸不幸生蝕瘡瘡中有清汁膿血可治瘡中有息肉若蝕瘡者死微刺一二分

乳根二穴在乳下一寸六分陷中仰而取之足陽明

脉氣所發治胸下滿痛臂腫乳癰悽慘寒痛不可按抑可灸五壯鍼入三分

膺腧第四行

雲門二穴在巨骨下俠氣戶傍各二寸陷中動脉應手太陰脉氣所發治喉痹胸中煩滿氣上衝心欬喘不得息胸脇短氣肩痛不得舉臂甲乙經云可灸五壯鍼入三分刺深使人氣逆故不宜深刺

中府二穴肺之募一名膺中腧在雲門下一寸乳上三肋間動脉應手足太陰之會治肺系急胸中痛懍懍膽熱嘔逆上氣欬唾濁涕肩背痛風汗出腹

明脉气所发。治咳逆上气，呼吸多唾浊沫脓血，身体肿，皮肤痛，不可近衣，淫泺，瘈瘲不仁。可灸五壮，针入三分。

膺窗二穴，在屋翳下一寸六分，足阳明脉气所发。治胸满短气，唇肿乳痈，寒热卧不安。可灸五壮，针入四分。

乳中二穴，当乳是，足阳明脉气所发。禁不可灸，灸不幸生蚀疮，疮中有清汁脓血可治，疮中有息肉若蚀疮者死。微刺一二分。

乳根二穴，在乳下一寸六分陷中，仰而取之，足阳明脉气所发。治胸下满痛，臂肿乳痈，凄惨寒痛，不可按抑。可灸五壮，针入三分。

膺腧第四行

云门二穴，在巨骨下，挟气户旁各二寸陷中，动脉应手，手太阴脉气所发。治喉痹，胸中烦满，气上冲心，咳喘不得息，胸胁短气，肩痛不得举臂。《甲乙经》云：可灸五壮，针入三分。刺深使人气逆，故不宜深刺。

中府二穴，肺之募，一名膺中腧。在云门下一寸，乳上三肋间，动脉应手，手足太阴之会。治肺系急，胸中痛，懔懔胆热，呕逆上气，咳唾浊涕，肩背痛，风汗出，腹胀，食不下，喉痹肩息，肤骨痛，寒热。针入三分，留五呼，可灸五壮。

周荣二穴，在中府下一寸六分陷者中，仰而取之，足太阴脉气所发。治胸胁支满，不得俯仰，饮食不下，咳唾稠脓。针入四分。

胸乡二穴，在周荣下一寸六分陷中，仰而取之，足太阴脉气所发。治胸胁支满，引胸背痛，卧不得转侧。针入四分，可灸五壮。

天溪二穴，在胸乡下一寸六分陷中，仰而取之，足太阴脉气所发。治胸中满痛，乳肿贲膺，咳逆上气，喉中作声。针入四分，可灸五壮。

食窦二穴，在天溪下一寸六分，举臂取之，足太阴脉气所发。治胸胁支满，膈间雷鸣，濇陆濇陆常有小声。针入四分，可灸五壮。

侧腋

渊腋二穴，在腋下三寸宛宛中，举臂得之。治胸满无力，臂不举。禁不宜灸，灸之不幸令人生肿蚀马疡，内溃者死，寒热生马疡可治。针入三分。

辄筋二穴，在腋下三寸腹前一寸，着胁，足少阳脉气所发。治胸中暴满，不得卧，喘息也。可灸三壮，针入六分。

大包二穴，在渊腋下三寸，脾之大络，布胸胁中，出九肋间。治腹有大气，气不得息，胸胁中痛，内实则其身尽寒，虚则百节皆纵。可灸三壮，针入三分。

天池二穴，在乳后一寸腋下三寸，着胁直腋，撅肋间，一名天会。手心主、足少阳脉之会。治寒热，胸膈烦满，头痛，四肢不举，腋下肿，上气，胸中有声，喉中鸣。可灸三壮，针入三分。

腹部中行凡一十五穴

鸠尾　巨阙　上脘　中脘　建里　下脘　水分　神阙
阴交　气海　石门　关元　中极　曲骨　会阴

腹第二行左右凡二十二穴

幽门　通谷　阴都　石关　商曲　肓俞　中注
四满　气穴　大赫　横骨

腹第三行左右凡二十四穴

不容　承满　梁门　关门　太乙　滑肉门　天枢
外陵　大巨　水道　归来　气冲

人畢世少心力此穴大難鍼大好手方可此穴下

鍼不然取氣多不幸令人夭鍼入三分留三呼寫

五吸肥人可倍之忌如前法

巨闕一穴心之募也在鳩尾下一寸鳩尾拒者少令

強一寸中人有鳩尾拒之任脉氣所發治心中煩

滿熱病胸中痰飲腹脹暴痛恍惚不識人息賁時

嘔血蚘虫心痛蠱毒霍亂發狂不識人驚悸少氣

鍼入六分留七呼得氣卽寫灸亦良可灸七壯至

七七壯止忌猪魚生冷酒熱麪等物

上脘一穴在巨闕下一寸當一寸五分去蔽骨三寸

腹第四行左右凡一十四穴

期門 日月 腹哀 大橫 腹結

府舍 衝門

側脇左右凡一十二穴

章門 京門 帶脉 五樞 維道

居髎

腹部中行

鳩尾一穴一名尾翳一名𩩲骭在臆前蔽骨下五分

治心風驚癎發癲不喜聞人語心腹脹胷中滿欬

逆數噫喘息喉痹咽壅水漿不下不可灸灸卽令

腹第四行左右凡一十四穴

期门　日月　腹哀　大横　腹结　府舍　冲门

侧胁左右凡一十二穴

章门　京门　带脉　五枢　维道　居髎

腹部中行

　　鸠尾一穴，一名尾翳，一名𩩲骭。在臆前蔽骨下五分，治心风惊痫，发癫，不喜闻人语，心腹胀，胸中满，咳逆数噫，喘息，喉痹咽壅，水浆不下。不可灸，灸即令人毕世少心力。此穴大难针，大好手方可此穴下针，不然取气多，不幸令人夭。针入三分，留三呼，泻五吸，肥人可倍之。忌如前法。

　　巨阙一穴，心之募也，在鸠尾下一寸，鸠尾短[1]者，少令强一寸[2]。中人有鸠尾拒之。任脉气所发。治心中烦满，热病，胸中痰饮，腹胀暴痛，恍惚不知人，息贲，时唾血，蛔虫心痛，蛊毒霍乱，发狂不识人，惊悸少气。针入六分，留七呼，得气即泻。灸亦良，可灸七壮至七七壮止。忌猪鱼、生冷、酒、热面等物。

　　上脘一穴，在巨阙下一寸，当一寸五分，去蔽骨三寸，

①短：原作"拒"，据《针灸甲乙经》卷三第十九改。

②少令强一寸：《圣济总录》卷一九二作"少饶分寸"。

銅人圖經 卷中

任脉足陽明手太陽之會治心中熱煩賁豚氣脹
不能食霍亂吐利身熱汗不出三焦多涎心風驚
悸心痛不可忍伏梁氣狀如覆杯鍼入八分先補
後寫之神驗如風癇熱病宜先寫後補其疾立愈
灸亦良日可灸二七壯至一百壯未愈更倍之忌
如常法
中脘一穴一名太倉胃之募也在上脘下一寸手太
陽少陽足陽明所生任脉之會上紀者中脘也治
心下脹滿傷飽食不化霍亂出洩不自知心痛温
瘧傷寒飲水過多腹脹氣喘因讀書得賁豚氣上
攻伏梁心下狀如覆杯寒癖結氣鍼入八分留七
呼寫五吸疾出鍼灸亦良可灸二七壯至百壯止
忌猪魚生冷酒麵等物
建里一穴在中脘下一寸治心下痛不欲食嘔逆上
氣腹脹身腫鍼入五分留十呼可灸五壯
下脘一穴在建里下一寸足太陰任脉之會治腹痛
六腑之氣寒穀不轉不嗜食小便赤腹堅硬癖塊
臍上瘕氣動日漸羸瘦鍼入八分留三呼寫五吸
灸亦良可灸二七壯至二百壯止
水分一穴在下脘下一寸臍上一寸任脉氣之所發

任脉、足阳明、手太阳之会。治心中热烦，贲豚气胀，不能食，霍乱吐利，身热汗不出，三焦多涎，心风惊悸，心痛不可忍，伏梁气状如覆杯。针入八分，先补后泻之，神验。如风痫热病，宜先泻后补，其疾立愈。灸亦良，日可灸二七壮至一百壮，未愈更倍之。忌如常法。

中脘一穴，一名太仓，胃之募也。在上脘下一寸，手太阳、少阳、足阳明所生，任脉之会，上纪者，中脘也。治心下胀满，伤饱食不化，霍乱，出泄不自知，心痛，温疟，伤寒饮水过多，腹胀气喘，因读书得贲豚气上攻，伏梁心下，状如覆杯，寒癖结气。针入八分，留七呼，泻五吸，疾出针。灸亦良，可灸二七壮至百壮止。忌猪鱼、生冷、酒面等物。

建里一穴，在中脘下一寸。治心下痛，不欲食，呕逆上气，腹胀身肿。针入五分，留十呼，可灸五壮。

下脘一穴，在建里下一寸，足太阴、任脉之会。治腹痛，六腑之气寒，谷不转，不嗜食，小便赤，腹坚硬，癖块，脐上厥气动，日渐羸瘦。针入八分，留三呼，泻五吸。灸亦良，可灸二七壮至二百壮止。

水分一穴，在下脘下一寸，脐上一寸，任脉气之所发。

治腹堅如鼓水腫腸鳴胃虛脹不嗜食繞臍痛衝肓不得息鍼入八分留三呼寫五吸若水病灸之大良可灸七壯至百壯止禁不可鍼鍼水盡即斃

神闕一穴一名氣合當臍中是也治泄利不止小兒奶利不絕腹大繞臍痛水腫鼓脹腸中鳴狀如流水聲久冷傷憊可灸百壯禁不可鍼慎如常法

陰交一穴一名橫戶素問云在臍下一寸任脈氣所發治臍下疗痛寒疝引少腹痛腰膝拘攣腹滿女子月事不絕帶下產後惡露不止繞臍冷痛鍼入八分得氣即寫可灸百壯止

氣海一穴一名脖胦一名下肓在臍下一寸五分任脈氣所發治臍下冷氣上衝心下氣結成塊狀如覆杯小便赤澀婦人月事不調帶下崩中因產惡露不止繞臍疗痛鍼入八分得氣即寫寫後宜補之可灸百壯今附氣海者是男子生氣之海也治藏氣虛憊真氣不足一切氣疾久不差悉皆灸之慎如常法

石門一穴一名利機一名精露在臍下二寸三焦之募任脈氣所發治腹脹堅硬水腫支滿婦人因產惡露不止遂結成塊崩中漏下灸亦良可灸二七

治腹坚如鼓，水肿肠鸣，胃虚胀，不嗜食，绕脐痛，冲胸不得息。针入八分，留三呼，泻五吸。若水病，灸之大良，可灸七壮至百壮止，禁不可针，针水尽即毙。

神阙一穴，一名气合。当脐中是也。治泄利不止，小儿奶利不绝，腹大，绕脐痛，水肿鼓胀，肠中鸣，状如流水声，久冷伤惫。可灸百壮，禁不可针。慎如常法。

阴交一穴，一名横户。《素问》云：在脐下一寸。任脉气所发。治脐下疗痛，寒疝引少腹痛，腰膝拘挛，腹满，女子月事不绝，带下，产后恶露不止，绕脐冷痛。针入八分，得气即泻，可灸百壮止。

气海一穴，一名脖胦，一名下肓。在脐下一寸五分，任脉气所发。治脐下冷气上冲，心下气结成块，状如覆杯，小便赤涩，妇人月事不调，带下崩中，因产恶露不止，绕脐疗痛。针入八分，得气即泻，泻后宜补之，可灸百壮。今附：气海者，是男子生气之海也。治脏气虚惫，真气不足，一切气疾久不瘥，悉皆灸之。慎如常法。

石门一穴，一名利机，一名精露。在脐下二寸，三焦之募，任脉气所发。治腹胀坚硬，水肿支满，妇人因产恶露不止，遂结成块，崩中漏下。灸亦良，可灸二七

壯至一百壯止婦人不可鍼鍼之終身絕子
関元一穴在臍下三寸小腸之募足太陰少陰厥陰
三陰任脉之會下紀者関元也治臍下疔痛小便
赤澁不覺遺瀝小便處痛狀如散火溺血暴疝痛
臍下結血狀如覆杯轉胞不得尿婦人帶下瘕聚
因産惡露不止月脉斷絕下經冷鍼入八分留三
呼寫五吸灸亦良可灸百壯至三百壯止慎如常
法
中極一穴一名玉泉一名氣原在関元下一寸膀胱
之募足三陰任脉之會治五淋小便赤澁失精臍

下結如覆杯陽氣虛憊疝瘕水腫賁豚搶心甚則
不得息恍惚尸厥婦人斷緒四度鍼鍼即有子故
却時任鍼也因産惡露不止月事不調血結成塊
鍼入八分留十呼得氣即寫可灸百壯至三百壯
止
曲骨一穴在橫骨之上毛際陷中動應手任脉足厥
陰之會治少腹脹滿小便淋瀝不通癀疝少腹痛
婦人赤白帶下惡合可灸七壯至七七壯鍼入二
寸
會陰一穴一名屏翳在兩陰間任脉別絡俠督脉衝

壮，至一百壮止。妇人不可针，针之终身绝子。

关元一穴，在脐下三寸，小肠之募，足太阴少阴厥阴三阴、任脉之会，下纪者，关元也。治脐下疔痛，小便赤涩，不觉遗沥，小便处痛，状如散火，溺血，暴疝痛，脐下结血，状如覆杯，转胞不得尿，妇人带下瘕聚，因产恶露不止，月脉断绝，下经冷。针入八分，留三呼，泻五吸。灸亦良，可灸百壮，至三百壮止。慎如常法。

中极一穴，一名玉泉，一名气原。在关元下一寸，膀胱之募，足三阴、任脉之会。治五淋，小便赤涩，失精，脐下结如覆杯，阳气虚惫，疝瘕水肿，贲豚抢心，甚则不得息，恍惚尸厥。妇人断绪，四度针，针即有子。故却时任针也。因产恶露不止，月事不调，血结成块。针入八分，留十呼，得气即泻，可灸百壮，至三百壮止。

曲骨一穴，在横骨之上，毛际陷中，动应手，任脉、足厥阴之会。治少腹胀满，小便淋涩不通，癀疝少腹痛，妇人赤白带下，恶合①。可灸七壮至七七壮，针入二寸。

会阴一穴，一名屏翳。在两阴间，任脉别络，挟督脉、冲

---

①恶合：《圣济总录》卷一九二作"恶露"。

脉之會治小便難竅中熱皮痛穀道搔痒久痔相
通者死陰中諸病前後相引痛不得大小便女子
經不通男子陰端寒衝心很很可灸三壯

腹第二行
幽門二穴俠巨闕兩傍各五分衝脉足少陰之會治
胸中引痛心下煩悶逆氣裏急支滿不嗜食數欬
健忘洩利膿血少腹脹滿嘔沫吐涎喜唾女子心
痛逆氣善吐食不下可灸五壯鍼入五分
通谷二穴在幽門下一寸衝脉足少陰之會治失欠
口喎食飲善嘔暴瘖不能言鍼入五分可灸五壯

陰都二穴一名食宮在通谷下一寸衝脉足少陰之
會治身寒熱瘧病心下煩滿氣逆可灸三壯鍼入
三分
石關二穴在陰都下一寸衝脉足少陰之會療脊強
不開多唾大便祕澀婦人無子藏有惡血上衝腹
中疹痛不可忍可灸三壯鍼入一寸
商曲二穴在石關下一寸衝脉足少陰之會治腹中
積聚腸中切痛不嗜食可灸五壯鍼入一寸
肓腧二穴在商曲下一寸臍傍下五分衝脉足少陰
之會治大腹寒疝大便乾燥腹中切痛可灸五壯

脉之会。治小便难，窍中热，皮痛，谷道瘙痒，久痔，相通者死；阴中诸病，前后相引痛，不得大小便，女子经不通，男子阴端寒，冲心很很。可灸三壮。

腹第二行

　　幽门二穴，挟巨阙两旁各五分，冲脉、足少阴之会。治胸中引痛，心下烦闷，逆气里急，支满不嗜食，数咳，健忘，泄利脓血，少腹胀满，呕沫吐涎，喜唾，女子心痛逆气，善吐，食不下。可灸五壮，针入五分。

　　通谷二穴，在幽门下一寸，冲脉、足少阴之会。治失欠口喎，食饮善呕，暴哑不能言。针入五分，可灸五壮。

　　阴都二穴，一名食宫。在通谷下一寸，冲脉、足少阴之会。治身寒热，疟病，心下烦满气逆。可灸三壮，针入三分。

　　石关二穴，在阴都下一寸，冲脉、足少阴之会。疗脊强不开，多唾，大便秘涩，妇人无子，脏有恶血，上冲腹中，疗痛不可忍。可灸三壮，针入一寸。

　　商曲二穴，在石关下一寸，冲脉、足少阴之会。治腹中积聚，肠中切痛，不嗜食。可灸五壮，针入一寸。

　　肓腧二穴，在商曲下一寸，脐旁下五分，冲脉、足少阴之会。治大腹寒疝，大便干燥，腹中切痛。可灸五壮，

鍼入一寸

中注二注在肓腧下一寸衝脉足少陰之會治小腹
有熱大便堅燥不利可灸五壯鍼入
四満二穴一名髓府在中注下一寸衝脉足少陰之
會治臍下積聚疝瘕腸澼切痛振寒大腹石水婦
人惡血疞痛鍼入三分可灸三壯
氣穴二穴在四満下一寸一名胞門一名子户衝脉
足少陰之會治月事不調洩利不止貢氣上下引
腰脊痛可灸五壯鍼入三分
大赫二穴一名陰維一名陰關在氣穴下一寸衝脉

足少陰之會治男子陰氣結縮女子赤癬可灸五
壯鍼入三分
橫骨二穴在大赫下一寸此穴諸經闕療病法外臺
云治腹脹小便難陰器縱伸痛可灸三壯
腹第三行
不容二穴在幽門兩傍各一寸五分去任脉二寸直
四肋端足陽明脉氣所發治腹滿疢癖不嗜食腹
虛鳴嘔吐胷背相引痛喘欬口乾痰癖脅下痛重
肋疝瘕鍼入五分可灸五壯
承満二穴在不容下一寸足陽明脉氣所發治腸鳴

针入一寸。

中注二穴，在肓腧下一寸，冲脉、足少阴之会。治少腹有热，大便坚燥不利。可灸五壮，针入一寸。

四满二穴，一名髓府。在中注下一寸，冲脉、足少阴之会。治脐下积聚疝瘕，肠澼切痛，振寒，大腹石水，妇人恶血疞痛。针入三分，可灸三壮。

气穴二穴，在四满下一寸，一名胞门，一名子户。冲脉、足少阴之会。治月事不调，泄利不止，奔气上下，引腰脊痛。可灸五壮，针入三分。

大赫二穴，一名阴维，一名阴关。在气穴下一寸，冲脉、足少阴之会。治男子阴器①结缩，女子赤带。可灸五壮，针入三分。

横骨二穴，在大赫下一寸。此穴诸经阙疗病法，《外台》云：治腹胀，小便难，阴器纵伸痛。可灸三壮。

腹第三行

不容二穴，在幽门两旁各一寸五分，去任脉二寸，直四肋端，足阳明脉气所发。治腹满疢癖，不嗜食，腹虚鸣呕吐，胸背相引痛，喘咳口干，痰癖，胁下痛，重肋，疝瘕。针入五分，可灸五壮。

承满二穴，在不容下一寸，足阳明脉气所发。治肠鸣

①器：原作"气"，据《圣济总录》卷一九一改。

腹脹，上喘氣逆，食飲不下，肩息唾血。可灸五壯，針入三分。

梁門二穴，在承滿下一寸，足陽明脈氣所發。治脅下積氣，食飲不思，大腸滑泄，谷不化。可灸五壯，針入三分。

關門二穴，在梁門下一寸，足陽明脈氣所發。治遺溺善滿，積氣腸鳴，卒痛泄利，不欲食，腹中氣游走，挾臍急，痰瘧振寒。針入八分，可灸五壯。

太乙二穴，在關門下一寸，足陽明脈氣所發。治癲疾狂走，心煩吐舌。可灸五壯，針入八分。

滑肉門二穴，在太乙下一寸，足陽明脈氣所發。治癲疾，嘔逆吐舌。可灸五壯，針入八分。

天樞二穴，大腸之募，一名長溪，一名谷門。去肓腧一寸五分，挾臍旁二寸，足陽明脈氣所發。療夾臍切痛，時上沖心，煩滿嘔吐，霍亂寒瘧，泄利，食不化；女子月事不時，血結成塊，腸鳴腹痛，不嗜食。可灸百壯，針入五分，留十呼。

外陵二穴，在天樞下一寸，足陽明脈氣所發。治腹中痛，心如懸，下引臍腹痛。可灸五壯，針入三分。

大巨二穴，在長溪下二寸，足陽明脈氣所發。治少腹

脹滿煩渴癀疝偏枯四肢不舉可炙五壯鍼入五
分
水道二穴在大巨下三寸足陽明脈氣所發治少腹
滿引陰中痛腰背強急膀胱有寒三膲結熱小便
不利可炙五壯鍼入二寸五分
歸來二穴在水道下二寸治少腹賁豚卵縮莖中痛
婦人血藏積冷可炙五壯鍼入八分
氣衝二穴一名氣街在歸來下鼠鼷上一寸動脈應
手宛宛中足陽明脈氣所發治腸中大熱不得安
臥腹有逆氣上攻心腹脹滿淫濼月水不利身熱

腹中痛癀疝陰腫難乳子上搶心痛不得息氣衝
腰痛不得俛仰陰痿莖中痛兩丸騫痛不可忍可
炙七壯立愈炷狀如大麥禁不可鍼
腹第四行
期門二穴肝之募在不容傍一寸五分直兩乳第二
肋端足太陰厥陰陰維之會治胸中煩熱賁豚上
下目青而嘔霍亂泄利腹堅硬大喘不得安臥脅
下積氣女子產餘疾食飲不下胸脅支滿心中切
痛善噫若傷寒過經不解當鍼期門使經不傳鍼
入四分可炙五壯

胀满，烦渴，癀疝，偏枯，四肢不举。可灸五壮，针入五分。

水道二穴，在大巨下三寸，足阳明脉气所发。治少腹满，引阴中痛，腰背强急，膀胱有寒，三焦结热，小便不利。可灸五壮，针入二寸五分。

归来二穴，在水道下二寸，治少腹贲豚，卵缩，茎中痛，妇人血脏积冷。可灸五壮，针入八分。

气冲二穴，一名气街，在归来下，鼠鼷上一寸，动脉应手宛宛中，足阳明脉气所发。治肠中大热，不得安卧，腹有逆气，上攻心腹，胀满淫泺，月水不利，身热腹中痛，癀疝，阴肿，难乳，子上抢心，痛不得息，气冲腰痛，不得俯仰，阴痿，茎中痛，两丸骞痛不可忍。可灸七壮，立愈。炷状如大麦。禁不可针。

腹第四行

期门二穴，肝之募，在不容旁一寸五分，直两乳第二肋端，足太阴、厥阴、阴维之会。治胸中烦热，贲豚上下，目青而呕，霍乱泄利，腹坚硬，大喘不得安卧，胁下积气，女子产余疾，食饮不下，胸胁支满，心中切痛，善噫。若伤寒过经不解，当针期门，使经不传。针入四分，可灸五壮。

日月二穴，胆之募，在期门下五分，足太阴、少阳、阳维之会。治太息善悲，小腹热，欲走，多唾，言语不正，四肢不收。可灸五壮，针入七分。

腹哀二穴，在日月下一寸五分，足太阴、阴维之会。治大便脓血，寒中食不化，腹中痛。针入三分。

大横二穴，在腹哀下三寸五分，直脐旁，足太阴、阴维之会。疗大风逆气，多寒善悲。可灸五壮，针入七分。

腹结二穴，在大横下三分，一名肠窟。治绕脐痛，上冲抢心，腹寒泄利，咳逆。针入七分，可灸五壮。

府舍二穴，在腹结下三寸，足太阴、厥阴、阴维之交会。此三脉上下三入腹，络肝脾，结心肺，从胁上至肩。此太阴郄，三阴、阳明支别。治疝瘕，脾中急痛，循胁上下抢心，腹满积聚，厥气霍乱。针入七分，可灸五壮。

冲门二穴，一名慈宫。上去大横五寸，府舍下，横骨两端约中动脉，足太阴、厥阴之会。治腹寒气满积聚疼，淫泺，阴疝，难乳子，上冲心不得息。针入七分，可灸五壮。

侧胁

章门二穴，脾之募，一名长平，一名胁髎。在大横外，直脐季肋端，侧卧，屈上足、伸下足，举臂取之。足厥阴、少阳之会。治肠鸣盈盈然，食不化，胁痛不得卧，烦热口干，不嗜食，胸胁支满，喘息心痛，腰痛不得转侧，伤饱，身黄羸瘦，贲豚，腹肿脊强，四肢懈惰，善恐少气，厥逆，肩臂不举。可灸百壮，针入六分。忌如常法。

京门二穴，肾之募，一名气腧，一名气府。在监骨腰中季胁本，挟脊。治腰痛不得俯仰，寒热膜胀，引背不得息，水道不利，溺黄，少腹急肿，肠鸣洞泄，髀枢引痛。可灸三壮，针入三分，留七呼。

带脉二穴，在季胁下一寸八分。治妇人少腹坚痛，月脉不调，带下赤白，里急瘕疝。可灸五壮，针入六分。

五枢二穴，在带脉下三寸，一云在水道旁一寸五分。治男子寒疝，阴卵上入小腹痛。针入一寸，可灸五壮。

维道二穴，在章门下五寸三分，足少阳、带脉之会。治呕逆不止，三焦不调，水肿，不嗜食。针入八分，可灸三壮。

居髎二穴，在章门下八寸三分，监骨上陷中，阳跷、足少阳之会。治腰引少腹痛，肩引胸臂挛急，手臂不

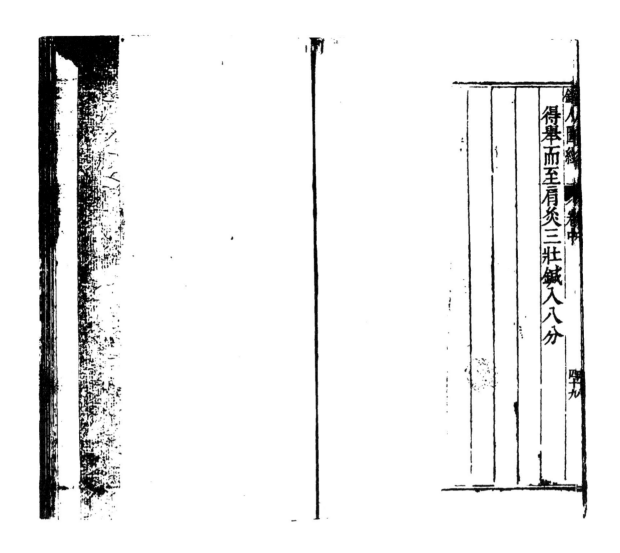

得举而至肩。灸三壮，针入八分。

铜人腧穴针灸图经卷下

　　黄帝问曰：十二经中气血多少，可得闻乎？岐伯对曰：其可度量者，中度也，以经水应十二经脉也。溪谷远近浅深，气血多少各不同。其治以针灸，各调其气血，合而刺之，补虚泻实，皆须尽知其部分也。

　　肝足厥阴经少气多血，心手少阴经少血多气，脾足太阴经少血多气，肺手太阴经少血多气，肾足少阴经少血多气，胆足少阳经多气少血，小肠手太阳经多血少气，胃足阳明经多血多气，大肠手阳明经多血多气，膀胱足太阳经多血少气，心包络手厥阴经多血少气，

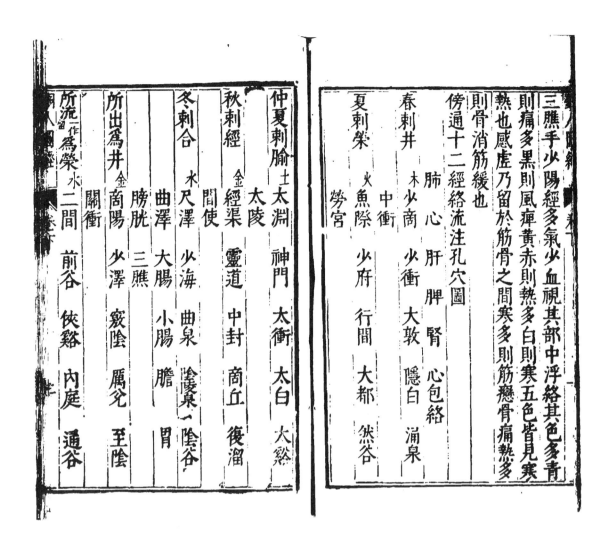

三焦手少阳经多气少血。视其部中浮络，其色多青则痛，多黑则风痹，黄赤则热多，白则寒，五色皆见，寒热也，感虚则留于筋骨之间，寒多则筋挛骨痛，热多则骨消筋缓也。

旁通十二经络流注孔穴图

	肺	心	肝	脾	肾	心包络
春刺井木	少商	少冲	大敦	隐白	涌泉	中冲
夏刺荥火	鱼际	少府	行间	大都	然谷	劳宫
仲夏刺腧土	太渊	神门	太冲	太白	太溪	大陵
秋刺经金	经渠	灵道	中封	商丘	复溜	间使
冬刺合水	尺泽	少海	曲泉	阴陵泉	阴谷	曲泽
	大肠	小肠	胆	胃	膀胱	三焦
所出为井金	商阳	少泽	窍阴	厉兑	至阴	关冲
所流一作留为荥水	二间	前谷	侠溪	内庭	通谷	

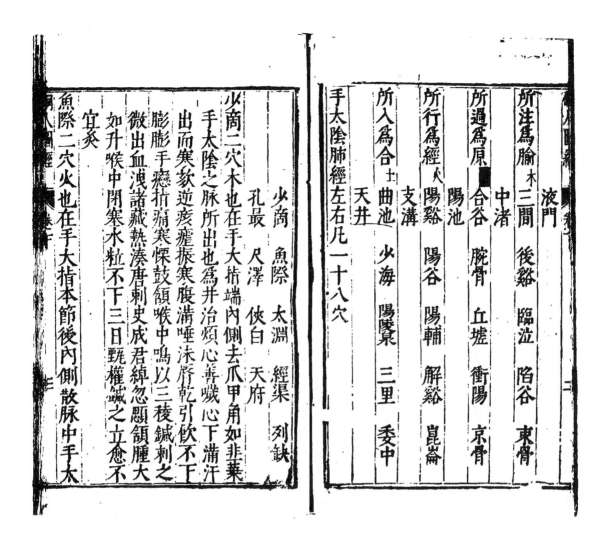

液门

所注为腧_木	三间	后溪	临泣	陷谷	束骨	中渚
所过为原	合谷	腕骨	丘墟	冲阳	京骨	阳池
所行为经_火	阳溪	阳谷	阳辅	解溪	昆仑	支沟
所入为合_土	曲池	少海	阳陵泉	三里	委中	天井

手太阴肺经左右凡一十八穴

少商　鱼际　太渊　经渠　列缺　孔最　尺泽　侠白　天府

少商二穴，木也，在手大指端内侧，去爪甲角如韭叶，手太阴之脉所出也，为井。治烦心善哕，心下满，汗出而寒，咳逆，痎疟，振寒腹满，唾沫唇干，引饮不下膨膨，手挛指痛，寒栗鼓颔，喉中鸣。以三棱针刺之，微出血，泄诸脏热凑。唐刺史成君绰，忽腮颔肿大如升，喉中闭塞，水粒不下三日，甄权针之立愈。不宜灸。

鱼际二穴，火也，在手大指本节后内侧散脉中，手太阴脉之所流也，为荥。治洒淅恶风寒，虚热舌上黄，身热头痛，咳嗽汗不出，痹走胸背，痛不得息，目眩烦心，少气，腹痛不下食，肘挛支满，喉中干燥，寒栗鼓颔，咳引尻痛，溺出呕血，心痹悲恐。针入二分，留三呼。

太渊二穴，土也[①]，在手掌后陷中，手太阴脉之所注也，为腧。治胸痹逆气，寒厥善哕呕，饮水咳嗽，烦怨不得卧，肺胀满膨膨，臂内廉痛，目生白翳，眼眦赤筋，缺盆中引痛，掌中热，数欠，喘不得息，噫气上逆，心痛唾血，振寒咽干，狂言口僻。可灸三壮，针入二分。

经渠二穴，金也，在寸口陷中，手太阴脉之所行也，为经。治疟寒热，胸背拘急，胸满膨膨，喉痹，掌中热，咳嗽上气，数欠，热病汗不出，暴痹喘，足心痛，呕吐。针入二分，留三呼，禁不可灸，灸即伤人神。

列缺二穴，去腕侧上一寸五分，以手反叉，头指末筋骨罅中，手太阴络，别走阳明。疗偏风口㖞，手腕无力，半身不遂，咳嗽，掌中热，口噤不开，寒疟呕沫，善笑纵唇口，健忘。针入二分，留三呼，泻五吸，即可灸七壮。慎酒面、生冷物等。

孔最二穴，在腕上七寸，手太阴郄，治热病汗不出，此

---

①土也：原无，据上下文体例及《圣济总录》卷一九一补。

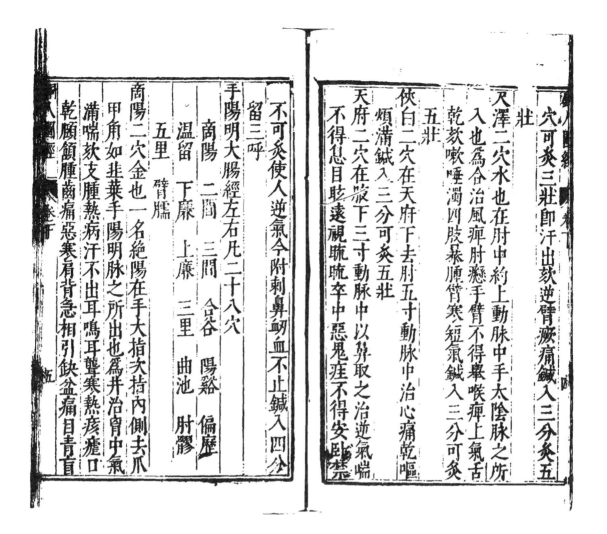

穴可灸三壮，即汗出；咳逆臂厥痛，针入三分，灸五壮。

尺泽二穴，水也，在肘中约上动脉中，手太阴脉之所入也，为合。治风痹肘挛，手臂不得举，喉痹上气，舌干，咳嗽唾浊，四肢暴肿，臂寒短气。针入三分，可灸五壮。

侠白二穴，在天府下，去肘五寸动脉中。治心痛，干呕烦满。针入三分，可灸五壮。

天府二穴，在腋下三寸动脉中，以鼻取之，治逆气，喘不得息，目眩，远视䀮䀮，卒中恶鬼疰，不得安卧。禁不可灸，使人逆气。今附：刺鼻衄血不止，针入四分，留三呼。

手阳明大肠经左右凡二十八穴

商阳　二间　三间　合谷　阳溪　偏历　温留　下廉　上廉

三里　曲池　肘髎　五里　臂臑

商阳二穴，金也，一名绝阳，在手大指次指内侧，去爪甲角如韭叶，手阳明脉之所出也，为井。治胸中气满，喘咳肢肿，热病汗不出，耳鸣耳聋，寒热痎疟，口干，颐颔肿，齿痛，恶寒，肩背急，相引缺盆痛，目青盲。

可灸三壯右取左右如須食立巳鍼入一分
留一呼
二間二穴水也一名間谷在手大指次指本節前內
側陷中手陽明脉之所流也爲滎治喉痹頷腫肩
背痛振寒鼻衂血多驚口喎鍼入三分可灸三壯
三間二穴木也一名少谷在手大指次指本節之後
內側陷中手陽明脉之所注也爲腧治喉痹咽中
如鯁齒齲痛嗜卧胷滿腸鳴洞洩寒疟唇焦口乾
氣端目皆急痛鍼入三分留三呼可灸三壯
合谷二穴一名虎口在手大指次指歧骨間陷中手

陽明脉之所過也爲原療寒熱疟鼻衂衄熱病汗
不出目視不明頭痛齒齲喉痹痿臂面腫唇吻不
收瘖不能言口噤不開鍼入三分留六呼可灸三
壯今附若婦人姙娠不可刺刺之損胎氣
陽谿二穴火也一名中魁在腕中上側兩筋陷中手
陽明脉之所行也爲經治狂言喜笑見鬼熱病煩
心目風赤爛有翳厥逆頭痛胷滿不得息寒熱疟疾
喉痹耳鳴齒痛驚掣肘臂不舉痂疥鍼入三分留
七呼可灸三壯愼如前法
偏歷二穴手陽明絡在腕後三寸別走太陰治寒熱

可灸三壮，右取左，左取右，如食顷[1]立已。针入一分，留一呼。

二间二穴，水也，一名间谷。在手大指次指本节前内侧陷中，手阳明脉之所流也，为荥。治喉痹颔肿，肩背痛，振寒，鼻衄血，多惊，口喎。针入三分，可灸三壮。

三间二穴，木也，一名少谷。在手大指次指本节之后内侧陷中，手阳明脉之所注也，为腧。治喉痹，咽中如鲠，齿龋痛，嗜卧，胸满，肠鸣洞泄，寒疟唇焦，口干气喘，目眦[2]急痛。针入三分，留三呼，可灸三壮。

合谷二穴，一名虎口。在手大指次指歧骨间陷中，手阳明脉之所过也，为原。疗寒热疟，鼻衄衄，热病汗不出，目视不明，头痛齿龋，喉痹，痿臂面肿，唇吻不收，瘖不能言，口噤不开。针入三分，留六呼，可灸三壮。今附：若妇人妊娠不可刺，刺之损胎气。

阳溪二穴，火也，一名中魁。在腕中上侧两筋陷中，手阳明脉之所行也，为经。治狂言喜笑见鬼，热病烦心，目风赤烂有翳，厥逆头痛，胸满不得息，寒热疟疾，喉痹耳鸣，齿痛惊掣，肘臂不举，痂疥。针入三分，留七呼，可灸三壮。慎如前法。

偏历二穴，手阳明络。在腕后三寸，别走太阴，治寒热

①食顷：原作"须食"，据《千金要方》卷三十第一、《外台秘要》卷三十九引《明堂》改。
②眦：原作"皆"，据《圣济总录》卷一九一改。

疟，风汗不出，目视䀮䀮，癫疾多言，耳鸣，口喎，齿龋，喉痹嗌干，鼻鼽衄血。针入三分，留七呼，可灸三壮。

温留二穴，一名逆注，一名蛇头。在腕后，大士五寸，小士六寸，手阳明郄。治口喎，肠鸣腹痛，伤寒身热，头痛哕逆，肩不得举，癫疾吐涎，狂言见鬼，喉痹，面虚肿。针入三分，可灸三壮。

下廉二穴，在辅骨下，去上廉一寸，辅兑肉其分外斜。治头风，臂肘痛，溺黄。针入五分，留五呼，可灸三壮。

上廉二穴，在三里下一寸，其分独抵阳明之会外斜。治脑风头痛，小便难、黄赤，肠鸣气走注痛。针入五分，可灸五壮。

三里二穴，在曲池下二寸，按之肉起兑肉之端。治手臂不仁，肘挛不伸，齿痛，颊颔肿，瘰疬。可灸三壮，针入三分。

曲池二穴，土也，在肘外辅骨屈肘曲骨之中，以手拱胸取之，手阳明脉之所入也，为合。治肘中痛，偏风半身不遂，刺风瘾疹，喉痹不能言，胸中烦满，筋缓捉物不得，挽弓不开，屈伸难，风臂肘细而无力，伤寒余热不尽，皮肤干燥。针入七分，得气先泻，后补之；灸亦大良，可灸三壮。

　　肘髎二穴，在肘大骨外廉陷中。治肘节风痹，臂痛不可举，屈伸挛急。可灸三壮，针入三分。

　　五里二穴，在肘上三寸行向里大脉中央。治风劳惊恐吐血，肘臂痛，嗜卧，四肢不得动摇，寒热瘰疬，咳嗽，目视眈眈，痎疟，心下胀满。可灸十壮，禁不可针。

　　臂臑二穴，在肘上七寸䐃肉端，手阳明络。治寒热颈项拘急，瘰疬，肩背痛不得举。可灸三壮，针入三分。

手少阴心经左右凡一十八穴

　　少冲　少府　神门　阴郄　通里　灵道　少海　青灵　极泉

　　少冲二穴，木也，一名经始。在手小指内廉之端，去爪甲角如韭叶，手少阴脉之所出也，为井。治热病烦满，上气心痛，痰冷少气，悲恐善惊，掌中热，胸中痛，口中热，咽中酸，乍寒乍热，手挛不伸，引肘腋痛。针入一分，可灸三壮。

　　少府二穴，火也，在小指本节后陷中，直劳宫，手少阴脉之所流也，为荥。治烦满少气，悲恐畏人，掌中热，肘腋挛急，胸中痛，手卷不伸。针入二分，可灸七壮。

　　神门二穴，土也，一名兑冲。在掌后兑骨之端陷中，手少阴脉之所注也，为腧。治疟，心烦，甚欲得饮冷，恶

寒則欲處溫中咽乾不嗜食心痛數噫恐悸少氣
不足手臂寒喘逆身熱狂悲哭嘔血上氣遺溺大
小人五癇可灸七壯炷如小麥大鍼入三分留七
呼

陰郄二穴在掌後脉中去腕五分治失音不能言
洒淅振寒厥逆心痛霍亂胷中滿衄血驚恐鍼入三
分可灸七壯

通里二穴在腕後一寸治熱病卒心中懊憹數欠頻伸
悲恐目眩頭痛面赤而熱心悸肘臂臑痛實則支
腫虛則不能言苦嘔喉痹少氣遺溺鍼入三分可

炙三壯

靈道二穴金也去掌後一寸五分或一寸手少陰脉
之所行也爲經治心痛悲恐相引瘈瘲肘瘈暴瘖
不能言可炙三壯鍼入三分

少海二穴水也一名曲節在肘內廉節後又云肘內
大骨外去肘端五分手少陰脉之所入也爲合治
寒熱齒齲痛目眩發狂嘔吐涎沫項不得回顧肘
攣腋脅下痛四肢不得舉鍼入三分可灸三壯甄
權云屈手向頭取之治齒寒腦風頭痛不宜灸鍼
入五分

寒则欲处温中，咽干，不嗜食，心痛，数噫，恐悸，少气不足，手臂寒，喘逆，身热，狂悲哭，呕血，上气，遗溺，大小人五痫。可灸七壮，炷如小麦大；针入三分，留七呼。

阴郄二穴，在掌后脉中，去腕五分。治失音不能言，洒淅振寒，厥逆心痛，霍乱胸中满，衄血惊恐。针入三分，可灸七壮。

通里二穴，在腕后一寸。治热病卒心中懊憹，数欠频伸，悲恐目眩头痛，面赤而热，心悸，肘臂臑痛，实则肢肿，虚则不能言，苦呕喉痹，少气遗溺。针入三分，可灸三壮。

灵道二穴，金也，去掌后一寸五分或一寸，手少阴脉之所行也，为经。治心痛悲恐，相引瘈疭，肘瘈，暴喑不能言。可灸三壮，针入三分。

少海二穴，水也，一名曲节。在肘内廉节后，又云肘内大骨外，去肘端五分。手少阴脉之所入也，为合。治寒热齿龋痛，目眩发狂，呕吐涎沫，项不得回顾，肘挛，腋胁下痛，四肢不得举。针入三分，可灸三壮。甄权云：屈手向头取之，治齿寒，脑风头痛。不宜灸，针入五分。

青靈二穴在肘上三寸舉臂取之治肩臂不舉不能帶衣頭痛振寒目黃脅痛可灸七壯

極泉二穴在腋下筋間動脈入胷治心痛乾嘔四肢不收咽乾煩渴臂肘厥寒目黃脅下滿痛可灸七壯鍼入三分

手太陽小腸經左右凡一十六穴

少澤　前谷　後谿　腕骨　陽谷　養老　支正　小海

少澤二穴金也一名小吉在手小指之端去爪甲下一分陷中手太陽脈之所出也爲井治瘧寒熱汗不出喉痺舌強口乾心煩臂痛瘲疭欬嗽頸項急不可顧目生膚翳覆瞳子可灸一壯鍼入一分

前谷二穴水也在手小指外側本節之前陷中手太陽脈之所流也爲滎治熱病汗不出瘲瘧癲疾耳鳴頷腫喉痺欬嗽衄血頸項痛鼻塞不利目中白翳臂不得舉可灸一壯鍼入一分

後谿二穴木也在手小指外側本節後陷中手太陽脈之所注也爲腧治瘧寒熱目赤生翳鼻衄耳聾胷滿頸項強不得回顧癲疾臂肘攣急可灸一壯鍼入一分

　　青灵二穴，在肘上三寸，举臂取之。治肩臂不举，不能带衣，头痛振寒，目黄胁痛。可灸七壮。

　　极泉二穴，在腋下筋间动脉入胸。治心痛干呕，四肢不收，咽干烦渴，臂肘厥寒，目黄，胁下满痛。可灸七壮，针入三分。

手太阳小肠经左右凡一十六穴

　　少泽　前谷　后溪　腕骨　阳谷　养老　支正　少海

　　少泽二穴，金也，一名少吉。在手小指之端，去爪甲下一分陷中，手太阳脉之所出也，为井。治疟寒热，汗不出，喉痹舌强，口干心烦，臂痛，瘈疭，咳嗽，颈项急不可顾，目生肤翳覆瞳子。可灸一壮，针入一分。

　　前谷二穴，水也，在手小指外侧本节之前陷中，手太阳脉之所流也，为荥。治热病汗不出，瘈疟，癫疾，耳鸣，颔肿喉痹，咳嗽衄血，颈项痛，鼻塞不利，目中白翳，臂不得举。可灸一壮，针入一分。

　　后溪二穴，木也，在手小指外侧本节后陷中，手太阳脉之所注也，为腧。治疟寒热，目赤生翳，鼻衄耳聋，胸满，颈项强，不得回顾，癫疾臂肘挛急。可灸一壮，针入一分。

腕骨二穴在手外側腕前起骨下陷中手太陽脉之所過也爲原治熱病汗不出脅下痛不得息頸頷腫寒熱耳鳴目冷淚生瞖狂惕偏枯臂肘不得屈伸痎瘧頭痛煩悶驚風瘈瘲五指掣可灸三壯鍼入二分留三呼

陽谷二穴火也在手外側腕中兌骨之下陷中手太陽脉之所行也爲經治癲疾狂走熱病汗不出脅痛頸頷腫寒熱耳聾耳鳴齒齲痛臂腕外側痛不舉妄言左右顧瘈瘲目眩可灸三壯鍼入二分留二呼

養老二穴在手踝骨上一空一寸陷中手太陽郄治肩欲折臂如拔手臂疼不能自上下目視不明可灸三壯鍼入三分

支正二穴在腕後五寸別走少陽治寒熱頷腫肘攣頭痛目眩風虛驚恐狂惕生疣目可灸三壯鍼入三分

小海二穴土也在肘內大骨外去肘端五分陷中甄權云以屈手向頭取之手太陽脉之所入也爲合治寒熱齒齗腫風眩頸項痛瘍腫振寒肘腋腫少腹痛四肢不舉可灸三壯鍼入二分

　　腕骨二穴，在手外側腕前起骨下陷中，手太阳脉之所过也，为原。治热病汗不出，胁下痛，不得息，颈颔肿，寒热耳鸣，目冷泪生翳，狂惕偏枯，臂肘不得屈伸，痎疟，头痛烦闷，惊风瘈疭，五指掣。可灸三壮，针入二分，留三呼。

　　阳谷二穴，火也，在手外侧腕中兑骨之下陷中，手太阳脉之所行也，为经。治癫疾狂走，热病汗不出，胁痛颈颔肿，寒热，耳聋耳鸣，齿龋痛，臂腕外侧痛不举，妄言，左右顾，瘈疭目眩。可灸三壮，针入二分，留二呼。

　　养老二穴，在手踝骨上一空，一寸陷中，手太阳郄。治肩欲折，臂如拔，手臂疼不能自上下，目视不明。可灸三壮，针入三分。

　　支正二穴，在腕后五寸，别走少阳。治寒热颔肿，肘挛，头痛目眩，风虚惊恐，狂惕生疣目。可灸三壮，针入三分。

　　少海二穴，土也，在肘内大骨外，去肘端五分陷中。甄权云：以屈手向头取之。手太阳脉之所入也，为合。治寒热齿龈肿，风眩颈项痛，疡肿振寒，肘腋肿，少腹痛，四肢不举。可灸三壮，针入二分。

手厥陰心主脉左右凡一十六穴

中衝　勞宮　太陵　內關　間使一作關
郄門　曲澤　天泉

中衝二穴木也在手中指端去爪甲如韭葉陷中手
厥陰心主脉之所出也為井治熱病煩悶汗不出
掌中熱身如火心痛煩滿舌強鍼入一分

勞宮二穴火也在掌中央動脉中以屈無名指取之
手厥陰脉之所流也為滎治中風善怒悲笑不休
手痺熱病三日汗不出怵惕胸脅痛不可轉側大
小便血衂血不止氣逆嘔噦煩渴食飲不下大小
人口中腥臊胸脅支滿黃疸目黃可灸三壯

大陵二穴土也在掌後兩筋間陷中手厥陰脉之所
注也為腧治熱病汗不出臂攣腋腫善笑不休心
懸若饑悲泣驚恐目赤小便如血嘔逆狂言不
樂喉痺口乾身熱頭痛短氣胸脅痛鍼入五分可
灸三壯

內關二穴在掌後去腕二寸別走少陽治目赤支滿
中風肘攣實則心暴痛虛則心煩惕惕鍼入五分
可灸三壯

間使二穴金也在掌後三寸兩筋間陷中手厥陰脉

手厥阴心主脉左右凡一十六穴

中冲　劳宫　大陵　内关　间使一作关　郄门　曲泽　天泉

中冲二穴，木也，在手中指端，去爪甲如韭叶陷中，手厥阴心主脉之所出也，为井。治热病烦闷汗不出，掌中热，身如火，心痛烦满，舌强。针入一分。

劳宫二穴，火也，在掌中央动脉中，以屈无名指取之，手厥阴脉之所流也，为荥。治中风善怒，悲笑不休，手痹，热病三日汗不出，怵惕，胸胁痛不可转侧，大小便血，衄血不止，气逆呕哕，烦渴，食饮不下，大小人口中腥臊，胸胁支满，黄疸目黄。可灸三壮。

大陵二穴，土也，在掌后两筋间陷中，手厥阴脉之所注也，为腧。治热病汗不出，臂挛腋肿，善笑不休，心悬若饥，喜悲泣惊恐，目赤，小便如血，呕逆，狂言不乐，喉痹口干，身热头痛，短气胸胁痛。针入五分，可灸三壮。

内关二穴，在掌后去腕二寸，别走少阳。治目赤支满，中风肘挛，实则心暴痛，虚则心烦惕惕。针入五分，可灸三壮。

间使二穴，金也，在掌后三寸两筋间陷中，手厥阴脉

之所行也爲經治心懸如饑卒狂胷中澹澹惡風
寒嘔吐怵惕寒中少氣掌中熱腋腫肘攣卒心痛
多驚瘖不得語咽中如鯁可灸五壯鍼入三分岐
伯云可灸鬼邪
郄門二穴去腕五寸手厥陰郄治心痛衄血嘔噦驚
恐畏人神氣不足鍼入三分可灸五壯
曲澤二穴水也在肘內廉陷中屈肘取之手厥陰脉
之所入也爲合治心痛善驚身熱煩渴口乾逆氣
嘔血風胗臂肘手腕善動摇可灸三壯鍼入三分
留七呼

天泉二穴一名天濕在曲腋下二寸舉臂取之治心
病胷脇支滿欬逆膺背胛間臂內廉痛鍼入六分
可灸三壯
手少陽三焦經左右凡二十四穴
關衝　液門　中渚　陽池　外關　支溝
會宗　三陽絡　四瀆　天井　清冷淵
消濼
關衝二穴金也在手小指次指之端去爪甲角如韭
葉手少陽脉之所出也爲井治喉痹舌卷口乾頭
痛霍亂胷中氣噎不嗜食臂肘痛不可舉目生翳

之所行也，为经。治心悬如饥，卒狂，胸中澹澹，恶风寒，呕吐，怵惕，寒中少气，掌中热，腋肿肘挛，卒心痛，多惊，暗不得语，咽中如鲠。可灸五壮，针入三分。岐伯云：可灸鬼邪。

郄门二穴，去腕五寸，手厥阴郄。治心痛衄血，呕哕，惊恐畏人，神气不足。针入三分，可灸五壮。

曲泽二穴，水也，在肘内廉陷中，屈肘取之，手厥阴脉之所入也，为合。治心痛善惊，身热烦渴，口干，逆气呕血，风疹，臂肘手腕善动摇。可灸三壮，针入三分。留七呼。

天泉二穴，一名天湿。在曲腋下二寸，举臂取之。治心病，胸胁支满，咳逆，膺背胛间臂内廉痛。针入六分，可灸三壮。

手少阳三焦经左右凡二十四穴

关冲　液门　中渚　阳池　外关　支沟　会宗　三阳络　四渎　天井　清冷渊　消泺

关冲二穴，金也，在手小指次指之端，去爪甲角如韭叶，手少阳脉之所出也，为井。治喉痹，舌卷口干，头痛霍乱，胸中气噎，不嗜食，臂肘痛不可举，目生翳

膜視物不明鍼入一分可灸一壯慎猪魚酒麵生
冷物等

液門二穴水也在手小指次指間陷中手少陽脉之
所流也為榮治驚悸妄言咽外腫寒厥手臂痛不
能自上下疢瘧寒熱目眩頭痛暴得耳聾目赤澁
齒齲痛鍼入二分可灸三壯

中渚二穴木也在手小指次指本節後間陷中手少
陽脉之所注也為腧治熱病汗不出目眩頭痛
聾目生瞖膜久瘧咽腫肘臂痛手五指不得屈伸
鍼入二分可灸三壯

陽池二穴一名別陽在手表腕上陷中手少陽脉之
所過也為原治寒熱瘧或因折傷手腕捉物不得
肩臂痛不得舉鍼入二分留三呼不可灸慎生冷
物等

外關二穴手少陽絡在腕後二寸陷中治肘臂不得
屈伸手五指盡痛不能握物耳聾無所聞可灸三
壯鍼入三分留七呼

支溝二穴火也在腕後三寸兩骨之間陷中手少陽
脉之所行也為經治熱病汗不出肩臂痠重脅腋
痛四肢不舉霍亂嘔吐口噤不開暴瘖不能言可

膜，视物不明。针入一分，可灸一壮。慎猪鱼、酒面、生冷物等。

液门二穴，水也，在手小指次指间陷中，手少阳脉之所流也，为荥。治惊悸妄言，咽外肿，寒厥手臂痛，不能自上下，疢疟寒热，目眩头痛，暴得耳聋，目赤涩，齿龋痛。针入二分，可灸三壮。

中渚二穴，木也，在手小指次指本节后间陷中，手少阳脉之所注也，为腧。治热病汗不出，目眩，头痛耳聋，目生翳膜，久疟咽肿，肘臂痛，手五指不得屈伸。针入二分，可灸三壮。

阳池二穴，一名别阳。在手表腕上陷中，手少阳脉之所过也，为原。治寒热疟，或因折伤手腕，捉物不得，肩臂痛不得举。针入二分，留三呼，不可灸。慎生冷物等。

外关二穴，手少阳络，在腕后二寸陷中。治肘臂不得屈伸，手五指尽痛，不能握物，耳聋无所闻。可灸三壮，针入三分，留七呼。

支沟二穴，火也，在腕后三寸两骨之间陷中，手少阳脉之所行也，为经。治热病汗不出，肩臂酸重，胁腋痛，四肢不举，霍乱呕吐，口噤不开，暴哑不能言。可灸二七壯，鍼入二分。慎酒麵、生冷、豬魚物等。

會宗二穴，在腕後三寸空中一寸。治肌膚痛，耳聾風痛。鍼入三分，可灸三壯。

三陽絡二穴，在臂上大交脈，支溝上一寸。治嗜臥，身體不欲動，耳卒聾，齒齲，暴瘂不能言。可灸七壯，禁不可鍼。

四瀆二穴，在肘前五寸外廉陷中。治暴氣耳聾，齒齲痛。可灸三壯，鍼入六分，留七呼。

天井二穴，土也，在肘外大骨後，肘後上一寸兩筋間陷中，屈肘得之，手少陽脈之所入也，爲合。甄權云：曲肘後一寸，叉手按膝頭取之，兩筋骨罅。治心胸痛，咳嗽上氣，唾膿，不嗜食，驚悸瘈瘲，風痺，臂肘痛，捉物不得。可灸三壯，鍼入三分。慎如常法。

清冷淵二穴，在肘上二寸，伸肘舉臂取之。治臑從肩臂不舉，不得帶衣。可灸三壯，鍼入三分。

消濼二穴，在肩下臂外，腋斜肘分下行。治寒熱風痺，項痛，肩背急。鍼入六分，可灸三壯。

足厥陰肝經左右凡二十二穴

大敦　行間　太衝　中封　蠡溝　中都　膝關　曲泉　陰包　五里　陰廉

灸二七壮，针入二分。慎酒面、生冷、猪鱼物等。

会宗二穴，在腕后三寸空中一寸。治肌肤痛，耳聋风痛。针入三分，可灸三壮。

三阳络二穴，在臂上大交脉，支沟上一寸。治嗜卧，身体不欲动，耳卒聋，齿龋，暴哑不能言。可灸七壮，禁不可针。

四渎二穴，在肘前五寸外廉陷中。治暴气耳聋，齿龋痛。可灸三壮，针入六分，留七呼。

天井二穴，土也，在肘外大骨后，肘后上一寸两筋间陷中，屈肘得之，手少阳脉之所入也，为合。甄权云：曲肘后一寸，叉手按膝头取之，两筋骨罅。治心胸痛，咳嗽上气，唾脓，不嗜食，惊悸瘈疭，风痹，臂肘痛，捉物不得。可灸三壮，针入三分。慎如常法。

清冷渊二穴，在肘上二寸，伸肘举臂取之。治臑从肩臂不举，不得带衣。可灸三壮，针入三分。

消泺二穴，在肩下臂外，腋斜肘分下行。治寒热风痹，项痛，肩背急。针入六分，可灸三壮。

足厥阴肝经左右凡二十二穴

大敦　行间　太冲　中封　蠡沟　中都　膝关　曲泉　阴包　五里　阴廉

大敦二穴，木也，在足大指端，去爪甲如韭叶，及三毛中，足厥阴脉之所出也，为井。治卒疝，小便数遗溺，阴头中痛，心痛汗出，阴上入腹，阴偏大，腹脐中痛，悒悒不乐，病左取右，右取左。腹胀肿满，少腹痛，中热喜寐，尸厥状如死，妇人血崩不止。可灸三壮，针入三分，留六呼。

行间二穴，火也，在足大指间动脉应手陷中，足厥阴脉之所流也，为荥。治溺难，又白浊，寒疝，少腹肿，咳逆呕血，腰痛不可俯仰，腹中胀，心痛，色苍苍如死状，终日不得息，口喎，四肢逆冷，嗌干烦渴，瞑不欲视，目中泪出，太息，癫疾短气。可灸三壮，针入六分，留十呼。

太冲二穴，土也，在足大指本节后二寸，或一寸半陷中。今附：凡诊太冲脉，可决男子病死生。足厥阴脉之所注也，为腧。治腰引少腹痛，小便不利状如淋，癀疝少腹肿，溏泄遗溺，阴痛，面目苍色，胸胁支满，足寒，大便难，呕血，女子漏血不止，小儿卒疝，呕逆发寒嗌干，胕肿，内踝前痛，淫泺胻酸，腋下肿，马刀疡瘘，唇肿。针入三分，留十呼，可灸三壮。

中封二穴，金也，在足内踝前一寸，仰足取之陷中，伸

足乃得之足厥陰脉之所行也爲經治痎瘧色蒼
蒼振寒少腹腫食快快繞臍痛足逆冷不嗜食身
體不仁寒疝引腰中痛或身微熱鍼入四分留七
呼可灸三壯
蠡溝二穴在足內踝上五寸別走少陽足厥陰絡治
卒疝少腹腫時少腹暴痛小便不利如癃閉數噫
恐悸少氣不足腹中痛悒悒不樂咽中悶如有瘜
肉狀背疴急不可俛仰鍼入二分留三呼可灸三
中都二穴一名中郄在內踝上七寸骱骨中與少陰
壯

相直治腸澼㿗疝少腹痛婦人崩中因產惡露不
絕鍼入三分可灸五壯
膝關二穴在犢鼻下二寸陷中治風痹膝內痛引膑
不可屈伸喉咽中痛鍼入四分可灸五壯
曲泉二穴水也在膝內輔骨下大筋上小筋下陷中
屈膝取之足厥陰脉之所入也爲合治女子血瘕
按之如湯沃股內少腹腫陰挺出丈夫㿗疝陰股
痛小便難腹脅支滿癃閉少氣泄利四肢不舉實
即身熱目眩痛汗不出目䀮䀮膝痛筋攣不可屈
伸發狂衄血喘呼少腹痛引喉咽鍼入六分灸三

足乃得之，足厥阴脉之所行也，为经。治痎疟，色苍苍，振寒，少腹肿，食快快，绕脐痛，足逆冷，不嗜食，身体不仁，寒疝引腰中痛，或身微热。针入四分，留七呼，可灸三壮。

蠡沟二穴，在足内踝上五寸，别走少阳，足厥阴络。治卒疝，少腹肿，时少腹暴痛，小便不利，如癃闭，数噫恐悸，少气不足，腹中痛，悒悒不乐，咽中闷，如有息肉状，背拘急，不可俯仰。针入二分，留三呼，可灸三壮。

中都二穴，一名中郄。在内踝上七寸骱骨中，与少阴相直。治肠澼，㿗疝，少腹痛，妇人崩中，因产恶露不绝。针入三分，可灸五壮。

膝关二穴，在犊鼻下二寸陷中。治风痹，膝内痛引膑，不可屈伸，喉咽中痛。针入四分，可灸五壮。

曲泉二穴，水也，在膝内辅骨下，大筋上、小筋下陷中，屈膝取之，足厥阴脉之所入也，为合。治女子血瘕，按之如汤沃股内，少腹肿，阴挺出，丈夫㿗疝，阴股痛，小便难，腹胁支满，癃闭，少气泄利，四肢不举，实即身热，目眩痛，汗不出，目䀮䀮，膝痛筋挛，不可屈伸，发狂，衄血喘呼，少腹痛引喉咽。针入六分，灸三

壯又云正膝屈內外兩筋間宛宛中又在膝曲橫
文頭治風勞失精身體極痛洩水下利膿血陰腫
衚痛可灸三壯鍼入六分留十呼
陰包二穴在膝上四寸股內廉兩筋間足厥陰別走
治腰尻引少腹痛遺溺不禁鍼入六分可灸三
五里二穴在氣衝下三寸陰股中動脈治腸中滿
陰不得溺可灸五壯鍼入六分
陰廉二穴在羊矢下去氣衝二寸動脈中治婦人絕
產若未經生產者可灸三壯即有子鍼入八分留
七呼

足少陽膽經左右凡二十八穴
竅陰　俠谿　地五會　臨泣　丘墟　懸鍾
陽輔　光明　外丘　陰交　陽陵泉
陽關　中瀆　環跳
竅陰二穴金也在足小指次指之端去爪甲如韭葉
足少陽脈之所出也爲井治脅痛欬逆不得息手
足煩熱汗不出轉筋痛疽頭痛心煩喉痺舌強口
乾卒聾不聞人語可灸三壯鍼入一分
俠谿二穴水也在足小指次指歧骨間本節前陷中
足少陽脈之所流也爲滎治胷脅支滿寒熱汗不

壮。又云：正膝屈内外两筋间宛宛中，又在膝曲横纹头。治风劳失精，身体极痛，泄水下利脓血，阴肿衚痛。可灸三壮，针入六分，留十呼。

阴包二穴，在膝上四寸，股内廉两筋间，足厥阴别走。治腰尻引少腹痛，遗溺不禁。针入六分，可灸三壮。

五里二穴，在气冲下三寸，阴股中动脉。治肠中满，热闭不得溺。可灸五壮，针入六分。

阴廉二穴，在羊矢下，去气冲二寸动脉中。治妇人绝产，若未经生产者。可灸三壮，即有子，针入八分，留七呼。

足少阳胆经左右凡二十八穴

窍阴　侠溪　地五会　临泣　　丘墟　悬钟　阳辅
光明　外丘　阴交　　阳陵泉　阳关　中渎　环跳

窍阴二穴，金也，在足小指次指之端，去爪甲如韭叶，足少阳脉之所出也，为井。治胁痛，咳逆不得息，手足烦热，汗不出，转筋，痛疽，头痛心烦，喉痹，舌强口干，肘不可举，卒聋不闻人语。可灸三壮，针入一分。

侠溪二穴，水也，在足小指次指歧骨间，本节前陷中，足少阳脉之所流也，为荥。治胸胁支满，寒热汗不

出目外眥赤目眩頰頷腫耳聾胷中痛不可轉側
痛無常處可灸三壯鍼入三分
地五會二穴在足小指次指本節後陷中去俠谿一
寸治內傷唾血足外皮膚不澤乳腫鍼入二分不
可灸灸則使羸瘦不出三年卒
臨泣二穴木也在足小指次指本節後間陷中治胷
中滿缺盆中及腋下腫馬刀瘍瘻善嚙頰天牖中腫淫
濼䯒痠目眩枕骨合顱痛洒淅振寒婦人月事不
利季脅支滿乳痛心痛周痺痛無常處厥逆氣喘

不能行痎瘧日發可灸三壯鍼入二分
丘墟二穴在足外踝下如前陷中去臨泣三寸足少
陽脉之所過也爲原治胷脅滿痛不得息久瘧振
寒腋下腫痿厥坐不能起髀樞中痛目生翳膜腿
䯒痠轉筋卒疝少腹堅寒熱頸腫可灸三壯鍼入
五分留七呼
懸鍾二穴在足外踝上三寸動脉中足三陽之大絡
按之陽明脉絶乃取之治心腹脹滿胃中熱不嗜
食膝䯒痛筋攣足不收履坐不能起可灸五壯鍼
入六分留七呼

出，目外眥赤，目眩，颊颔肿，耳聋，胸中痛，不可转侧，痛无常处。可灸三壮，针入三分。

地五会二穴，在足小指次指本节后陷中，去侠溪一寸。治内伤唾血，足外皮肤不泽，乳肿。针入二分，不可灸，灸则使赢瘦，不出三年卒。

临泣二穴，木也，在足小指次指本节后间陷中，去侠溪一寸五分，足少阳脉之所注也，为腧。治胸中满，缺盆中及腋下肿，马刀疡瘘，善啮颊，天牖中肿，淫泺骭酸，目眩，枕骨合颅痛，洒淅振寒；妇人月事不利，季胁支满，乳痈心痛，周痹痛无常处，厥逆气喘不能行，痎疟日发。可灸三壮，针入二分。

丘墟二穴，在足外踝下如前陷中，去临泣三寸，足少阳脉之所过也，为原。治胸胁满痛，不得息，久疟振寒，腋下肿，痿厥，坐不能起，髀枢中痛，目生翳膜，腿骭酸，转筋，卒疝，少腹坚，寒热颈肿。可灸三壮，针入五分，留七呼。

悬钟二穴，在足外踝上三寸动脉中，足三阳之大络，按之阳明脉绝乃取之。治心腹胀满，胃中热，不嗜食，膝骭痛，筋挛，足不收履，坐不能起。可灸五壮，针入六分，留七呼。

陽輔二穴火也在足外踝上四寸輔骨前絕骨端如
前三分去丘墟七寸足少陽脉之所行也為經治
腰溶溶如坐水中膝下膚腫筋攣諸節盡痛痛無
常處腋下腫瘻馬刀喉痺膝䯒酸風痺不仁可灸
三壯鍼入五分留七呼

光明二穴在足外踝上五寸別走厥陰足少陽絡治
身解寒淫濼䯒酸不能久立與陽輔療病法同熱
病汗不出卒狂虛則痿痺坐不能起實則足䯒熱
膝痛身體不仁善齧頰可灸五壯鍼入六分留七
呼

外丘二穴在足外踝上七寸少陽所生治膚痛痿痺
胷脊脹滿頸項痛惡風寒癲疾鍼入三分可灸三
壯今附猘犬所傷毒不出發寒熱速以三姓人可
灸所齧之處立愈

陽交二穴一名別陽陽維郄在足外踝上七寸斜屬
三陽分肉之間治寒厥驚狂喉痺胷滿面腫寒痺
膝䯒不收灸三壯鍼入六分留七呼

陽陵泉二穴土也在膝下一寸外廉陷中足少陽脉
之所入也為合鍼入六分得氣即瀉又宜久留鍼
為要也治膝伸不得屈冷痺腳不仁偏風半身不

阳辅二穴，火也，在足外踝上四寸，辅骨前、绝骨端，如前三分，去丘墟七寸，足少阳脉之所行也，为经。治腰溶溶如坐水中，膝下肤肿，筋挛，诸节尽痛，痛无常处，腋下肿瘘，马刀喉痹，膝䯒酸，风痹不仁。可灸三壮，针入五分，留七呼。

光明二穴，在足外踝上五寸，别走厥阴，足少阳络。治身解寒，淫泺䯒酸，不能久立，与阳辅疗病法同。热病汗不出，卒狂，虚则痿痹，坐不能起；实则足䯒热，膝痛，身体不仁，善啮颊。可灸五壮，针入六分，留七呼。

外丘二穴，在足外踝上七寸，少阳所生。治肤痛痿痹，胸胁胀满，颈项痛，恶风寒，癫疾。针入三分，可灸三壮。今附：猘犬所伤，毒不出，发寒热，速以三姓人可灸所啮之处，立愈。

阳交二穴，一名别阳。阳维郄，在足外踝上七寸斜，属三阳分肉之间。治寒厥惊狂，喉痹，胸满面肿，寒痹，膝䯒不收。灸三壮，针入六分，留七呼。

阳陵泉二穴，土也，在膝下一寸外廉陷中，足少阳脉之所入也，为合。针入六分，得气即泻。又宜久留针为要也。治膝伸不得屈，冷痹脚不仁，偏风，半身不

遂脚冷無血色又以蹲坐取之灸亦良日可灸七
壯至七七壯即止
陽關二穴在陽陵泉上三寸犢鼻外陷中治膝外痛
不可屈伸風痹不仁鍼入五分不可灸
中瀆二穴在髀骨外膝上五寸分肉間陷中足少陽
絡治寒氣客於分肉之間痛攻上下筋痹不仁可
灸五壯鍼入五分留七呼
環跳一穴在髀樞中側臥伸下足屈上足取之治冷
風濕痹風疹偏風半身不遂腰胯痛不得轉側可
灸五十壯鍼入一寸留十呼忌熱麵豬魚生冷物
等

足太陰脾經左右凡二十二穴
隱白 大都 太白 公孫 商丘 三陰交
漏谷 地機 陰陵泉 血海 箕門
隱白二穴木也在足大指端內側去爪甲角如韭葉
足太陰脉之所出也爲井治腹脹喘滿不得安臥
嘔吐食不下暴洩衄血卒尸厥不識人足寒不能
溫鍼入三分今附婦人月事過時不止刺之立愈
大都二穴火也在足大指本節後陷中足太陰脉之
所流也爲滎治熱病汗不出手足逆冷腹滿善嘔

遂，脚冷无血色。又以蹲坐取之。灸亦良日，可灸七壮，至七七壮即止。

阳关二穴，在阳陵泉上三寸，犊鼻外陷中。治膝外痛，不可屈伸，风痹不仁。针入五分，不可灸。

中渎二穴，在髀骨外膝上五寸，分肉间陷中，足少阳络。治寒气客于分肉之间，痛攻上下，筋痹不仁。可灸五壮，针入五分，留七呼。

环跳二穴，在髀枢中，侧卧，伸下足、屈上足取之。治冷风湿痹，风疹，偏风，半身不遂，腰胯痛，不得转侧。可灸五十壮，针入一寸，留十呼。忌热面、猪鱼、生冷物等。

足太阴脾经左右凡二十二穴

隐白　大都　太白　公孙　商丘　三阴交　漏谷　地机　阴陵泉　血海　箕门

隐白二穴，木也，在足大指端内侧，去爪甲角如韭叶，足太阴脉之所出也，为井。治腹胀喘满，不得安卧，呕吐食不下，暴泄衄血，卒尸厥不识人，足寒不能温。针入三分。今附：妇人月事过时不止，刺之立愈。

大都二穴，火也，在足大指本节后陷中，足太阴脉之所流也，为荥。治热病汗不出，手足逆冷，腹满善呕，烦热闷乱，吐逆目眩。可灸三壮，针入三分。

太白二穴，土也，在足内侧核骨下陷中，足太阴脉之所注也，为腧。治身热烦满，腹胀，食不化，呕吐，泄脓血，腰痛，大便难，气逆，霍乱，腹中切痛。可灸三壮，针入三分。

公孙二穴，在足大指本节后一寸，别走阳明、太阴络。治寒疟不嗜食，卒面肿，烦心狂言，腹虚胀如鼓。可灸三壮，针入四分。

商丘二穴，金也，在足内踝下微前陷中，足太阴脉之所行也，为经。治腹胀，肠中鸣，不便，脾虚，令人不乐，身寒，善太息，心悲气逆，痔疾，骨疽蚀，绝子，厌梦。可灸三壮。针入三分。

三阴交二穴，在内踝上三寸骨下陷中，足太阴、厥阴、少阴之交会。治疝癖，腹中寒，膝股内痛，气逆，小便不利，脾病身重，四肢不举，腹胀肠鸣，溏泄食不化；女子漏下不止。可灸三壮，针入三分。昔有宋太子，性善医术，出苑逢一怀娠妇人，太子诊曰：是一女也。令徐文伯亦诊之：此一男一女也。太子性急，欲剖视之。臣谓：针之，泻足三阴交，补手阳明合谷。应针而落，果如文伯之言。故妊娠不可刺。

漏谷二穴，亦名太阴络，在内踝上六寸骨下陷中。治疝癖冷气，心腹胀满，食饮不为肌肤，湿痹不能久立。针入三分。

地机二穴，亦名脾舍。足太阴郄，别走上一寸空，在膝下五寸。治女子血瘕，按之如汤沃[1]两股内至膝；丈夫溏泄，腹胁气胀，水肿腹坚，不嗜食，小便不利。可灸三壮，针入三分。

阴陵泉二穴，水也，在膝下内侧辅骨下陷中，伸足取之，足太阴脉之所入也，为合。又，曲膝取之。治腹中寒，不嗜食，膈下满，水胀腹坚，喘逆不得卧，腰痛不得俯仰，霍乱疝瘕，小便不利，气淋，寒热不节。针入五分。

血海二穴，在膝膑上内廉白肉际二寸中。治女子漏下恶血，月事不调，逆气腹胀。可灸三壮，针入五分。

箕门二穴，在鱼腹上越筋间，动脉应手，在阴股内。一云：股上起筋间。治淋遗溺，鼠鼷肿痛，小便不通。可灸三壮。

足阳明胃之经左右凡三十穴

厉兑　内庭　陷谷　冲阳　解溪　丰隆　下廉　条口　上廉　三里　犊鼻　梁丘

①沃：原无，据《外台秘要》卷三十九引《明堂》补。

阴市　伏兔　髀关

厉兑二穴，金也，在足大指次指之端，去爪甲如韭叶，足阳明脉之所出也，为井。治尸厥，口噤气绝，状如中恶，心腹胀满，热病汗不出，寒热疟，不嗜食，面肿，足胻寒，喉痹齿龋，恶风，鼻不利，多惊好卧。针入一分，可灸一壮。

内庭二穴，水也，在足大指次指外间陷中，足阳明脉之所流也，为荥。治四肢厥逆，腹胀满，数欠，恶闻人声，振寒，咽中引痛，口喎，齿龋痛，疟不嗜食。可灸三壮，针入三分。

陷谷二穴，木也，在足大指之间，本节后陷中，去内庭二寸，足阳明脉之所注也，为腧。治面目浮肿，及水病善噫，肠鸣腹痛，热病汗不出，振寒，疟疾。针入三分，留七呼，可灸三壮。

冲阳二穴，在足跗上，去陷谷三寸，足阳明脉之所过也，为原。治偏风，口眼喎斜，肘肿，齿龋痛，发寒热，腹坚大不嗜食，振寒，久狂，登高而歌，弃衣而走，足缓履不收。针入五分，可灸三壮。

解溪二穴，火也，在冲阳后一寸五分，腕上陷中，足阳明脉之所行也，为经。治风面浮肿颜黑，厥气上冲，腹胀，大便下重，瘈惊，膝股䯒肿，转筋，目眩头痛，癫疾，烦心悲泣，霍乱，头风面目赤。针入五分，可灸三壮。

丰隆二穴，在外踝上八寸下廉，䯒外廉陷中，别走太阴。治厥逆，胸痛如刺，腹中切痛，大小便难涩，厥头痛，面浮肿，风逆，四肢肿，身湿，喉痹不能言。针入三分，可灸三壮。

下廉二穴，一名下巨虚，在上廉下三寸，当举足取穴。治少腹痛飧泄，次指间痛，唇干涎出不觉，不得汗出，毛发①焦，脱肉少气，胃中热，不嗜食，泄脓血，胸胁少腹痛，暴惊狂言非常，女子乳痛、喉痹，䯒肿，足跗不收。针入八分，灸三壮。

条口二穴，在下廉上一寸，举足取之。治膝䯒寒酸痛，足缓履不收，湿痹，足下热。针入五分。

上廉二穴，一名上巨虚，在三里下三寸，当举足取之。治飧泄，腹胁支满，狂走，挟脐腹痛，食不化，喘息不能行。可灸三壮，针入三分。甄权云：治脏气不足，偏风腨腿，手足不仁，可灸，以年为壮。

三里二穴，土也，在膝下三寸，䯒外廉两筋间，当举足取之，足阴明脉之所入也，为合。治胃中寒，心腹胀

①发：原作"入"，据《圣济总录》卷一九一改。

满，胃气不足，闻食臭肠鸣腹痛，食不化。秦承祖云：诸病皆治。食气水气，蛊毒痃癖，四肢肿满，膝胻酸痛，目不明。华陀云：疗五劳羸瘦，七伤虚乏，胸中瘀血，乳痛，《外台》《明堂》云：人年三十以上若不灸三里，令气上冲目。可灸三壮，针入五分。

犊鼻二穴，在膝膑下胻挟解大筋中。治膝中痛不仁，难跪起，膝膑痛肿，溃者不可治，不溃者可疗。若犊鼻坚硬，勿便攻，先以洗熨，即微刺之愈。

梁丘二穴，在膝上二寸两筋间。治大惊，乳痛，寒痹，膝不能屈伸。可灸三壮，针入三分。

阴市二穴，一名阴鼎。在膝上三寸，伏兔下，若拜而取之。治寒疝少腹痛，胀满，腰以下、伏兔上寒如注[1]水。针入三分，不可灸。

伏兔二穴，在膝上六寸起肉，一本云：膝盖上七寸。治风劳气逆，膝冷不得温。针入五分，不可灸。

髀关二穴，在膝上伏兔后交分中。治膝寒不仁，痿厥，股内筋络急。针入六分。

足少阴肾经左右凡二十穴

涌泉　然谷　太溪　大钟　水泉　照海　复溜　交信　筑宾　阴谷

① 注：《针灸资生经》卷三引《铜人》作"冷"。

涌泉二穴木也一名地衝在足心陷中屈足卷指宛宛中足少陰脈之所出也為井治腰痛大便難心中結熱風瘹風癇心痛不嗜食婦人無子欬嗽身熱喉痺胸脅滿目眩男子如蠱女子如妊娠五指端盡痛足不得踐地可灸三壯鍼入五分無令出血淳于意云漢北齊王阿母患足下熱喘滿謂曰熱厥也當刺之足心立愈

然谷二穴火也一名龍淵在足內踝前起大骨下陷中足少陰脈之所流也為滎治咽內腫心恐懼如人將捕涎出喘呼少氣足跗腫不得履地寒疝少腹脹上搶胸脅欬唾血喉痺淋瀝女子不孕男子精溢䯒痠不能久立足一寒一熱舌縱煩滿消渴初生小兒臍風口噤痿厥洞泄可灸三壯鍼入三分不宜見血

太谿二穴土也在內踝後跟骨上動脈陷中足少陰脈之所注也為腧治久瘧欬逆心痛如錐刺其心手足寒至節喘息者死嘔吐口中如膠善噫寒疝熱病汗不出默默嗜臥溺黃消癉大便難咽腫唾血今附痃癖寒熱欬嗽不嗜食腹脅痛瘦瘠手足厥冷可灸三壯鍼入三分

涌泉二穴，木也，一名地冲。在足心陷中，屈足卷指宛宛中，足少阴脉之所出也，为井。治腰痛，大便难，心中结热，风疹风痫，心痛不嗜食。妇人无子，咳嗽，身热喉痹，胸胁满，目眩；男子如蛊，女子如妊娠，五指端尽痛，足不得践地。可灸三壮，针入五分，无令出血。淳于意云：汉北齐王阿母患足下热，喘满，谓曰：热厥也，当刺之足心，立愈。

然谷二穴，火也，一名龙渊。在足内踝前起大骨下陷中，足少阴脉之所流也，为荥。治咽内肿，心恐惧如人将捕，涎出，喘呼少气，足跗肿，不得履地，寒疝，少腹胀，上抢胸胁，咳唾血，喉痹，淋沥，女子不孕，男子精溢，䯒酸不能久立，足一寒一热，舌纵，烦满消渴。初生小儿脐风口噤，痿厥洞泄。可灸三壮，针入三分，不宜见血。

太溪二穴，土也，在内踝后跟骨上，动脉陷中，足少阴脉之所注也，为腧。治久疟咳逆，心痛如锥刺其心，手足寒至节，喘息者死，呕吐，口中如胶，善噫，寒疝，热病汗不出，默默嗜卧，溺黄，消瘅，大便难，咽肿唾血。今附：痃癖，寒热咳嗽，不嗜食，腹胁痛，瘦瘠，手足厥冷。可灸三壮，针入三分。

大鍾二穴在足跟後衝中走太陽足少陰絡治實則
小便淋閉洒洒腰脊強痛大便祕澁嗜臥口中熱
虛則嘔逆多寒欲閉戶而處少氣不足胷脹喘息
舌乾咽中食噎不得下善驚恐不樂喉中鳴欬唾
血可灸三壯鍼入二分留七呼
水泉二穴少陰郄去太谿下一寸在內踝下治月事
不來來即多心下悶痛目䀮䀮不能遠視陰挺出
小便淋瀝腹中痛可灸五壯鍼入四分
照海二穴陰蹻脉所生在足內踝下治嗌乾四肢懈
惰善悲不樂久瘧卒疝少腹痛嘔吐嗜臥大風偏
枯半身不遂女子淋瀝陰挺出鍼入三分可灸七
壯
復溜二穴金也一名昌陽一名伏白在足內踝上二
寸陷中足少陰脉之所行也為經治腰脊內引痛
不得俛仰起坐目䀮䀮善怒多言舌乾涎自出足
痿不收履骱寒不自溫腹中雷鳴腹脹如鼓四肢
腫十水病溺青赤黃白黑青取井赤取榮黃取腧
白取經黑取合血痔洩後腫五淋小便如散火骨
寒熱汗注不止可灸五壯鍼入三分留三呼
交信二穴在內踝上二寸少陰前太陰後廉前筋骨

　　大钟二穴，在足跟后冲中，别[1]走太阳、足少阴络。治实则小便淋闭洒洒，腰瘠强痛，大便秘涩，嗜卧，口中热；虚则呕逆多寒，欲闭户而处，少气不足，胸胀喘息，舌干，咽中食噎不得下，善惊恐不乐，喉中鸣，咳唾血。可灸三壮，针入二分，留七呼。

　　水泉二穴，少阴郄，去太溪下一寸，在内踝下。治月事不来，来即多，心下闷痛，目䀮䀮不能远视，阴挺出，小便淋沥，腹中痛。可灸五壮，针入四分。

　　照海二穴，阴跷脉所生，在足内踝下。治嗌干，四肢懈惰，善悲不乐，久疟，卒疝，少腹痛，呕吐，嗜卧，大风偏枯，半身不遂，女子淋沥，阴挺出。针入三分，可灸七壮。

　　复溜二穴，金也，一名昌阳，一名伏白。在足内踝上二寸陷中，足少阴脉之所行也，为经。治腰脊内引痛，不得俯仰起坐，目䀮䀮，善怒多言，舌干，涎自出，足痿不收履，骱寒不自温，腹中雷鸣，腹胀如鼓，四肢肿，十水病，溺青赤黄白黑，青取井，赤取荥，黄取腧，白取经，黑取合，血痔泄后肿，五淋小便如散火，骨寒热，汗注不止。可灸五壮，针入三分，留三呼。

　　交信二穴，在内踝上二寸，少阴前，太阴后，廉前筋骨

---

①别：原无，据《针灸甲乙经》卷三第三十二补。

间腨足，阴跷之郄。治气淋癀疝，阴急股引腨内廉骨痛，又泄利赤白，女子漏血不止。可灸三壮，针入四分，留五呼。

筑宾二穴，在内踝上腨分中。治小儿胎疝痛，不得乳，癫疾狂言，呕吐沫，足腨痛。可灸五壮，针入三分。

阴谷二穴，水也，在膝内辅骨后，大筋下，小筋上，按之应手，屈膝乃取之，足少阴脉之所入也，为合。治膝痛如离，不得屈伸，舌纵涎下，烦逆溺难，少腹急引阴痛，股内廉痛，妇人漏血不止，腹胀满不得息，小便黄，男子如蛊，女子如妊娠。可灸三壮，针入四分，留七呼。

足太阳膀胱经左右凡三十六穴
至阴 通谷 束骨 京骨 申脉 金门 仆参 昆仑 付阳
飞扬 承山 承筋 合阳 委中 委阳 浮郄 殷门 扶承

至阴二穴，金也，在足小指外侧，去爪甲角如韭叶，足太阳脉之所出也，为井。治目生翳，鼻塞头重，风寒从足小指起，脉痹，上下带胸胁痛无常，转筋，寒疟汗不出，烦心，足下热，小便不利，失精。针入二分，可灸三壮。

间腨足，阴跷之郄。治气淋癀疝，阴急股引腨内廉骨痛，又泄利赤白，女子漏血不止。可灸三壮，针入四分，留五呼。

筑宾二穴，在内踝上腨分中。治小儿胎疝痛，不得乳，癫疾狂言，呕吐沫，足腨痛。可灸五壮，针入三分。

阴谷二穴，水也，在膝内辅骨后，大筋下，小筋上，按之应手，屈膝乃取之，足少阴脉之所入也，为合。治膝痛如离，不得屈伸，舌纵涎下，烦逆溺难，少腹急引阴痛，股内廉痛，妇人漏血不止，腹胀满不得息，小便黄，男子如蛊，女子如妊娠。可灸三壮，针入四分，留七呼。

足太阳膀胱经左右凡三十六穴
至阴 通谷 束骨 京骨 申脉 金门 仆参 昆仑 付阳
飞扬 承山 承筋 合阳 委中 委阳 浮郄 殷门 扶承
至阴二穴，金也，在足小指外侧，去爪甲角如韭叶，足太阳脉之所出也，为井。治目生翳，鼻塞头重，风寒从足小指起，脉痹，上下带胸胁痛无常，转筋，寒疟汗不出，烦心，足下热，小便不利，失精。针入二分，可灸三壮。

通谷二穴水也在足小指外本節前陷中足太陽脉之所流也爲滎治頭重目眩善驚引鼽衄頸項痛目䀮䀮甄權云結積留飲胸脅滿食不化可灸三壯鍼入二分

束骨二穴木也在足小指本節後陷中足太陽脉之所注也爲腧治腰如折䯒如結耳聾惡風寒目眩項不可回顧目內眥赤爛可灸三壯鍼入三分

京骨二穴在足外側大骨下赤白肉際陷中足太陽脉之所過也爲原治膝痛不得屈伸目內眥赤爛發瘧寒熱善驚不欲食筋攣足䯒痠髀樞痛頸項

強腰背不可俛仰鼽衄血不止目眩鍼入三分可灸七壯

申脉二穴陽蹻脉所出在外踝下陷中容爪甲白肉際治腰痛不能舉體足䯒寒不能久立坐若下舟車中癲疾鍼入三分

金門二穴一名關梁在足外踝下足太陽郄陽維所別屬也治霍亂轉筋膝䯒痠身戰不能久立癲癇尸厥暴疝小兒發癇張口搖頭身反折可灸三壯灶如小麥大鍼入一分

僕參二穴一名安邪在跟骨下陷中拱足得之治足

通谷二穴，水也，在足小指外本节前陷中，足太阳脉之所流也，为荥。治头重目眩，善惊引，鼽衄，颈项痛，目晄晄，甄权云：结积留饮，胸满食不化。可灸三壮，针入二分。

束骨二穴，木也，在足小指本节后陷中，足太阳脉所注也，为腧。治腰如折，䯒如结，耳聋，恶风寒，目眩，项不可回顾，目内眦赤烂。可灸三壮，针入三分。

京骨二穴，在足外侧大骨下，赤白肉际陷中，足太阳脉之所过也，为原。治膝痛不得屈伸，目内眦赤烂，发疟寒热，善惊，不欲食，筋挛，足䯒酸，髀枢痛，颈项强，腰背不可俯仰，鼽衄血不止，目眩。针入三分，可灸七壮。

申脉二穴，阳跷脉所出，在外踝下陷中，容爪甲白肉际。治腰痛，不能举体，足䯒寒，不能久立，坐若下舟车中，癫疾。针入三分。

金门二穴，一名关梁。在足外踝下，足太阳郄，阳维所别属也。治霍乱转筋，膝䯒酸，身战不能久立，癫痫，尸厥，暴疝，小儿发痫，张口摇头，身反折。可灸三壮，炷如小麦大，针入一分。

仆参二穴，一名安邪。在跟骨下陷中，拱足得之。治足跟痛不得履地，脚痿转筋，尸厥如中恶状，霍乱吐逆，癫痫，狂言见鬼。针入三分，可灸七壮。

昆仑二穴，火也，在足外踝后跟骨上陷中，足太阳脉之所行也，为经。治腰尻痛，足踹肿不得履地，䯒䯏，脚如结，踝如裂，头痛，肩背拘急，咳喘暴满，阴肿痛，小儿发痫，瘛疭。炷如小麦大，可灸三壮，针入三分。

付阳二穴，在足外踝上三寸，阳跷郄，太阳前，少阳后筋骨间。阴跷之郄。治痿厥风痹，头重頯痛，髀枢股箭痛，瘛疭，风痹不仁，时有寒热，四肢不举。可灸三壮，针入五分。

飞阳二穴，一名厥阴。足太阳络，别走少阴，在外踝上七寸。治野痔[1]，历节风，足指不得屈伸，头目眩，逆气䯒䯏，癫疾寒疟。可灸三壮，针入三分。

承山二穴，一名鱼腹，一名肉柱。在兑踹肠下分肉之间陷中。治腰背痛，脚踹重，战栗不能立，脚气，膝下肿，霍乱转筋，大便难，久痔肿痛。可灸五壮，针入七分。

承筋二穴，一名踹肠，一名直肠。在踹肠中央陷中。治寒痹转筋，肢肿大便难，脚踹酸重，引少腹痛，鼻䯒䯏，腰背拘急，霍乱。可灸三壮，禁针。

①野痔：《针灸资生经》卷三引《明堂》《普济方》卷四一五引《明堂》均作"野鸡痔"。《圣济总录》卷一九一作"血痔"。

合陽二穴在膝約中央下二寸治腰脊強引腹痛陰
股熱膝骱痠重履步難寒疝陰偏痛女子崩中鍼
入六分可灸五壯
委中二穴土也在膕中央約文中動脈足太陽脈之
所入也爲合治腰俠脊沉沉然遺溺腰重不能舉
體風痺髀樞痛可出血痼疹皆愈今附委中者血
郄也熱病汗不出足熱厥逆滿膝不得屈伸取其
經血立愈
委陽二穴三膲下輔腧也在足太陽之後出於膕中
外廉兩筋間屈伸取之承扶下六寸足太陽脈之

一中治腋下腫痛胸滿膨膨筋急身熱飛尸遁注
痿不仁小便淋瀝可灸三壯鍼入七分
浮郄二穴在委陽上一寸展膝得之治小腸熱大腸
結股外經筋急髀樞不仁可灸三壯鍼入五分
殷門二穴在肉郄下六寸治腰脊不可俛仰舉重惡
血注之股外腫鍼入七分
承扶二穴一名肉郄一名陰關一名皮部在尻臀下
股陰衝上文中治腰脊相引如解久痔尻臂腫大
便難陰胞有寒小便不利鍼入七分

　　合阳二穴，在膝约中央下二寸。治腰脊强，引腹痛，阴股热，膝骱酸重，履步难，寒疝，阴偏痛，女子崩中。针入六分，可灸五壮。

　　委中二穴，土也，在腘中央约纹中动脉，足太阳脉之所入也，为合。治腰挟脊沉沉然，遗溺，腰重不能举体，风痹，髀枢痛。可出血，痼疹皆愈。今附：委中者，血郄也，热病汗不出，足热厥逆满，膝不得屈伸，取其经血立愈。

　　委阳二穴，三焦下辅腧也，在足太阳之后，出于腘中外廉两筋间，屈伸取之；承扶下六寸，足太阳脉之中。治腋下肿痛，胸满膨膨，筋急身热，飞尸遁注，痿厥不仁，小便淋沥。可灸三壮，针入七分。

　　浮郄二穴，在委阳上一寸，展膝得之。治小肠热，大肠结，股外经筋急，髀枢不仁。可灸三壮，针入五分。

　　殷门二穴，在肉郄下六寸。治腰脊不可俯仰，举重恶血注之，股外肿。针入七分。

　　承扶二穴，一名肉郄，一名阴关，一名皮部。在尻臀下股阴冲上纹中。治腰脊相引如解，久痔，尻臂肿，大便难，阴胞有寒，小便不利。针入七分。

图书在版编目（ＣＩＰ）数据

中国针灸大成.经典卷.黄帝虾蟆经；黄帝内经明堂；黄帝明堂灸经；西方子明堂灸经；
铜人腧穴针灸图经 /石学敏总主编;王旭东,陈丽云,尚力执行主编. — 长沙：湖南科学技术
出版社，2022.12
　　ISBN 978-7-5710-1653-1

　　Ⅰ．①中… Ⅱ．①石… ②王… ③陈… ④尚… Ⅲ．①《针灸大成》②针灸学－中国－
古代 Ⅳ．①R245

中国版本图书馆CIP数据核字(2022)第122814号

中国针灸大成 经典卷
HUANGDI HAMAJING HUANGDI NEIJING MINGTANG HUANGDI MINGTANG JIUJING
XIFANGZI MINGTANG JIUJING TONGREN SHUXUE ZHENJIU TUJING

黄帝虾蟆经 黄帝内经明堂 黄帝明堂灸经
西方子明堂灸经 铜人腧穴针灸图经

总 主 编：石学敏
执行主编：王旭东 陈丽云 尚 力
出 版 人：潘晓山
责任编辑：李 忠 姜 岚
出版发行：湖南科学技术出版社
社　　址：长沙市芙蓉中路一段416号泊富国际金融中心
网　　址：http://www.hnstp.com
湖南科学技术出版社天猫旗舰店网址：
　　　　　http://hnkjcbs.tmall.com
邮购联系：0731-84375808
印　　刷：长沙沐阳印刷有限公司
　　　　　（印装质量问题请直接与本厂联系）
厂　　址：长沙市开福区陡岭支路40号
邮　　编：410003
版　　次：2022年12月第1版
印　　次：2022年12第1次印刷
开　　本：889mm×1194mm 1/16
印　　张：25
字　　数：420千字
书　　号：ISBN 978-7-5710-1653-1
定　　价：510.00元